よくわかる薬学計算

帝京大学薬学部教授　　　名城大学薬学部教授
中込和哉　　　砂田久一
帝京大学薬学部講師　　　帝京大学薬学部講師
馬渡健一　　　戸原　明

編　集

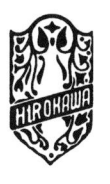

東京　廣川書店　発行

執筆者一覧（五十音順）

池 上　　　勇	帝京大学薬学部教授
上 田　晴 久	星薬科大学教授
金 子 希 代 子	帝京大学薬学部教授
河 瀬　雅 美	松山大学薬学部教授
砂 田　久 一	名城大学薬学部教授
戸 原　　　明	帝京大学薬学部講師
中 込　和 哉	帝京大学薬学部教授
松 崎　久 夫	東北薬科大学教授
馬 渡　健 一	帝京大学薬学部講師

まえがき

　薬学を学ぶ中で，あるいは薬剤師の業務には，計算が必要とされるが非常に多い，にもかかわらず大多数の薬学生諸君は計算が苦手である．計算問題を苦手とする学生から「なぜその式を使うのか，なぜそうなるのか，わからない」という声をよく聞く．その原因はともかく，薬剤師国家試験対策や業務上の問題を解決するためには，何らかの処置を講じる必要がある．

　実際に，講義科目の試験や国家試験の模擬試験の計算問題の解答を解析してみると，やさしい問題でもまったく手をつけていない学生が多いのに気が付く．おそらく本番の薬剤師国家試験でも同様の現象，すなわち計算問題というだけでパスしてしまうのではなかろうか．したがって，極端な言い方をすれば，計算問題の出来，不出来で，合否が決まる場合も多いのではないかと思われる．

　その解決方法として，多くの諸先生から『時間のかかる計算問題は，早い時期から始めやさしい問題から解かせてはどうか』という御意見をいただいた．特に，学生諸君が自分で取り組めるように，それぞれの問題の計算原理の基本的な部分の丁寧な解説と多くの例題掲載を望む声が多かった．

　本書は，平成8年発行の初版を，これらの要望に呼応する形で今回大幅に改定したものである．本書のねらいは以下の2点に集約される．
　1．高校の化学から薬学の専門分野への橋渡しとなる
　2．ともかく計算問題が解けるようになる
　3．1人で読みすすんでも理解できる

　そのねらいを達成するために，本書では以下のような工夫をこらした．
　a．解説は基本事項のみに絞り，例題を多く基本問題は重複して掲載した．
　b．全例題に，読めばわかるように丁寧にかみくだいて解説した．
　c．難解な問題は極力避け，独力で解き方がマスターできるよう工夫した．

　薬学専門分野に進むのに必要な計算原理を詳しく解説してあるので，私立薬系大学の1～2年生が教科書・参考書として使うのに最適である．また薬剤師国家試験に臨む薬学生諸君には計算問題のおさらいができるよう，国家試験でも取り上げられた基本問題が詳しい解説付きで載っている．

　本書の活用は薬学専門分野の理解を深め国家試験対策になるばかりでなく，薬局や病院などの現場において働く薬剤師にとっても，『薬学計算』に直面したときには大きな威力を発揮するものと思われる．

　本書出版に際し，廣川書店編集部にはひとかたならない御尽力をいただいたことを感謝する次第である．

平成17年1月

編者一同

目　　次

第1章　化学計算の基礎 ……………………………………………………………… 1
　　1.1　単　位　1
　　　　1.1.1　単位系　1
　　　　1.1.2　組立単位　2
　　1.2　原子量，分子量　2
　　1.3　濃　度　3
　　　　1.3.1　モル濃度　3
　　　　1.3.2　％濃度（パーセント濃度）　3
　　　　1.3.3　密　度　4
　　演習問題　5

第2章　酸と塩基 ……………………………………………………………………… 13
　　2.1　酸，塩基の定義　13
　　2.2　酸　13
　　2.3　塩　基　13
　　2.4　水素イオン濃度と pH　14
　　2.5　解離平衡（電離平衡）　14
　　2.6　酸・塩基平衡　15
　　2.7　弱酸の解離　15
　　2.8　緩衝液の pH　16
　　演習問題　18

第3章　その他の化学平衡 …………………………………………………………… 31
　　3.1　化学平衡　31
　　3.2　溶解平衡　31
　　3.3　分配平衡　32
　　3.4　相平衡　32
　　3.5　熱平衡　32
　　演習問題　34

第4章　酸化と還元 …………………………………………………………………… 49
　　4.1　酸化と還元の定義　49
　　4.2　酸化数とは何か　50
　　4.3　酸化剤と還元剤　50
　　4.4　酸化還元反応　51
　　演習問題　52

第5章　容量分析用標準液 …………………………………………………………… 59
　　5.1　標　定　59
　　　　5.1.1　重量比による方法　59
　　　　5.1.2　直接法（一次標準法）　60
　　　　5.1.3　間接法（二次標準法）　61
　　　　5.1.4　希釈法　62
　　5.2　定　量　64
　　演習問題　65

第 6 章　酸・塩基反応による化学的定量 ·· 69
　　6.1　中和滴定　69
　　6.2　非水滴定　69
　　　6.2.1　過塩素酸($HClO_4$)標準液　70
　　　6.2.2　ナトリウムメトキシド(CH_3ONa)標準液　70
　　演習問題　71

第 7 章　酸化還元反応による化学的定量法 ·· 85
　　7.1　主な酸化還元滴定法　85
　　7.2　ジアゾ化滴定　85
　　演習問題　86

第 8 章　その他の化学的定量法 ·· 97
　　8.1　キレート滴定　97
　　8.2　沈殿滴定　97
　　8.3　重量分析　98
　　演習問題　99

第 9 章　タンパク質，脂質，糖質および水質（衛生薬学試験法）······················· 107
　　9.1　タンパク質　107
　　9.2　脂　質　107
　　9.3　糖　質　108
　　9.4　エネルギー代謝　108
　　9.5　水質試験　109
　　演習問題　110

第 10 章　溶液の物理的性質（医薬品の物理的分析法）······································· 125
　　10.1　融点，凝固点，沸点と沸点上昇，凝固点降下　125
　　10.2　浸透圧と等張化　125
　　10.3　旋光度　126
　　10.4　屈折率　127
　　10.5　吸光度　128
　　演習問題　129

第 11 章　化学反応速度 ·· 143
　　11.1　反応速度　143
　　11.2　反応速度の温度依存性　147
　　11.3　反応速度に及ぼすその他の影響　149
　　演習問題　151

第 12 章　薬品の投与と体内動態（ファーマコキネティクス）··························· 171
　　12.1　線形モデルと非線形モデル　171
　　12.2　1-コンパートメントモデル　171
　　12.3　生物学的半減期　173
　　12.4　分布容積　173
　　12.5　AUC とクリアランス　174
　　12.6　定速注入（点滴静注）　175
　　12.7　連続投与　176
　　演習問題　178

第 13 章　医薬品の形状と性質 ··· 195
　　13.1　固形および半固形剤の性質　195
　　13.2　溶解した薬品（分散系）の性質　197
　演習問題　203

第 14 章　医薬品の統計的処理 ··· 223
　　14.1　母集団と標本　223
　　14.2　代表値，分散，標準偏差　223
　　14.3　母集団の推定　224
　　14.4　統計的検定（棄却検定，有意差検定）　226
　演習問題　228

第 15 章　酵素反応 ··· 245
　　15.1　酵素反応　245
　　15.2　酵素反応速度　246
　　15.3　酵素反応の阻害　248
　演習問題　252

索　引 ··· 261

第 1 章　化学計算の基礎

1．1　単位

単位の大小関係は，以下の表のような接頭語をつけてあらわす．

表 1-1　単位接頭語(1)

接頭語	読み	大きさ
d	デシ	10^{-1} 倍
c	センチ	10^{-2} 倍
m	ミリ	10^{-3} 倍
μ	マイクロ	10^{-6} 倍
n	ナノ	10^{-9} 倍
p	ピコ	10^{-12} 倍
f	フェムト	10^{-15} 倍
a	アト	10^{-18} 倍
z	ゼプト	10^{-21} 倍
y	ヨクト	10^{-24} 倍

表 1-2　単位接頭語(2)

接頭語	読み	大きさ
da	デカ	10^{1} 倍
h	ヘクト	10^{2} 倍
k	キロ	10^{3} 倍
M	メガ	10^{6} 倍
G	ギガ	10^{9} 倍
T	テラ	10^{12} 倍
P	ペタ	10^{15} 倍
E	エクサ	10^{18} 倍
Z	ゼタ	10^{21} 倍
Y	ヨタ	10^{24} 倍

例）10^{-3} km = 1 m = 10^{3} mm = 10^{6} μm = 10^{9} nm．　1 dL = 10^{-1} L，　1 cm = 10^{-2} m

1．1．1　単位系

　現在，標準的に用いられているのは，SI 単位系 (SI は国際単位系の略称) である．これは MKSA 単位系の発展したもので，4 つの基本単位の他に，温度 (ケルビン；K)，光度 (カンデラ；cd)，物質量 (モル；mol) の 3 つの単位を新たに加え，7 つとしたものである．ちなみに MKS 単位系では，メートル (m)，キログラム (kg)，秒 (s) を基本単位とし，MKSA 単位系ではこれに電流（アンペア；A）が加わる．

（参考）　接頭語を重ねて使うことは許されていない．
（参考）　原則として基本単位には数の接頭語は付かない．ただし例外があり，質量の基本単位のみ g ではなく kg であり，k（キロ）という接頭語がついている．
（参考）　CGS 単位系では，長さ，質量，時間の基本単位をそれぞれセンチメートル（cm），グラム（g），秒（s）とする．しかし，近年 CGS 単位系を使う頻度は減りつつある．

1.1.2 組立単位

「基本単位」だけを組み立てて（乗除して）出来る単位を「組立単位（または誘導単位）」という．また，組立単位には特別な名称をもつものがある（持たないものもある）．

SI単位系組立単位の例：面積；m^2（平方メートル），速度；$m \cdot s^{-1}$（メートル毎秒），加速度；$m \cdot s^{-2}$，密度；$kg \cdot s^{-3}$（キログラムパー立方メートル）等

特別な名称を持つSI単位系組立単位の例：力（質量×加速度）；$kg \cdot m \cdot s^{-2}$ = <u>N（ニュートン）</u>，エネルギー（力×長さ）；$kg \cdot m^2 \cdot s^{-2}$ = <u>J（ジュール）</u>，圧力（力÷面積）；$kg \cdot m^{-1} \cdot s^{-2}$ = <u>Pa（パスカル）</u>，電荷（電流×時間）；$A \cdot s$ = <u>C（クーロン）</u>，仕事率（エネルギー÷時間）；$kg \cdot m^2 \cdot s^{-3}$ = $J \cdot s^{-1}$ = <u>W（ワット）</u>，周波数；s^{-1} = <u>Hz（ヘルツ）</u>等

（参考）　例えば速度；km/h（キロメートル毎時）はSI単位系組立単位ではない．なぜならhはSI系基本単位ではないからである．

（参考）　CGS系組立単位の例：面積；cm^2（平方センチメートル），速度；$cm \cdot s^{-1}$（センチメートル毎秒），密度；$g \cdot cm^{-3}$（グラムパー立方センチメートル），力；$g \cdot cm \cdot s^{-2}$，エネルギー；$g \cdot cm^2 \cdot s^{-2}$ 等．

（参考）　特別な名称を持つCGS系組立単位の例：力；$g \cdot cm \cdot s^{-2}$ = dyn（ダイン），エネルギー；$g \cdot cm^2 \cdot s^{-2}$ = erg（エルグ）

（参考）　その他の単位：SI系やcgs系，およびそれらの基本単位から派生する組立単位の範疇に入らない単位も数多くある．例：「エネルギー⇒カロリー（cal），キロワット時（kWh）」，「圧力⇒気圧（atm），水銀柱（mmHg），トール（Torr），バール（bar）」

（参考）　異なる系の基本単位や組立単位，あるいはその他の単位の間には適当な換算式（「定数×（基本）単位」，「定数×組立単位」等）が成り立つ．
例：$1\ m^2 = 10^4\ cm^2$，$1\ m \cdot s^{-1} = 3.6\ km \cdot h^{-1}$，$1\ N = 10^5\ dyn$，$1\ J = 10^7\ erg$，$1\ bar = 1\ Mdyn \cdot cm^{-2} = 10^5\ Pa$（よって，$1\ mbar = 1\ hPa$（ヘクトパスカル））

1.2 原子量，分子量

原子量：質量数12の炭素原子 $^{12}_{6}C$ を12.0000と定め，これを基準とした各原子の相対質量．

分子量：分子を構成している各成分元素の原子量の総和．

式量　：イオン結合性化合物では分子量の代わりに式量を用いる．その化学式（組成式）中の各成分元素の原子量の総和で表す．化合物がイオンの場合はイオン式量という．

（参考） ある化合物が分子量を持つか式量を持つかは，その化合物が共有結合性（分子をつくる）かイオン結合性（分子をつくらず化学式は組成式になる）かによるが，その区別は必ずしも明確ではない．

1．3　濃度

はじめに

　濃度の一般的な定義は「（注目している物質（溶質）の量 X）÷（溶液全体の量 Y）＝ X/Y」である．ここでいう「溶液」とは「溶質と溶媒の混合物」をいう．ただし，「量」にもいろいろな物理量（質量，物質量，体積等）及び単位があるので，それらに応じて様々な「濃度の単位」が存在することになる[注1]．

1．3．1　モル濃度

　「物質量」とは，対象が「粒子（と認められるもの）の集合」であるときの「粒子数（粒子の個数）」である．この「物質量」を記述する単位がモル（mol）であり，SI単位系の7つの基本単位の内の1つである．すなわち，「1 mol」とは「アヴォガドロ数個 ＝ N_A ＝ 6.022×10^{23}」のことである．

容量モル濃度：「X ＝ 物質量」，「Y ＝ （対象としている）溶液の体積」である．通常は「<u>溶液</u> 1 dm^3 中に溶けている溶質の物質量」と表現され，この場合単位は mol/dm^3 である[注2]．

質量モル濃度[注3]：「X ＝ 物質量」「Y ＝ （対象としている溶液のうちの）溶媒の質量」である．通常は「<u>溶媒</u> 1 kg 中に溶けている溶質の物質量」と表現され，この場合の単位は mol/kg である．

[注1] 原則としては，Y は「全体の量」である．しかし質量モル濃度の場合は例外であり，Y は全体の量ではなく，溶液の内の「<u>溶媒だけの質量</u>」である．

[注2] 1 dm^3 ＝ 1 L なので mol/L ともかかれ，また M という略号を使うこともある．しかし，近年ではなるべく mol/dm^3 を使うよう推奨されている．

[注3] 重量モル濃度ということもあるが，正確な表現ではない．

1．3．2　％濃度（パーセント濃度）

質量％濃度：「X ＝ 質量」「Y ＝ （対象としている）溶液の質量」である．ただし X/Y を百分率で表わすので実際の数値は（$X/Y \times 100$）となる．通常は「<u>溶液 100 g 中に溶けている溶質の g 数</u>」のように表現される．単位は w/w % と表される[注4]．

体積（容量）％濃度：「X ＝ 体積」「Y ＝ （対象としている）溶液の体積」である．ただし X/Y を百分率で表わすので実際の数値は（$X/Y \times 100$）となる．

通常は「<u>溶液</u> 100 cm³ 中に溶けている溶質の cm³ 数」のように表現される．単位は v/v % と表される[注4]．

質量－容量%濃度[注5]：「$X=$ 質量」「$Y=$ （対象としている）溶液の体積」である．しかし，この場合 X と Y は異なる物理量なので，正しい意味での「率」ではない[注4]．通常は「<u>溶液</u> 100 cm³ 中に溶けている溶質の g 数」のように表現される．単位は w/v % と表される．

[注4] X/Y において，分子 X および分母 Y がともに同じ物理量の場合は，見かけ上，単位が消え次元は 0 となる（「単位は 1 である」と表現する時もある）．このような量を「率」という．

[注5] 重量－容量%濃度ということもあるが，正確な表現ではない．

(参考) % (parts per cent) は 1 より小さい値の表現法の一つであり，1 % (1 ppc) = 10^{-2} となる．また 1 ppm (parts per million) は 10^{-6}，1 ppb (parts per billion) は 10^{-9} を示す．$1 = 10^2$ ppc (%) $= 10^6$ ppm $= 10^9$ ppb である．

(参考) 1 ppc = 1 da g/L （= 1 w/v % = 1 g/100 mL），1 ppm = 1 mg/L，1 ppb = 1 μ g/L となる．覚えておくと上水・下水試験法の計算に便利である．

1. 3. 3 密度

「単位体積あたりの質量（= 質量÷体積）」のことを「密度」という．単位としては g/cm³ を用いることが多いが，気体の密度は g/dm³ で表すことが多い．よって，質量 = 体積×密度，体積 = 質量÷密度，等が成り立つ．「密度」は濃度単位の変換の際に重要な量となる．

例：物質 A の水溶液の濃度が a w/w % とする．また，この水溶液の密度が d g/cm³ であったとする．この時，この水溶液の質量－容量%濃度は ad w/v % となる．

(参考) 現在は「1 mL は厳密に 1 cm³ に等しい」と定義されている．かつて「1 mL は純水の水 1 g が 1 atm で最大密度（4 ℃）のときの体積である」と定義されたことがあった．

(参考) 比重とは「ある温度で，ある体積を占める物質（A）の質量と，それと同体積の標準物質（B）の質量との比」をいう．同じ場所で測れば両者の重さの比をとってもよいので，比重という名が付けられた．つまり，A と B が同温・同体積であるとき，

$$\text{Aの比重} = \frac{\text{Aの質量}}{\text{Bの質量}} = \frac{\text{Aの重量}}{\text{Bの重量}} = \frac{\text{Aの密度}}{\text{Bの密度}}$$

である．よって，標準物質として何をとるかによって，比重の値は異なる．普通は，液体，固体に対しては標準物質として 4 ℃における水をとる．1 g の水の 4 ℃における体積は 1.000028 cm³ でほぼ 1 cm³ に等しい．

第1章 化学計算の基礎

演習問題

問題 1-1 単位
次の[ ]内に当てはまる数値を入れなさい．
a 0.1 g   = [   ] mg
b 200 mL   = [   ] L
c 50 mmol   = [   ] mol
d 0.005 %   = [   ] ppm
e 0.001 m^2 = [   ] cm^2

[解答と解説]
a 1 g は 1000 mg であるから，0.1 g は 0.1 × 1000 = 100 より，100 mg となる．
b 1 mL は 0.001 (10^{-3}) L であるから，200 mL は 200 × 0.001 = 0.2 より，0.2 L となる．
c 50 mmol は 50 × 10^{-3} = 0.05 より，0.05 mol となる．
d ある量の 1 %は 10^{-2}，1 ppm は 10^{-6} であるから，1 % = 10,000 ppm となる．
   0.005 %は 0.005 × 10,000 = 50 より，50 ppm となる．
e 1 m^2 = 1 m × 1 m = 100 cm × 100 cm = 10^4 cm^2 であるから，0.001 m^2 は 0.001 × 10,000 = 10 より，10 cm^2 となる．

(答) a 100   b 0.2   c 0.05   d 50   e 10

問題 1-2 組立単位
物理量とそれに対応する単位を SI 組立単位で表すとどうなるか．a 群に示された物理量に対応する SI 組立単位を b 群から選び，記号で答えなさい．

a 群：ア 面積 イ 体積 ウ 密度 エ 速度 オ 加速度 カ モル濃度
      キ 輝度 ク 流速 ケ 圧力 コ 波数

b 群：① m/s   ② mol/m^3 ③ m^2 ④ m^3 ⑤ kg/m^3
      ⑥ m/s^2 ⑦ m^3/s   ⑧ N/m^2 ⑨ m^{-1} ⑩ cd/m^2

[解答と解説]

ア 面積 = (長さ)^2,   イ 体積 = (長さ)^3,   ウ 密度 = $\dfrac{質量}{体積}$,   エ 速度 = $\dfrac{距離(長さ)}{時間}$,

オ 加速度 = $\dfrac{速度}{時間}$,   カ モル濃度 = $\dfrac{モル数}{体積}$,   キ 輝度 = $\dfrac{光度}{面積}$,   ク 流速 = $\dfrac{体積}{時間}$,

ケ 圧力 = $\dfrac{力}{面積}$,   コ 波数 = $\dfrac{1}{長さ}$

(答) ア ③   イ ④   ウ ⑤   エ ①   オ ⑥   カ ②   キ ⑩   ク ⑦

ケ ⑧ 　　 コ ⑨

問題 1-3　単位の変換

次の [ ] 内に当てはまる数値を入れなさい.

a　0.1 ng　　　　= [　　] pg
b　0.001 m^3　　= [　　] cm^3
c　200 L　　　　= [　　] m^3
d　0.5 mol/L　　= [　　] mmol/mL
e　5 g/cm^3　　= [　　] kg/m^3

[解答と解説]

単位の接頭語の表 1-1 を参照.

a　$0.1 \times 10^3 = 100$
b　1 m^3 = 1,000,000 cm^3 であるから $0.001 \times 1{,}000{,}000 = 1000$ cm^3
c　1 m^3 = 1000 L なので $200 \times \dfrac{1}{1000} = 0.2$ m^3
d　mol/L = mmol/mL であるから 0.5
e　1 m = 100 cm であるから 1 m^3 = 1,000,000 cm^3 となる.
　　5,000,000 g / 1,000,000 cm^3 = 5,000 kg/m^3

（答）　a　100　　b　1000　　c　0.2　　d　0.5　　e　5,000

問題 1-4　単位（国試問題）

次の単位の組合せの中で，SI 単位のみからなるものはどれか.

1　メートル（m），ミリミクロン（mμ），ジュール（J）
2　カロリー（cal），ニュートン（N），ワット（W）
3　キログラム（kg），モル（mol），秒（s）
4　リットル（L），キュリー（Ci），デシメートル（dm）

[解答と解説]

　SI 単位系は MKS 単位系，つまりメートル（m），キログラム（kg），秒（s），電流（アンペア；A）に，温度（ケルビン；K），光度（カンデラ；cd），物質量（モル；mol）の 3 つを加え，7 つとしたものである.

（答）　3

問題 1-5　単位の変換

MKS 単位系と CGS 単位系など他の単位系との換算に関する以下の問に対して [ ] 内に当てはまる数値を入れなさい.

a　1 N　　= [　　] dyn（ダイン；力の CGS 単位，1 dyn = 1 g·cm/s^2）

b 1 J　　= [　　] erg （エルグ；エネルギーの CGS 単位，1 erg = 1 dyn·cm）
c 1 Pa　 = [　　] bar （バール；圧力の単位，1 bar = 10^6 dyn/cm^2）
d 1 Pa·s = [　　] P （ポアズ，poise；粘度の CGS 単位，1 P = 1 dyn·s/cm^2）

[解答と解説]

a　N の単位は kg·m/s^2 である．1 kg·m/s^2 = 10^3 g·10^2 cm/s^2 = 10^5 g·cm/s^2

b　J の単位は kg·m^2/s^2 である．1 kg·m^2/s^2 = 10^3 g·$(10^2)^2$ cm^2/s^2 = 10^7 g·cm^2/s^2

c　Pa の単位は kg/(m·s^2) である．1 kg/(m^1·s^2) = 10^3 g·10^{-2} cm^{-1}·s^{-2} = 10 g·cm^{-1}·s^{-2}

　　1 bar = 10^6 dyn/cm^2 = 10^6 g·cm^{-1}·s^{-2} より，1 kg/(m^1·s^2) = $\dfrac{10}{10^6}$ = 10^{-5} bar

d　Pa·s の単位は kg/(m·s) である．1 kg/(m·s) = 10^3 g·10^{-2} cm^{-1}·s^{-1} = 10 g·s^{-1}·cm^{-1}
　　また，
　　1 P = 1 dyn·s/cm^2 より，1 P = 1 g·cm·s^{-2}·s·cm^{-2} = 1 g·s^{-1}·cm^{-1}
　　1 Pa·s = 1 kg/(m·s) = 10 P となる．

（答）　　a　10^5　　b　10^7　　c　10^{-5}　　d　10

問題 1-6　容量モル濃度，質量モル濃度

[　]内に当てはまる数値を入れなさい．

a　9.8 g の硫酸（分子量 98.0）に水を加えて正確に 200 mL とした．このときの硫酸の容量モル濃度は [　　] mol/L である．

b　ブドウ糖（C$_6$H$_{12}$O$_6$：分子量 180）45 g に相当する 0.1 mol/L のブドウ糖水溶液は [　　] L である．

c　6.0 g の尿素（分子量 60）を水 200 g に溶かしたとき，この溶液の質量モル濃度は [　　] mol/kg である．

[解答と解説]

a　200 mL 中に 9.8 g であるから，1000 mL 中に換算すると，x g

　　∴ x = 49 g　これは，$\dfrac{49}{98}$ = 0.5 mol/L となる．

b　0.1 mol/L のブドウ糖水溶液 1 L 中には，ブドウ糖が 180 g × 0.1 = 18 g 含まれる．45 g にするためには，$\dfrac{45}{18}$ = 2.5 より，2.5 L 必要となる．

c　水 200 g に対して尿素が 6.0 g，水 1000 g に対しては，x g

　　∴ x = 尿素 30 g　よって，30 g は $\dfrac{30}{60}$ = 0.5 mol/kg である．

（答）　　a　0.5　　b　2.5　　c　0.5

問題 1-7　モル濃度

0.100 容量モル濃度 (mol/L) のシュウ酸水溶液のつくりかたとして，正しいものを選び，記号で答えなさい．ただし，シュウ酸 (COOH)$_2$・2H$_2$O の分子量は 126.08 である．

a　6.304 g の (COOH)$_2$・2H$_2$O を水 500 mL に溶かす．
b　6.304 g の (COOH)$_2$・2H$_2$O を水 1000 mL に溶かす．
c　6.304 g の (COOH)$_2$・2H$_2$O を水に溶かし，全体の体積を 500 mL にする．
d　6.304 g の (COOH)$_2$・2H$_2$O を水に溶かし，全体の体積を 1000 mL にする．

[解答と解説]
シュウ酸 12.608 g が 1 L の溶液中にあれば，0.1 mol/L となる．したがって，c が正しい．
(答)　c

問題 1-8　容量モル濃度

医薬品の含量に関する次の記述の正誤を答えなさい．

a　日本薬局方塩化カルシウム (CaCl$_2$・2H$_2$O：分子量 147) の 0.5 mol/L 溶液 20 mL は，塩化カルシウム (CaCl$_2$・2H$_2$O) 1.47 g を含有する．
b　リン酸水素二カリウム (K$_2$HPO$_4$：分子量 174) の 0.5 mol/L 溶液 20 mL はリン酸水素二カリウム (K$_2$HPO$_4$) 0.87 g を含有する．
c　日本薬局方硫酸マグネシウム (MgSO$_4$・7H$_2$O：分子量 246.5) の 0.5 mol/L 溶液 20 mL は，硫酸マグネシウム (MgSO$_4$・7H$_2$O) 4.93 g を含有する．

[解答と解説]
a　$147 \times 0.5 \times (20 / 1000) = 1.47$　より　正
b　$174 \times 0.5 \times (20 / 1000) = 1.74$　より　誤
c　$246.5 \times 0.5 \times (20 / 1000) = 2.465$　より　誤
(答)　a　正　　b　誤　　c　誤

問題 1-9　w/w%濃度，v/v%濃度，w/v%濃度

[　] 内に当てはまる数値を入れなさい．

a　ショ糖 25 g を水 100 g に溶かした溶液のショ糖濃度は [　　] w/w %である．
b　2.5 v/v %の二酸化炭素を含む酸素の気体 200 mL の中には [　　] mL の二酸化炭素が含まれる．
c　1 mg の溶質が溶けてできた 1 mL の溶液の濃度は [　　] w/v %である．
d　10 w/w %の食塩水 150 g と，5 w/w %の食塩水 100 g を混ぜ合わせてできた食塩水の濃度は [　　] w/w %となる．

[解答と解説]

a 溶液の重さは，100 g + 25 g = 125 g であり，このうちショ糖が 25 g 含まれるから，$\frac{25}{125} \times 100 = 20$ w/w % となる．

b 100 mL 中に 2.5 mL の二酸化炭素が含まれるので，200 mL 中には 5.0 mL の二酸化炭素が含まれる．

c w/v % ≒ g/100 mL なので，1 mg/mL は 100 mL あたりに換算すると，100 mg/100 mL
∴ 0.1 g/100 mL ≒ 0.1 w/v % となる．

d 10 w/w % の食塩水 150 g 中の食塩の重量は 15 g であり，5 w/w % の食塩水 100 g 中の食塩の重量は 5 g である．合わせて 20 g の食塩が 250 g 中に含まれるので，100 g 中には 8 g となる． ∴ 8 w/w %

（答） a 20   b 5.0   c 0.1   d 8

問題 1-10 % 濃度，モル濃度

[　]内に当てはまる数値を入れなさい．水 100 g に塩化ナトリウム（式量 58.5）が 35.8 g が溶けた溶液の密度を 1.20 g/cm³ とする．

a その質量 % 濃度は [　] w/w % である．
b その質量モル濃度は [　] mol/kg である．
c その容量モル濃度は [　] mol/L である．

[解答と解説]

溶解度は，通常，溶媒（水）100 g に対して溶け得る溶質の g 数で表す．20℃における NaCl の溶解度は 35.8 g であり，100 g の水に塩化ナトリウムは 35.8 g が溶ける．

a $\frac{35.8}{(100+35.8)} \times 100 = 26.4$ w/w %

b 1000 g の水に対して 358 g の NaCl を含む．$\frac{358}{58.5} = 6.12$ mol/kg

c $\frac{135.8}{1.20} = 113.17$ cm³,   113.17 mL ------ 35.8 g

　　　　　　　　　　　　　　　1000 mL ------- x g $x = 316.34$

∴ $\frac{316.34}{58.5} = 5.41$ mol/L となる

（答） a 26.4   b 6.12   c 5.41

問題 1-11　v/v%濃度

85 v/v%エタノール 100 mL と 55 v/v%エタノール 200 mL を混合すると，何 v/v%のエタノールが得られるか．ただし，混和による容積の収縮と温度変化はないものとする．

[解答と解説]

　　　$100 \times 0.85 + 200 \times 0.55 = 195$ mL のエタノールが 300 mL 中に含まれる．

　　∴ $\dfrac{195}{300} \times 100 = 65$ v/v%

（答）　65

問題 1-12　質量-容量%濃度

[　]内に当てはまる数値を入れなさい．

a　日本薬局方のある医薬品を乾燥後，正確に 1.000 g 量りとり，水を加えて溶かし，正確に 1000 mL とする．この溶液の w/v%は [　　] (w/v%) である．

b　この液 5 mL 中には医薬品が [　　] mg 含まれる．

c　この 5 mL に水を加えて正確に 100 mL とする．この希釈した溶液の w/v%は [　　] (w/v%) である．

[解答と解説]

a　w/v%は，溶液 100 mL 中に存在する溶質のグラム数であるから，
　　1 g / 1000 mL = 0.1 g / 100 mL = 0.1 w/v%　となる

b　0.1 w/v%は 0.1 g / 100 mL であり，x g / 5 mL では x = 5 mL×0.1 g÷100 mL = 0.005 g
　　よって 5 mg となる．

c　0.005 g が 100 mL 中に含まれるので，その%濃度は 0.005 w/v%となる．

（答）　a　0.1　　b　5　　c　0.005

問題 1-13　質量-容量%濃度

塩酸メトクロプラミド（$C_{14}H_{22}ClN_3O_2 \cdot 2HCl \cdot H_2O$：分子量 390.74）を 0.1 w/v%含有するシロップ剤 20 mL 中のメトクロプラミド（$C_{14}H_{22}ClN_3O_2$：分子量 299.80）の量は何 mg となるか計算しなさい．

[解答と解説]

塩酸メトクロプラミドを 0.1 w/v%含有するシロップ剤は，0.1 g/100 mL である．20 mL 中の塩酸メトクロプラミドの量は，20 mL×0.1×100 = 0.02 g である．

　　0.02 g --------390.74　　x g --------299.80　　x = 0.01534　　よって，15.35 mg

（答）　15.35 mg

問題 1-14　分子量

アンピシリンナトリウム 500 mg（力価）中にはナトリウムが何 mg 含有されているか計算しなさい．ただし，アンピシリンナトリウム 500 mg（力価）とは，アンピシリン（遊離酸）の無水物を 500 mg 含有することを示している．またアンピシリン（$C_{16}H_{19}N_3O_4S$）の分子量は 348 とする．

[解答と解説]

アンピシリン 500 mg は，500 mg ÷ 348 = 1.44 mmol である．1.44 mmol のアンピシリンナトリウム中には，ナトリウムが 1.44 mmol 含まれるので，その mg 数は，1.44×23 = 33.1 mg となる．

（答）　33.1 mg

問題 1-15　密度

a　36 w/w % の塩酸の密度は 1.18 g/cm^3 である．その 1 cm^3 の質量は [　　] g であり，その 1 g の体積は [　　] cm^3 である．
b　問 a の塩酸（分子量 36.5）の容量モル濃度は [　　] mol/L である．
c　問 a の塩酸を用いて，0.1 mol/L の希塩酸を 200 mL 作るためには，この塩酸 [　　] mL を必要とする．

[解答と解説]

a　体積 × 密度 = 質量より，1 cm^3 × 1.18 g/cm^3 = 1.18 g で 1 cm^3 は 1.18 g となる．また，1 g ÷ 1.18 g/cm^3 = 0.85 cm^3 で 1 g は 0.85 cm^3 になる．

b　1 L は 1180 g となる．このうち，塩酸は $1180 \times \frac{36}{100} = 424.8$ g 含まれる．このモル数は 424.8 ÷ 36.5 = 11.64 より，11.64 mol/L となる．

c　0.1 mol/L の希塩酸 200 mL 中には塩酸が 0.1 mol/L × 0.2 L = 0.02 mol 含まれる．これは，0.02 × 36.5 = 0.73 g に相当する．

　　1000 mL ---------- 424.8 g
　　　x mL ---------- 0.73 g　より，x = 1.72 mL となる．

（答）　a　1.18，0.85　　b　11.64　　c　1.72

問題 1-16　調製

0.1 mol/L 硫酸溶液 1 L を調製するのに必要な 94.0 w/w %，密度 1.83 g/cm^3 の濃硫酸量（mL）を求めなさい．

[解答と解説]

以下の式のように両辺を硫酸の重さで表し，等号で結ぶことができる．

　　1.83 × x (mL) × 94.0 / 100 = 0.1 × 98.0 g　∴　x = 5.7 mL

（答）　5.7 mL

問題 1-17　調製
36 w/w %の塩酸（分子量 36.5，密度 1.18 g/cm³）を原液として，0.1 mol/L 塩酸を 200 mL 調製するためには，原液塩酸の必要量は何 mL であるか計算しなさい．

[解答と解説]
採取量と調製溶液中の存在量が等しくなるように式を作る．原液の必要量を

$1.18 \times x \text{ (mL)} \times \dfrac{36}{100}$ (g) ＝ y (g)

0.1 × 36.5 g / 1000 mL = y g / 200 mL　　　y ＝ 0.73 g　　∴　x ＝ 1.72 mL

（答）　1.72 mL

問題 1-18　調製
0.1 mol/L 硫酸ナトリウム溶液 500 mL を調製するのに，何 g の Na₂SO₄（分子量 142.04）が必要であるか計算しなさい．

[解答と解説]
0.1 mol/L 硫酸ナトリウムというモル濃度の表示では，溶液 1000 mL 中の量が基本となっていることに留意すること．

　　　0.1 × 142.04 = 14.204 g / L　　　　x g / 500 mL　　∴　x ＝ 7.1 g

（答）　7.1 g

問題 1-19　気体の比重，分子量
ある気体の同温，同圧，同体積における窒素に対する比重が 1.50 であるとき，この気体の分子量を求めなさい．ただし，N = 14 とする．

[解答と解説]
アボガドロの法則によれば，同温，同圧，同体積中には同モルの分子が含まれる（PV = nRT の式で，P，V，T が一定のとき，n も一定になる）ので，ある気体 A の分子量を x とすると，

　　　　　分子量　　　比重
　　N₂　　14×2 --------- 1.0
　　ある気体　　x　--------- 1.5　　∴　x = 42

（答）　42

第 2 章 酸と塩基

2．1 酸, 塩基の定義

H^+の移動を伴う化学反応を通常, 酸塩基反応という. 酸塩基反応では, 酸は必ず塩基と反応し, 塩基は必ず酸と反応する.

アレニウスの定義：水に溶けてH^+ (H_3O^+) を生ずる物質を酸, OH^-を生ずる物質を塩基をいう. 酸塩基にたいする狭義の定義である.

例) HClやHNO$_3$は酸, NaOHやKOHは塩基である.

ブレンステッド-ローリーの定義：H^+を他に与えうる物質を酸, H^+を受け取りうる物質を塩基という. 塩基の定義を広げたものである. 現在, 一般的に用いられている酸塩基の定義である.

例) NH_3はOH^-を持っていないが, H^+を受け取ってNH_4^+になり得るので塩基である.

ルイスの定義：電子対受容体を酸, 電子対供与体を塩基とする. 酸の定義をH^+にこだわらずさらに広げたものである. 酸塩基に対する広義の定義となる.

例) CO_2やSO_2は与え得るH^+を持っていないが, 電子対供与体である塩基（例えばH_2O）と反応して化合物をつくる（$CO_2 + H_2O \rightarrow H_2CO_3$）ので酸である. また, この定義によると, HClは酸ではなくH^+が酸であり, Cl^-は塩基となる.

2．2 酸

相手にH^+を与えようとする傾向の強いものほど強い酸となる.

酸の価数：酸の1分子が出しうるH^+の数が価数となる. 1価, 2価, 3価の酸という.

（参考） 酸HAがH_2OにH^+を与えてA^-になる平衡反応（$HA + H_2O \rightleftarrows H_3O^+ + A^-$）を考えると, HAが$A^-$になりやすいほど（すなわち, 電離度が大きいほど）HAは強い酸となる. HAが完全にH^+とA^-に電離（解離）しているときもっとも強い酸となり, このような酸を強酸と呼ぶ. 強酸以外の酸（弱酸と呼ぶ）の強さは, 酸の解離定数K_a（ $K_a = \dfrac{[H_3O^+][A^-]}{[HA]}$ ）の値, もしくはpK_a（$= -\log K_a$）の値をもとにして比較できる. K_aが大きいほど（またはpK_aが小さいほど）HAは強い酸となる.

2．3 塩基

相手からH^+を受け取ろうとする傾向の強いものほど強い塩基となる.

塩基の価数：塩基の1分子が受け取りうるH^+の数が価数となる. 1価, 2価, 3価の塩基という.

(**参考**) 塩基 B が H_2O から H^+ を受け取って BH^+ になる平衡反応（$B + H_2O \rightleftarrows BH^+ + OH^-$）を考えると，B が BH^+ になりやすいほど B は強い塩基となる．B が完全に BH^+ になるような B はもっとも強い塩基であり，このような塩基を強塩基と呼ぶ．強塩基以外の塩基(弱塩基と呼ぶ)の強さは，塩基の解離定数 K_b（ $K_b = \dfrac{[BH^+][OH^-]}{[B]}$ ）の値，もしくは pK_b（$= -\log K_b$）の値をもとにして比較できる．K_b が大きいほど（または pK_b が小さいほど）B は強い塩基となる．

(**参考**) HA が酸とすれば，A^- は H^+ を受け取りうるので塩基である．HA の酸としての平衡定数を K_a，A^- の塩基としての平衡定数を K_b とすれば，$K_a \cdot K_b = [H^+][OH^-] = 10^{-14}$（$pK_a + pK_b = 14$）の関係式が成り立つ．

2.4 水素イオン濃度と pH

水溶液中の酸もしくは塩基の濃度や強さは，その溶液中の水素イオン濃度を測定することによって知ることができる．

水素イオン濃度：溶液 1L 中に含まれる水素イオンの質量数（モル数）．$[H^+]$ (mol/L) で表される．水溶液中では，$[H^+][OH^-] = 10^{-14}$ $(mol/L)^2$（25℃）が成り立ち，これを水のイオン積という．純粋な水中では（$H_2O \rightleftarrows H^+ + OH^-$ より）$[H^+] = [OH^-]$ であるから，$[H^+] = 10^{-7}$ (mol/L) となる．

pH（水素イオン指数）：水溶液中の酸性，アルカリ性の強さを表す尺度．$pH = -\log[H^+]$ である．$pOH = -\log[OH^-]$ と置けば，水のイオン積から，水溶液中では $pH + pOH = 14$（25℃）が成り立つ．純粋な水の pH は 7（中性）となる．

2.5 解離平衡（電離平衡）

電解質が水に溶けてイオンに解離する反応が平衡状態になるとき，これを解離平衡といい，電離平衡ともいう．強電解質（金属塩），強酸，強塩基などの希薄溶液では溶けた溶質はほぼ完全に解離するので解離平衡の状態にはならない．解離平衡は化学平衡のひとつであり，詳しくは第 3 章を参照のこと．

解離定数（電離定数）：$AB \rightleftarrows A^+ + B^-$ の平衡状態にあるとき，式 $AB = \dfrac{[A^+][B^-]}{[AB]} = K$（$K$ は一定）が成り立つ．K を解離定数（電離定数）とよぶ．

解離度（電離度）：加えた電解質のモル数（C_0）に対して，解離した電解質のモル数（C）の比（C/C_0）を解離度（電離度）という．解離度を α（$\alpha = C/C_0$）とすれば，α の値が充分小さいとき，$[AB] \fallingdotseq C_0$ となり，$[A^+][B^-]$（$= K \cdot C_0$）も一定値となる．また AB 1 モルから A^+ と B^- が 1 モルずつ生じるときには，$C = [A^+] = [B^-] = C_0 \cdot \alpha$ より，解離定数 K との間に，式 $K = C_0 \cdot \alpha^2$ が成り立つ．

(**参考**) 水の電離度 α は充分小さいので，$[H^+][OH^-]$（$= K[H_2O] = K_w$）は一定（25℃で 10^{-14} $(mol/L)^2$）になる．K_w を水の**イオン積**という．

2.6 酸・塩基平衡

電解質が弱酸もしくは弱塩基のとき，水に溶けて解離平衡の状態になる．これを特に酸・塩基平衡という．

酸の解離定数：弱酸 HA は水中で次のような平衡状態にある．

$$HA + H_2O \rightleftarrows H_3O^+ + A^-.$$

いま，溶媒である水の濃度は変わらない（$[H_2O] = 1000 \text{ g/1L} = 55.56 \text{ mol/L}$）とし，$[H_3O^+] = [H^+]$ とすると，$[H^+][A^-]/[HA] = K_a$（一定）（ただし，$K_a = K[H_2O]$）となる．K_a を酸の解離定数という．通常は pK_a（$= -\log K_a$）で表されることが多い．pK_a の値が小さいほど酸性が強くなる．

塩基の解離定数：弱塩基 B は水中で次のような平衡状態にある．$B + H_2O \rightleftarrows BH^+ + OH^-$．いま，水の濃度は変わらないとすると，$[BH^+][OH^-]/[B] = K_b$（一定）（ただし，$K_b = K[H_2O]$）となる．$K_b$ を塩基の解離定数という．通常は pK_b（$= -\log K_b$）で表されることが多い．pK_b の値が小さいほど塩基性が強くなる．

2.7 弱酸の解離

酢酸で代表される弱酸は一般に電離度 α が十分小さいので，水の解離から生じる水素イオンを無視できない．したがって初濃度 C_0 の弱酸の解離は以下のように考える．

1) 反応式（いずれも平衡反応）をあげる

$$CH_3COOH + H_2O \Leftrightarrow H_3O^+ + CH_3COO^-$$

$$2H_2O \Leftrightarrow H_3O^+ + OH^-$$

2) 成立する関係式をあげる

解離平衡の式 $\quad K_a = \dfrac{[H^+][CH_3COO^-]}{[CH_3COOH]}$ $\quad\cdots$(2-1)

電荷の収支 $\quad [H^+] = [CH_3COO^-] + [OH^-]$ $\quad\cdots$(2-2)

溶質の濃度 $\quad C_0 = [CH_3COOH] + [CH_3COO^-]$ $\quad\cdots$(2-3)

水のイオン積 $\quad [H^+][OH^-] = K_W = 10^{-14}$ $\quad\cdots$(2-4)

3) 関係式を整理して$[H^+]$を求める式を導く

式 2-1 に式 2-2 と式 2-3 を代入し $[CH_3COOH]$ と $[CH_3COO^-]$ を消す．

$$K_a = \frac{[H^+]([H^+] - [OH^-])}{C_0 - [H^+] + [OH^-]}$$

4) 仮定 1：『酸の溶液であるので，$[H^+]$は$[OH^-]$よりはるかに大きい』すなわち，

$$[H^+] \gg [OH^-] \quad ([H^+] - [OH^-]) \fallingdotseq [H^+])$$

$$K_\mathrm{a} = \frac{[\mathrm{H}^+]^2}{C_0 - [\mathrm{H}^+]} \qquad \cdots (2\text{-}5)$$

5) 仮定 2：『C_a はある程度高い濃度である』すなわち，$[C_\mathrm{a}] \gg [\mathrm{H}^+]$ （$[C_0] - [\mathrm{H}^+] \fallingdotseq [C_0]$）

$$[\mathrm{H}^+]^2 = C_0 \times K_\mathrm{a}, \qquad [\mathrm{H}^+] = \sqrt{C_0 \times K_\mathrm{a}} \qquad \cdots (2\text{-}6)$$

6) pH $= -\log[\mathrm{H}^+]$ で求められるので，

$$\mathrm{pH} = \frac{\mathrm{p}K_\mathrm{a} - \log C_0}{2} \qquad \cdots (2\text{-}7)$$

7) 仮定 2 を用いた場合，得られた[H^+]の値が C の 5%以下であることを確認する必要がある．5%を越えた場合は仮定 1 の式 2-5 を解いて[H^+]を求める．もっと簡略化して，$C_0 > 100 \times K_\mathrm{a}$，を目安にすることもありこれが満たされる場合に仮定 2 が成り立つ，と判断してもよい．

（参考） アンモニア水などの弱塩基の場合は，[OH^-]と K_b について成立する関係式を整理すると，式 2-6 と同様の式が成り立つ．

$$[\mathrm{OH}^-]^2 = C_0 \times K_\mathrm{b}, \qquad [\mathrm{OH}^-] = \sqrt{C_0 \times K_\mathrm{b}} \qquad \cdots (2\text{-}8)$$

式 2-6 を用いて[H^+]を求める式にすると，

$$[\mathrm{H}^+] = \sqrt{\frac{K_\mathrm{a} \times K_\mathrm{w}}{C_0}}, \qquad \mathrm{pH} = 7 + \frac{\mathrm{p}K_\mathrm{a} + \log C_0}{2} \qquad \cdots (2\text{-}9)$$

2.8　緩衝液の pH

　緩衝液とは，その溶液をある程度希釈か濃縮しても，また少量の酸や塩基を加えても，pH の変化が小さい溶液をいう．弱酸とその共役塩基，弱塩基とその共役酸の組み合せが多く用いられる．酢酸（濃度 C_A）と酢酸ナトリウム溶液（濃度 C_B）の混合液について考える．

1) 反応式（いずれも平衡反応）をあげる

$$\mathrm{CH_3COOH} + \mathrm{H_2O} \Leftrightarrow \mathrm{H_3O^+} + \mathrm{CH_3COO^-}$$
$$\mathrm{CH_3COO^-} + \mathrm{H_2O} \Leftrightarrow \mathrm{CH_3COO^-H} + \mathrm{OH^-}$$
$$2\mathrm{H_2O} \Leftrightarrow \mathrm{H_3O^+} + \mathrm{OH^-}$$

2) 成立する関係式をあげる

　K_A と K_B のそれぞれの化学平衡式から，

$$K_\mathrm{a} = \frac{[\mathrm{H}^+][\mathrm{CH_3COO^-}]}{[\mathrm{CH_3COOH}]}, \qquad K_\mathrm{b} = \frac{[\mathrm{CH_3COOH}][\mathrm{OH^-}]}{[\mathrm{CH_3COO^-}]}$$

初濃度 C_A から解離した分として[H^+]を差し引き[$\mathrm{CH_3COO^-}$]から戻った分を[$\mathrm{OH^-}$]として加える

$$[CH_3COOH] = C_A - [H^+] + [OH^-]$$

初濃度 C_B から解離した分も同様に考える

$$[CH_3COO^-] = C_B - [OH^-] + [H^+]$$

水の解離式　$[H^+][OH^-] = K_W = 10^{-14}$

3) 仮定

C_A, $C_B \gg [H^+]$, $[OH^-]$ ならば，$[CH_3COOH] \fallingdotseq C_A$, $[CH_3COO^-] \fallingdotseq C_B$ としてよいから，これを解離式に代入すると，

$$K_a = \frac{C_B}{C_A}[H^+], \quad (あるいは，\quad K_b = \frac{C_A}{C_B}[OH^-]) \qquad \cdots (2\text{-}10)$$

この式から pH を求める式を導く．

$$pK_a = pH - \log\frac{C_B}{C_A}, \qquad pH = pK_a + \log\frac{C_B}{C_A} \qquad \cdots (2\text{-}11)$$

(K_b の式からは pK_b と pOH を求める式が導かれる)

この式は Henderson-Hasselbalch 式とも呼ばれている．緩衝作用がもっとも強い pH は $C_A = C_B$ のときであり，このとき pH は pK_a と等しい．一般的に緩衝作用が保てる pH 範囲は，おおよそ $pK_a \pm 1$，$C_A/C_B = 0.1 \sim 10$) といわれている．

演習問題

問題 2-1 酸塩基の定義

次の化学反応式で示される反応のうち，アレニウスの定義による酸塩基反応にA，ブレンステッド・ローリーの定義による酸塩基反応にB，ルイスの定義による酸塩基反応にC，酸塩基反応でないものにDをつけよ．

a　$HNO_3 + KOH \rightarrow KNO_3 + H_2O$
b　$HCl + NH_3 \rightarrow NH_4Cl$
c　$CaCO_3 + 2HCl \rightarrow CaCl_2 + H_2O + CO_2$
d　$CuO + H_2SO_4 \rightarrow CuSO_4 + H_2O$
e　$CaO + CO_2 \rightarrow CaCO_3$
f　$MgCl_2 + 2NaOH \rightarrow Mg(OH)_2 + 2NaCl$
g　$Zn + H_2SO_4 \rightarrow ZnSO_4 + H_2$

[解答と解説]

2.1 の酸塩基の定義を参考にする．狭義の定義による酸塩基は広義の定義による酸塩基にもなっていることに注意する．一般的には，酸性物質とアルカリ性物質が反応すると酸塩基反応となる．したがって，上記反応のうち，a〜eは酸塩基反応であるが，f, gは酸塩基反応ではない．a〜eのうちH^+とOH^-によってH_2Oが生成するものは A, B, C. H^+の移動のみが起こるものは B, C. それ以外はCの定義に当てはまる．

(答)　a A, B, C　　b B, C　　c B, C　　d B, C　　e C　　f D　　g D

問題 2-2 酸塩基の定義

次の反応で，下線の物質がブレンステッド・ローリーの定義による酸であるものを選べ．

a　$NH_3 + \underline{H_2O} \rightleftarrows NH_4^+ + OH^-$
b　$NH_4^+ + \underline{H_2O} \rightleftarrows NH_3 + H_3O^+$
c　$CH_3COOH + \underline{H_2O} \rightleftarrows CH_3COO^- + H_3O^+$
d　$CH_3COO^- + \underline{H_2O} \rightleftarrows CH_3COOH + OH^-$
e　$H_2S + \underline{H_2O} \rightleftarrows HS^- + H_3O^+$
f　$HS^- + \underline{H_2O} \rightleftarrows H_2S + OH^-$

[解答と解説]

ブレンステッド・ローリーの定義によれば酸とはH^+を与え得るものである．H_2OはH^+を放出してOH^-になるので，反応の結果，OH^-ができるときH_2Oは酸となる．

したがって，答えは，a, d, fとなる．

問題 2-3　モル濃度

次の問に答えよ．ただし，H = 1, O = 16, Na = 23, S = 32 とする．

a　硫酸 2.94 g は [　　] mol である．
b　硫酸 2.94 g は [　　] mol の H^+ を含む．
c　硫酸 2.94 g を水に溶かして 200 mL にした溶液は [　　] mol/L である．
d　c の水溶液を中和するためには水酸化ナトリウム [　　] mol を必要とする．
e　c の水溶液を中和するためには水酸化ナトリウム [　　] g を必要とする．

[解答と解説]

硫酸（H_2SO_4）の式量は 98 であり，2 価の酸である．

a　2.94 ÷ 98 = 0.03 より，0.03 mol になる．
b　1 mol の硫酸は 2 mol の H^+ を含む．0.06 mol の H^+ を含む．
c　1 L 当たりにすれば 5 × 2.94 g（= 0.15 mol）を含むから，0.15 mol/L となる．
d　H^+ は 0.06 mol 存在するから，中和するのに必要な NaOH は 0.06 mol となる．
e　NaOH の式量は 40 であり，その 0.06 mol は，2.4 g となる．

問題 2-4　酸

硫酸（H_2SO_4：式量 98）について次の問に答えよ．

a　硫酸 1 分子は [　　] 価の酸である．
b　硫酸の 1 mol/L の水溶液中に含まれる水素イオン濃度は [　　] mol/L である．

[解答と解説]

第 1 章を参照のこと．硫酸は H^+ になり得る H を 2 個持っているので 2 価の酸である．また，1 mol/L の水溶液中に含まれる水素イオン濃度は 2 mol/L である．

（答）　a　2　　b　2

問題 2-5　酸の強さ

以下の水溶液を酸の強い順に並べるとどのような順番になるか．ただし，リン酸から H^+ が 1 個解離するときの平衡定数（K_a）を $10^{-2.1}$，ギ酸，安息香酸，酢酸の平衡定数をそれぞれ $10^{-3.8}$，$10^{-4.2}$，$10^{-4.8}$ とし，塩酸は水中で完全に解離しているものとする．

a　1 mol/L 塩酸水溶液
b　1 mol/L リン酸水溶液
c　1 mol/L ギ酸水溶液
d　1 mol/L 安息香酸水溶液
e　1 mol/L 酢酸水溶液

[解答と解説]

溶液中のH⁺濃度が大きいほど（pHが低いほど）より強い酸である．上記の溶液ではaのみが強酸，それ以外は弱酸の溶液である．HCl中の水素イオン濃度はその溶液濃度に等しいので，[H⁺] = 1（pH = 0）であり，a～eのモル濃度が等しいので，これらの溶液中でaが最も強い酸となる．弱酸b～eの強さは，その平衡定数K_aの値，もしくはpK_aの値をもとにして比較できる．K_aが大きいほど（またはpK_aが小さいほど）強い酸となる．

（答）　a > b > c > d > e　の順となる．

問題 2-6　塩基

水酸化カルシウムについて以下の問に答えよ．ただし，H = 1，O = 16，Ca = 40とする．
 a　水酸化カルシウムの式量は［　　］である．
 b　水酸化カルシウム1分子は［　　］価の塩基である．
 c　水酸化カルシウム0.74 g が 200 mL 中に溶けている水溶液は［　　］mol/L である．

[解答と解説]

第1章を参照のこと．水酸化カルシウムの化学式は$Ca(OH)_2$（式量74）であるので，2価の塩基である．

（答）　a　74　　b　2　　c　0.05

問題 2-7　塩基の強さ

以下の水溶液を塩基の強い順に並べるとどのような順番になるか．ただし，HCOONa，CH₃COONa，C₆H₅ONa，C₆H₅COONaの平衡定数（K_b）をそれぞれ$10^{-10.2}$，$10^{-9.2}$，10^{-4}，$10^{-9.8}$とし，NaOHは水中で完全に解離しているものとする．
 a　0.1 mol/L NaOH 水溶液
 b　0.1 mol/L HCOONa 水溶液
 c　0.1 mol/L CH₃COONa 水溶液
 d　0.1 mol/L C₆H₅ONa 水溶液
 e　0.1 mol/L C₆H₅COONa 水溶液

[解答と解説]

溶液中のOH⁻濃度が大きいほど（pHが高いほど）より強い塩基である．上記の溶液ではaのみが強塩基，それ以外は弱塩基の溶液である．NaOH中のOH⁻イオン濃度はその溶液濃度に等しいので，[OH⁻] = 0.1（pOH = 1，即ちpH = 13）であり，a～eのモル濃度が等しいので，これらの溶液中でaが最も強い塩基となる．弱塩基b～eの強さは，その平衡定数K_bの値，もしくはpK_bの値をもとにして比較できる．K_bが大きいほど（またはpK_bが小さいほど）強い塩基となる．

（答）　a > d > c > e > b　の順となる．

第 2 章　酸と塩基

問題 2-8　pH

以下の水溶液の pH を求む．ただし，$K_w = 10^{-14}$ とする．
 a　10^{-3} mol/L の HCl 溶液（解離度 = 1 する）．
 b　10^{-3} mol/L の NaOH 溶液（解離度 = 1 とする）．
 c　$[H_3O^+] = 10^{-10}$ mol/L の溶液．
 d　$[OH^-] = 10^{-10}$ mol/L の溶液．

[解答と解説]

a　pH = $-\log[H^+]$, $[H^+] = 10^{-3}$ より，pH = 3．
b　$K_w = [H^+][OH^-] = 10^{-14}$ および $[OH^-] = 10^{-3}$ より，$[H^+] = 10^{-11}$．pH = 11．
　　　($pK_w = -\log K_w = 14$ より，pH = $14 - \log[OH^-]$ としてもよい)
c　$[H_3O^+] = [H^+]$, $[H^+] = 10^{-10}$ より，pH = 10．
d　$K_w = [H^+][OH^-] = 10^{-14}$ および $[OH^-] = 10^{-10}$ より，$[H^+] = 10^{-4}$．pH = 4．
　（答）　　a　3　　b　11　　c　10　　d　4

問題 2-9　pH

濃度が 10^{-7} mol/L の HCl 水溶液の pH を求めよ．

[解答と解説]

　HCl は強酸だから水溶液中では完全に解離している．ただし，HCl の濃度が小さいので水の解離も無視できない．

$$HCl \Leftrightarrow H^+ + Cl^-$$
$$H_2O \Leftrightarrow H^+ + OH^-$$

成立する関係式は

　　電荷の収支　　　　　$[H^+] = [Cl^-] + [OH^-]$

　　溶質の濃度　　　　　$C_0 = [Cl^-]$

　　水のイオン積　　　　$[H^+][OH^-] = K_W = 10^{-14}$

上記 3 つの式を整理して，

$$[OH^-] = [H^+] - C_0 = [H^+] - 10^{-7}$$

$$[H^+]^2 - 10^{-7}[H^+] - 10^{-14} = 0$$

この二次方程式を解けば，$[H^+] = 1.62 \times 10^{-7}$（mol/L），pH = 6.79

このように希薄溶液では水の解離も考慮する必要が生ずる．
ちなみに，水の解離を無視すると，pH = − log(10^{-7}) = 7，である．

問題 2-10　pH

次の水溶液の pH を求む．ただし，塩酸，水酸化ナトリウムは水中で完全に電離しているものとし，[H$^+$][OH$^-$] = 10^{-14} (mol/L)^2 とする．

a　0.1 mol/L 塩酸水溶液
b　0.001 mol/L 水酸化ナトリウム水溶液
c　0.1 mol/L 塩酸水溶液 45 mL と 0.1 mol/L 水酸化ナトリウム水溶液 55 mL を混ぜあわせた溶液

[解答と解説]

pH = − log [H$^+$] である．

a　[H$^+$] = 0.1 mol/L より，pH = 1．
b　[OH$^-$] = 0.001 mol/L より，[H$^+$] = 10^{-11} mol/L．pH = 11．
c　中和反応の結果，0.1 mol/L NaOH 水溶液 10 mL が過剰であり，この分の塩基が 100 mL 中に残る．[OH$^-$]の濃度は 0.001 mol / 100 mL = 0.01 mol/L となる．したがって，[H$^+$] = 10^{-12} mol/L より，pH = 12．

問題 2-11　解離定数，解離度

酢酸は水中で弱酸である．酢酸に関する以下の問に答えよ．

a　酢酸の解離を化学式で表すと［　　］となる．
b　酢酸の解離定数を K_a とすれば解離平衡式は，K_a =［　　］となる．
c　0.2 mol/L の酢酸の水中における解離度を α とすれば，平衡状態における酢酸の濃度は，α を用いて表すと［　　］mol/L となる．
d　問 c の溶液の水素イオン濃度は，α を用いて表すと［　　］mol/L となる．
e　問 c の溶液の解離平衡式を α を用いて表すと，K_a =［　　］となる．α が 1 より充分小さいとすれば，K_a ≒［　　］となる．
f　K_a（酢酸）= 1 × 10^{-5} とすれば，問 c の溶液の電離度 α は［　　］となる．
g　問 c の溶液の水素イオン濃度は［　　］mol/L となる．
h　問 c の溶液の pH は［　　］となる．

[解答と解説]

a　酢酸の解離式は，CH$_3$COOH ⇔ H$^+$ + CH$_3$COO$^-$　である．

b　$K_a = \dfrac{[\text{H}^+][\text{CH}_3\text{COO}^-]}{[\text{CH}_3\text{COOH}]}$　である．

c

第 2 章　酸と塩基

	CH$_3$COOH	CH$_3$COO$^-$	H$^+$
最初のモル濃度	0.2	0	0
平衡時のモル濃度	0.2(1−α)	0.2α	0.2α

　　　より，0.2(1−α) (mol/L) となる．
d　0.2α (mol/L) である．
e　$K_a = \dfrac{[H^+][CH_3COO^-]}{[CH_3COOH]} = \dfrac{(0.2\alpha)(0.2\alpha)}{0.2(1-\alpha)} = \dfrac{0.2\alpha^2}{1-\alpha}$　となる．αが 1 より充分小さいと，(1−α) ≒ 1
　　としてよいので，$K_a = 0.2\alpha^2$ となる（水溶性弱電解質では，一般に，$K = C_0 \cdot \alpha^2$ が成り立つ．ただし，
　　C_0 は弱電解質の水中での初濃度）．
f　K_a（酢酸）＝ $2 \times 10^{-5} = 0.2\alpha^2$ より，$\alpha = 10^{-2} = 0.01$ となる．
g　[H$^+$] = 0.2α より，[H$^+$] = 0.002 mol/L となる．
　　（$C_0 > 100 \times K_a$ が成立するので，[H$^+$] = $\sqrt{C_0 \times K_a} = \sqrt{0.2 \times 2 \times 10^{-5}} = 2 \times 10^{-3}$ と解いてもよい）
h　pH = −log [H$^+$] = −log 0.002 = 3 − log 2 = 2.7
　　（pH = $\dfrac{pK_a - \log C_0}{2} = \dfrac{4.70 - (-0.70)}{2} = 2.7$ と解いてもよい）

（答）　a, b　上述　　c　0.2(1−α)　　d　0.2α　　e　$\dfrac{0.2\alpha^2}{1-\alpha}$, $0.2\alpha^2$　　f　0.01
　　　　g　0.002　　h　2.7

問題 2-12　解離度

ある酢酸水溶液 30 mL を中和するのに，0.1 mol/L の水酸化ナトリウム水溶液 15 mL を要した．
a　この酢酸水溶液の濃度は［　　］mol/L である．
b　この酢酸水溶液の電離度を 0.02 とすれば，水溶液中の H$^+$ 濃度は［　　］mol/L である．
c　この酢酸水溶液の pH は［　　］である．

［解答と解説］
a　酢酸のモル濃度を C とすると，$C \times 30$ mL ＝ 0.1×15 mL．$C = 0.05$ mol/L．答えは 0.05 mol/L．
b　[H$^+$] = 0.02 × 0.05 mol/L = 0.001 mol/L．
c　pH = 3．

問題 2-13　解離度

酢酸の解離定数を 2×10^{-5} として，以下の問に答えよ．ただし，log 2 = 0.30，$\sqrt{2} = 1.41$，$\sqrt{20} = 4.47$ とする．

a 1.0 mol/L の酢酸水溶液の解離度は [   ]，pH は [   ] である．
b 0.1 mol/L の酢酸水溶液の解離度は [   ]，pH は [   ] である．
c 0.01 mol/L の酢酸水溶液の解離度は [   ]，pH は [   ] である．
d 0.001 mol/L の酢酸水溶液の解離度は [   ]，pH は [   ] である．

[解答と解説]

酢酸の解離式，$CH_3COOH \Leftrightarrow H^+ + CH_3COO^-$ より，平衡時における酢酸の濃度を C，解離度を α とすれば，以下の式が成り立つ．

$$K_a = \frac{[H^+][CH_3COO^-]}{[CH_3COOH]} = \frac{(C\alpha)^2}{C(1-\alpha)} = 2 \times 10^{-5}$$

弱酸では，$(1-\alpha) \fallingdotseq 1$ とおけるので，$K_a \fallingdotseq C \cdot \alpha^2 = 2 \times 10^{-5}$ となる．ここで，α が小さいので，C は酢酸の初濃度 C_0 としてよい．，$K_a \fallingdotseq C_0 \cdot \alpha^2 = 2 \times 10^{-5}$．

a $C_0 = 1.0$，$\alpha = 0.00447$ となる．$pH = -\log[H^+] = -\log(C_0 \cdot \alpha)$ より，$pH = 2.35$
b $C_0 = 0.1$，$\alpha = 0.014$ となる．$pH = -\log[H^+] = -\log(C_0 \cdot \alpha)$ より，$pH = 2.85$
c $C_0 = 0.01$，$\alpha = 0.0447$ となる．$pH = -\log[H^+] = -\log(C_0 \cdot \alpha)$ より，$pH = 3.35$
d $C_0 = 0.001$，$\alpha = 0.14$ となる．$pH = -\log[H^+] = -\log(C_0 \cdot \alpha)$ より，$pH = 3.85$

（参考）この例から解るように，弱酸の濃度が $\frac{1}{100}$ になると，電離度 α は 10 倍になり，また，pH は 1 だけ増加する．

問題 2-14　pK_a

ギ酸は水中で弱酸である．ギ酸に関する以下の問に答えよ．
a ギ酸の解離を化学式で表すと，[   ] である．
b ギ酸の解離定数を K_a とすれば，その解離平衡式は，$K_a =$ [   ] となる．
c ギ酸の K_a を 1.6×10^{-4} とすれば，1 mol/L のギ酸の $[H^+]$ は [   ] mol/L である．
d 1 mol/L のギ酸の pH は [   ]，0.1 mol/L のギ酸の pH は [   ]，0.01 mol/L のギ酸の pH は [   ] である．
e 酢酸の pK_a を 4.8 とすれば，0.1 mol/L のギ酸と同じ pH を示す酢酸のモル濃度は [   ] mol/L である．

[解答と解説]

弱酸の解離平衡式を用いる．
a ギ酸の解離式は，$HCOOH = H^+ + COO^-$ である．
b $K_a = \frac{[H^+][COO^-]}{[HCOOH]}$ である．

c $C_0 > 100 \times K_a$ が成立するので，$[H^+] = \sqrt{C_0 \times K_a} = \sqrt{1 \times 1.6 \times 10^{-4}} = 1.26 \times 10^{-2}$ (mol/L) である．

d $pK_a = 3.8$, $C_0 = 1$ (mol/L) を $pH = \dfrac{pK_a - \log C_0}{2}$ に代入する．pH = 1.9 となる．同様に，$C_0 = 0.1$, $C_0 = 0.01$ を代入すると，pH = 2.4, pH = 2.9 となる．

e pH が等しいので，$pH = \dfrac{pK_{aHCOOH} - \log C_{0HCOOH}}{2} = \dfrac{pK_{aCH_3COOH} - \log C_{0CH_3COOH}}{2}$ となる．

したがって，$\dfrac{3.8 - \log 0.1}{2} = \dfrac{4.8 - \log C_{0CH_3COOH}}{2}$. 酢酸の $C_0 = 1$ となる．

(参考) 同じ濃度の弱酸を比べるとき，pK_a が 2 小さいと pH は 1 低くなる．

(答) a, b 上述　c 1.26×10^{-2} (mol/L)　d 1.9, 2.4, 2.9　e 1

問題 2-15　pK_a と pK_b

ブレンステッド・ローリーの定義によれば，H^+ を放出し得るものは酸であり，H^+ を受け取ることのできるものは塩基である．フェノール (C_6H_5OH) のナトリウム塩 (C_6H_5ONa) は水に溶けると，イオンに解離する ($C_6H_5O^- + Na^+$)．フェノキシドイオン ($C_6H_5O^-$) は H^+ を受け取ってフェノールになるので塩基である．フェノキシドイオンを含む水溶液について以下の問に答えよ．ただし，$pK_w = 14$ とする．

a 弱塩基である $C_6H_5O^-$ が水に溶けているとき解離式は [　　] となる．
b $C_6H_5O^-$ の解離定数を K_b とすれば，その解離平衡式は，K_b = [　　] である．
c $C_6H_5O^-$ の共役酸であるフェノール (C_6H_5OH) は弱酸である．その解離定数を K_a とすれば，その解離平衡式は，K_a = [　　] である．
d $C_6H_5O^-$ の K_b と C_6H_5OH の K_a から，K_a と K_b の積を求めると，$K_a \cdot K_b$ = [　　] となる．これから，$pK_a + pK_b$ = [　　] となる．
e フェノールの $pK_a = 10$ である．これより，$C_6H_5O^-$ の pK_b = [　　] となる．

[解答と解説]

弱酸 HA のイオン解離型 A^- は HA の **共役塩基** という．A^- の電離平衡式は，$A^- + H_2O \Leftrightarrow HA + OH^-$ となり，その解離定数を K_b とすれば，$K_b = \dfrac{[HA][OH^-]}{[A^-]}$ が成り立つ．一方，HA の解離平衡式は，

$HA + H_2O \Leftrightarrow H_3O^+ + A^-$ となり，その解離定数を K_a とすれば，$K_a = \dfrac{[H^+][A^-]}{[HA]}$ が成り立つ．

$K_a \times K_b = \dfrac{[H^+][A^-]}{[HA]} \times \dfrac{[HA][OH^-]}{[A^-]} = [H^+][OH^-] = K_w$ より，$-\log(K_a \times K_b) = -\log K_w$ ．一般に，弱酸 HA の pK_a とその共役塩基 A^- の pK_b の間には，$pK_a + pK_b = pK_w = 14$ の関係が成り立つ．

(答)

a $C_6H_5O^- + H_2O \Leftrightarrow C_6H_5OH + OH^-$ となる.

b   解離平衡式は,$K = \dfrac{[C_6H_5OH][OH^-]}{[C_6H_5O^-][H_2O]}$ である.$[H_2O]$を定数とすれば,$K_b = \dfrac{[C_6H_5OH][OH^-]}{[C_6H_5O^-]}$

となる.

c $C_6H_5OH + H_2O \Leftrightarrow H_3O^+ + C_6H_5O^-$ より,$K_a = \dfrac{[H^+][C_6H_5O^-]}{[C_6H_5OH]}$ となる.

d $K_a \times K_b = \dfrac{[H^+][C_6H_5O^-]}{[C_6H_5OH]} \times \dfrac{[C_6H_5OH][OH^-]}{[C_6H_5O^-]} = [H^+][OH^-]$ となる.これから,

$pK_a + pK_b = pH + pOH = pK_w = 14$ となる.

e $C_6H_5O^-$ の $pK_b = 14 - 10 = 4$ となる.

問題 2-16   pK_b

水溶性のある薬品のpK_bは4である.その 1 mol/L 濃度の水溶液について以下の問に答えよ.ただし,$pK_w = 14$ とする.

  a   pH が 9 のときの分子型(解離していない分子)のモル濃度は [   ] mol/L である.
  b   pH が 10 のときの分子型(電離していない分子)のモル濃度は [   ] mol/L である.
  c   pH が 11 のときの分子型(解離していない分子)のモル濃度は [   ] mol/L である.
  d   pH が 12 のときの分子型(解離していない分子)のモル濃度は [   ] mol/L である.

[解答と解説]

ある薬品を B とすれば,その解離平衡の式は次のようになる.

$$B + H_2O \Leftrightarrow BH^+ + OH^- \qquad K_b = \dfrac{[BH^+][OH^-]}{[B]}$$

ここで[B]は分子型の,また[BH$^+$]は解離型のモル濃度である.分子型と解離型のモル濃度の和は 1 mol/L であるので,[B] + [BH$^+$] = 1 (mol/L) となり,[BH$^+$] = 1 − [B] を平衡式に代入して,

$$\dfrac{(1-[B])[OH^-]}{[B]} = K_b, \qquad [B] = \dfrac{[OH^-]}{K_b + [OH^-]}$$

pK_bが4であるので,K_bは10^{-4}となる.

a   pH が 9 のとき,$[OH^-] = 10^{-5}$である.$[B] = \dfrac{10^{-5}}{10^{-4} + 10^{-5}} = \dfrac{1}{11} = 0.091$ mol/L となる.

b   pH が 10 のとき,$[OH^-] = 10^{-4}$である.$[B] = \dfrac{10^{-4}}{10^{-4} + 10^{-4}} = \dfrac{1}{2} = 0.5$ mol/L となる.

c　pHが11のとき，[OH⁻] = 10⁻³である．$[B] = \dfrac{10^{-3}}{10^{-4}+10^{-3}} = \dfrac{1}{1.1} = 0.91$　mol/L となる．

d　pHが12のとき，[OH⁻] = 10⁻²である．$[B] = \dfrac{10^{-2}}{10^{-4}+10^{-2}} = \dfrac{1}{1.01} = 0.99$　mol/L となる．

（参考）　pK_b が4の薬品Bを中性の水に1 mol/L濃度で溶かしたとき，

$pH = 7 + \dfrac{pK_a + \log C_0}{2} = 7 + \dfrac{10+0}{2} = 12$ になり，本問のdの結果と等しくなる．このとき解離型（イオン型）の存在量は極めて小さい（[BH⁺] = [OH⁻] = 10⁻² mol/L）ので，計算上はすべて非解離型（分子型）で存在するとしてよい．

（参考）　水溶液のpHが与えられているときには，pHの値によって解離型の濃度が大きく変わる．弱塩基性の薬品の pK_b がpOHに等しいとき，非解離型（分子型）と解離型（イオン型）は同量存在する．同様に，弱酸性の薬品の pK_a がpHに等しいとき，非解離型（分子型）と解離型（イオン型）は同量存在する．pH ≪ pK_a，またはpOH ≪ pK_b のときには，ほとんどが非解離型（分子型）で存在する．

問題 2-17　二塩基酸の解離

濃度が0.1 mol/Lの炭酸水溶液中のH₃O⁺イオン，HCO₃⁻イオン，CO₃²⁻イオンの各濃度，および溶液のpHを求めよ．

[解答と解説]

炭酸の解離平衡および25℃における解離定数は次の通りである．

$$H_2CO_3 + H_2O \Leftrightarrow H_3O^+ + HCO_3^-$$

$$K_{a1} = \dfrac{[H^+][HCO_3^-]}{[H_2CO_3]} = 4.3 \times 10^{-7} \quad (K_{a1} を第一解離定数という)$$

$$HCO_3^- + H_2O \Leftrightarrow H_3O^+ + CO_3^{2-}$$

$$K_{a2} = \dfrac{[H^+][CO_3^{2-}]}{[HCO_3^-]} = 5.6 \times 10^{-11} \quad (K_{a2} を第二解離定数という)$$

ここで，第2段の解離は非常に小さい（$K_{a1} \gg K_{a2}$）から，第一の解離式において [HCO₃⁻] = [H₃O⁺] とおいてよい．また，[H₂CO₃] = 0.1 mol/L としてよいから，

$$[H_3O^+] = [HCO_3^-] = \sqrt{0.1 \times 4.3 \times 10^{-7}} = 2.07 \times 10^{-4} \text{ mol/L}$$

pH = 3.69

さらに，第二の解離式で $[H_3O^+] = [HCO_3^-]$ とおけば，$[CO_3^{2-}] = 5.6 \times 10^{-11}$ mol/L

（参考） 炭酸の$[H^+]$を求める場合，一般に，$HCO_3^- \rightarrow CO_3^{2-}$ への第二解離は第一解離と比べて非常に小さい（$4.3 \times 10^{-7} \geqq 5.6 \times 10^{-11}$）ので，第一解離定数 K_{a1} のみを用いて，弱酸のときの $[H^+]$ と pH を求める式を近似的に使うことができる．この方法は他の多塩基酸のときも有効である．

$$[H^+]^2 = C_0 \times K_{a1}, \quad [H^+] = \sqrt{C_0 \times K_{a1}}$$

$$pH = \frac{pK_{a1} - \log C_0}{2}$$

問題 2-18 緩衝液

ギ酸（$pK_a = 3.8$）とギ酸ナトリウムを成分とする緩衝液について，以下の問に答えよ．ただし，イオン強度の影響は無視するものとする．

a ギ酸の濃度が 1.0 mol/L，ギ酸ナトリウムの濃度が 0.1 mol/L のとき，この緩衝液の pH は [　　] である．

b ギ酸の濃度が 1.0 mol/L，ギ酸ナトリウムの濃度が 1.0 mol/L のとき，この緩衝液の pH は [　　] である．

c ギ酸の濃度が 0.1 mol/L，ギ酸ナトリウムの濃度が 1.0 mol/L のとき，この緩衝液の pH は [　　] である．

d ギ酸の濃度が 1.0 mol/L，ギ酸ナトリウムの濃度が 1.0 mol/L の緩衝液に$[H^+]$ が 10^{-2} mol/L になるように酸を加えたとき，この緩衝液の pH は [　　] となる．ただし，溶液の体積は酸を加えても変わらないものとする．

e ギ酸の濃度が 1.0 mol/L，ギ酸ナトリウムの濃度が 1.0 mol/L の緩衝液に $[OH^-]$ が 10^{-2} mol/L になるように塩基を加えたとき，この緩衝液の pH は [　　] となる．ただし，溶液の体積は塩基を加えても変わらないものとする．

[解答と解説]

緩衝液とは少量の酸や塩基を加えても pH が変化しない溶液のことをいう．生体では pH の調整は重要であり，血液の pH は約 7.4 に保たれるような緩衝作用を持つ．通常，弱酸とその塩の混合液もしくは，弱塩基とその塩の混合液は緩衝液になる．両者の混合比を変えることによって，様々な pH での緩衝能を持った溶液を作ることができる．ギ酸とギ酸ナトリウムの混合溶液もその一種であり，以下の平衡が成り立っている．

$$HCOOH \Leftrightarrow H^+ + HCOO^- \quad \cdots(2\text{-}12)$$
$$HCOONa \Leftrightarrow Na^+ + HCOO^- \quad \cdots(2\text{-}13)$$

式 2-12 は弱酸の解離平衡式であり，HCOOH の電離度は小さい（電離度は 1 mol/L 溶液で，ほぼ 0.0126（問題 2-5 参照）．式 2-13 は塩の解離であり，HCOONa は水中でほぼ完全に解離している（解離度はほぼ 1）．両者を混合すると，共通イオン効果で式 2-12 の平衡は左に移動するという効果も加わ

って，混合溶液中の HCOOH の濃度は始めに加えたギ酸の濃度にほぼ等しくなる．一方，混合溶液中の HCOO⁻ の濃度は，式 2-12 で解離した量はほとんど無視できるので，始めに加えた HCOONa の濃度にほぼ等しくなる．溶液中の H⁺ の濃度（pH）は式 2-12 の平衡式，$K_a = \dfrac{[\text{H}^+][\text{HCOO}^-]}{[\text{HCOOH}]}$ を変形して，

$$\text{pH} = \text{p}K_a + \log\dfrac{[\text{HCOO}^-]}{[\text{HCOOH}]}$$

から求めることができる．これに，溶液に加えたギ酸とギ酸ナトリウムの濃度を代入すればよい．

（答）

a　$\text{pH} = 3.8 + \log\dfrac{0.1}{1} = 2.8$

b　$\text{pH} = 3.8 + \log\dfrac{1}{1} = 3.8$

c　$\text{pH} = 3.8 + \log\dfrac{1}{0.1} = 4.8$

d　[H⁺] が 10^{-2} mol/L 加わると，弱塩基であるギ酸ナトリウムとの中和反応によって，[HCOO⁻] がその分だけ減少し [HCOOH] がその分だけ増加する．[HCOO⁻] = 1 − 0.01 = 0.99，[HCOOH] = 1 + 0.01 = 1.01 を代入する．$\text{pH} = 3.8 + \log\dfrac{0.99}{1.01} = 3.791$ （≒ 3.8）となり，pH はほとんど変わらない（水に 10^{-2} mol/L の [H⁺] を加えると pH は 2 になる）．

e　[OH⁻] が 10^{-2} mol/L 加わると，弱酸であるギ酸との中和反応によって，[HCOOH] がその分だけ減少し [HCOO⁻] がその分だけ増加する．[HCOOH] = 1 − 0.01 = 0.99，[HCOO⁻] = 1 + 0.01 = 1.01 を代入する．する．$\text{pH} = 3.8 + \log\dfrac{1.01}{0.99} = 3.809$ （≒ 3.8）となり，pH はほとんど変わらない（水に 10^{-2} mol/L の [OH⁻] を加えると pH は 12 になる）．

問題 2-19　緩衝液

(a) 弱酸 HA を C_A mol，その塩 A⁻ を C_B mol 含む緩衝液 1 リットルに強酸を C mol 加えたときの pH を求めよ． (b) この緩衝液の緩衝価（緩衝能）を求めよ．

[解答と解説]

(a) 強酸を加えることによって弱酸の濃度が [HA] = $C_A + C$，塩の濃度が [A⁻] = $C_B − C$ になるから，ヘンダーソンの式より pH の値は $\text{pH} = \text{p}K_a + \log\dfrac{C_B - C}{C_A + C}$ となる．

(b) 緩衝価は緩衝液の pH を 1 だけ変化させるに必要な強酸または強塩基の濃度（mol/L）に相当する．上の式を強酸の濃度 C で微分すると

$$\frac{dpH}{dC} = \frac{1}{2.303} \times \frac{C_A + C}{C_B - C} \times \frac{C_A + C_B}{(C_A + C)^2}$$

が得られるが，ヘンダーソンの式から

$$\frac{C_B - C}{C_A + C} = \frac{K_a}{[H_3O^+]}, \qquad C_A + C = \frac{(C_A + C_B)[H_3O^+]}{(K_a + [H_3O^+])^2}$$

が成立するから，緩衝価 β は

$$\beta = \left|\frac{dC}{dpH}\right| = 2.303(C_A + C_B) \times \frac{K_a[H_3O^+]}{(K_a + [H_3O^+])^2}$$

と表される．緩衝価は緩衝液中の弱酸とその塩の総濃度に比例し，$C_A = C_B$ のとき（すなわち pH = pK_a, [H_3O^+] = K_a のとき）最大になる．

第 3 章 その他の化学平衡

この章では，前章で述べた酸・塩基平衡以外の化学平衡，および各種の平衡について学ぶ．

3．1 化学平衡

可逆反応（条件によって正，逆どちらの向きにも進みうる反応）において，条件を一定にしたとき，正反応と逆反応の速度が等しくなり，見かけ上，反応が止まったようにみえるとき，これを化学平衡の状態にあるという．

平衡定数：化学反応 $aA + bB \rightleftarrows cC + dD$ が平衡状態にあるとき，式 $\dfrac{[C]^c[D]^d}{[A]^a[B]^b} = K$

（一定）が成り立ち，温度が一定ならば平衡定数 K は一定の値をとる（[A]は平衡状態のときのAのモル濃度（mol/L），a は反応式中におけるAの係数，B，C，Dについても同じ）．

平衡移動：平衡状態にある系の温度，圧力，濃度等の条件を変化させたとき，新しい平衡状態に移る現象．平衡移動は条件の変化の影響を少なくする方向に起こる（**ルシャトリエの原理**）．

（参考） 触媒を用いても平衡は移動しない（平衡定数 K は変わらない）．触媒は反応速度を大きくし，平衡に達する時間を短縮する．

3．2 溶解平衡

難溶性の塩（電解質）を水に加えると，そのうちのごく少量が水に溶けてその塩の飽和溶液ができる（溶けた塩の量は溶解度（通常，g/100 g 水）で表される）．溶けた塩は直ちにイオンに解離するので，溶けていない固体部分と溶けて電離したイオンの間に溶解平衡が成立する．

溶解度積：$AB_{固体} \rightleftarrows A^+ + B^-$ のとき，$[AB]_{固体}$ は一定とみなせるので，

$$[A^+][B^-] = K[AB]_{固体} = K_{sp} （一定）$$

が成り立つ．K_{sp} を溶解度積といい，温度が定まると一定値となる．また，陽イオン1個と陰イオン1個に電離するときには，$\sqrt{K_{sp}}$ は溶解度を表す値（単位：mol/L）となる．

3.3 分配平衡

　互いに混ざり合わない二つ以上の液体中に溶質が溶解し平衡状態にあるとき，これを分配平衡の状態にあるという．

分配平衡：互いに混ざり合わない二種の液体 A，B からなる二成分系に，その両方に溶ける第三の溶質 C を加えたとき，溶質 C は二つの液体 A，B の間で分配され，平衡になる．二つの相における溶質の濃度（通常，mol/L で表される）の比 $\dfrac{C_A}{C_B}$ を分配係数（K）という．

3.4 相平衡

　どの部分をとっても，物理的にも化学的にも同一な物質系を均一系といい，その系は1つの相（phase），気相，液相，固相などからできているという．これに対して液体と固体，気体と液体のように性質の異なったいくつかの部分でできている物質系を不均一系という．ベンゼンと水のように互いに混ざり合わない液体からできている物質系は，1つの相，液相でできているが不均一系になることもある．

　1成分系である水は気体（水蒸気），液体（水），固体（氷）の3つの状態をとりうる．どの状態が安定であるかは温度と圧力によって決まる．図 3-1 に水の状態図を示す．1 atm の下では 0℃未満では固体，0℃で固体と液体の平衡，0～100℃で液体，100℃で液体と気体の平衡，100℃より高いところで気体となる．それぞれの相の境界線を蒸気圧曲線（OC，液相と気相），融解曲線（OA，固相と液相），および昇華曲線（OB，固相と気相）という．O点（0.006 atm，0.01℃）は3つの相が共存する点で，三重点と呼ぶ．このような不均一系における関係式として，Gibbs の相律があり，平衡状態にあるすべての系で成り立つ．

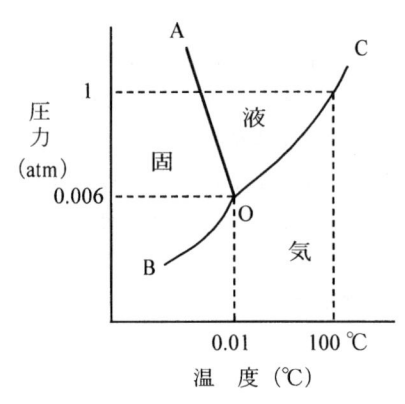

$$F = C - P + 2 \qquad \cdots (3\text{-}1)$$

　図 3-1　水の状態図

　F は自由度の数，C は成分の数，P は相の数である．水の三重点においては，$C = 1$，$P = 3$，なので，温度と圧力の自由度 $F = 0$ となり，決められた値をとる．

3.5 熱平衡

　互いに熱の伝導が可能な物体 A，B，C，… の間で熱の伝導がすでに起こらなくなっ

た状態を A, B, C, … は熱平衡(温度平衡)にあるという.

エントロピー:エントロピーは系の乱雑さを測る尺度であり,外界と全く交渉のない系で生じる任意の変化の過程に対し,エントロピーは減少せず,熱平衡状態で最大値に達する(熱力学第二法則,エントロピー最大の法則).その際エントロピー変化 ΔS は可逆的に行わせた吸熱量 Q に基づき,一定温度 T のもとでは,次式により求めることができる.

$$\Delta S = \frac{Q}{T}$$

ただし,温度変化を伴う変化の場合には

$$dS = \frac{dQ}{T} \quad \left(\text{ただし,} \quad \Delta S = \int dS = \int \frac{dQ}{T}\right)$$

エンタルピー(熱含量):系の内部エネルギー E と,圧力と体積の積 PV を加えたものをエンタルピー H と呼ぶ.

$$H = E + PV$$

通常の変化は,大気圧の下で観測されるので,系が吸収した熱量 Δq は内部エネルギーの増加 ΔE と体積膨張 ΔV として,外部に対する仕事に用いられる.したがって,膨張仕事を行うために必要な熱といえる.

$$\Delta q = \Delta H = \Delta E + P\Delta V$$

標準生成エンタルピー:1 mol,25℃,1 atm という条件下での生成熱, ΔH.単体の標準生成エンタルピーは 0 である.

Hess の法則:反応熱は,反応の初めと終わりの状態だけで定まり,その途中の段階にはよらない.

演習問題

問題 3-1　化学平衡

酢酸エチルを生成するため，1 mol の酢酸と 1 mol のエタノールを混合し，ある温度でしばらく放置した．平衡に達したのち，残っている酢酸の量をアルカリ標準液で滴定したところ，$\frac{1}{3}$ mol であった．反応の前後で体積が変化しないものとして，以下の問に答えよ．

a　エステルが生成する化学反応式は [　　] である．
b　エステルの生成に対する平衡定数を K とすれば平衡式は，$K =$ [　　] となる．
c　平衡状態で残っているエタノールのモル数は [　　] mol である．
d　平衡状態で生成したエステルのモル数は [　　] mol である．
e　この温度におけるエステル生成反応の平衡定数 K を計算すると，[　　] となる．
f　同じ条件下で，酢酸のうち 80 % を酢酸エチルとするためには，1 mol の酢酸に対してエタノール [　　] mol を混合すればよい．

[解答と解説]

a　$CH_3COOH + C_2H_5OH \Leftrightarrow CH_3COOC_2H_5 + H_2O$

b　$K = \dfrac{[CH_3COOC_2H_5][H_2O]}{[CH_3COOH][C_2H_5OH]}$

c　酢酸とエタノールは等モルずつ反応する．したがって，平衡状態で残っている酢酸の量は，残っているエタノールの量に等しい．$\frac{1}{3}$ mol となる

d　また，減少した酢酸の量は，生成した酢酸エチルの量（および水の量）に等しい．$\frac{2}{3}$ mol となる．

e　平衡式に代入する．反応の体積を V とすると，以下が成り立つ．

	CH_3COOH	C_2H_5OH	$CH_3COOC_2H_5$	H_2O
最初のモル数	1	1	0	0
平衡時のモル数	$\dfrac{1}{3}$	$\dfrac{1}{3}$	$\dfrac{2}{3}$	$\dfrac{2}{3}$
平衡時の濃度	$\dfrac{1}{3V}$	$\dfrac{1}{3V}$	$\dfrac{2}{3V}$	$\dfrac{2}{3V}$

第3章　その他の化学平衡

よって，$K = \dfrac{\left[\dfrac{2}{3V}\right]\left[\dfrac{2}{3V}\right]}{\left[\dfrac{1}{3V}\right]\left[\dfrac{1}{3V}\right]} = 4$　となる．

f　eと同様にして，エタノールのモル数を x（mol）とすると，

	CH$_3$COOH	C$_2$H$_5$OH	CH$_3$COOC$_2$H$_5$	H$_2$O
最初のモル数	1	1	0	0
平衡時のモル数	1 − 0.8	x − 0.8	0.8	0.8
平衡時の濃度	$\dfrac{0.2}{V}$	$\dfrac{x-0.8}{V}$	$\dfrac{0.8}{V}$	$\dfrac{0.8}{V}$

よって，$K = \dfrac{\left(\dfrac{0.8}{V}\right)\left(\dfrac{0.8}{V}\right)}{\left(\dfrac{0.2}{V}\right)\left(\dfrac{x-0.8}{V}\right)} = 4$　となる．　$x = 1.6$ mol

（答）　a，b　上述　　c　$\dfrac{1}{3}$　　d　$\dfrac{2}{3}$　　e　4　　f　1.6

問題 3-2　平衡定数，平衡移動

5 L の容器に水素とヨウ素を 1.0 mol ずつ封入して，600℃ に保った．平衡に達したとき，ヨウ化水素は 1.5 mol 生成していた．以下の問に答えよ．

a　水素とヨウ素からヨウ化水素のできる反応を化学反応式で表せ．

b　この反応の平衡定数を求む．

c　同じ条件下で，水素とヨウ素をそれぞれ 2.0 mol，およびヨウ化水素を 4.0 mol 封入したとき，反応はどちらの方向に進むか．

［解答と解説］

a　$H_2 + I_2 \Leftrightarrow 2HI$

b　$\dfrac{[HI]^2}{[H_2][I_2]} = K$ に代入する．$[HI] = \dfrac{1.5 \text{mol}}{5 \text{L}}$，$H_2$ と I_2 は生成した HI の半分のモル数（0.75 mol）がそれぞれ使われるので，$[H_2] = [I_2] = \dfrac{0.25 \text{mol}}{5 \text{L}}$ より，$K = 36$ となる．

c　平衡定数の値（$K = 36$）に近づくような方向に反応が進行する．$\dfrac{[HI]^2}{[H_2][I_2]}$ に代入してその初期値を求めると，4 となり K（= 36）より小さいので，分数の分子（$[HI]^2$）が大きくなる方向，即ち，HI の生成する方向に反応が進む．

問題 3-3　平衡定数

　RCOOH の一般式で表される一価のカルボン酸を 58 mg 量りとり，エタノールで希釈して 10 mL とした．これを，0.1 mol/L 水酸化ナトリウム溶液（f = 1.000）で滴定したところ 5.00 mL を要した．このカルボン酸 29.0 g とエタノール 11.5 g を加え，ある温度で充分に反応させた．平衡に達したのち，反応液の 1.01 g をとり，エタノールで希釈して正確に 100 mL とした．その 10.0 mL を正確に量りとり，0.1 mol/L 水酸化ナトリウム溶液（f = 1.000）で滴定したところ 2.00 mL を要した．

　a　このカルボン酸の分子量は [　] である．
　b　エステル反応で反応せずに残っているカルボン酸は [　] mol である．
　c　この反応で生成したエステルは [　] mol である．
　d　反応の前後で体積が変わらないものとすれば，この反応の平衡定数は [　] である．

［解答と解説］

a　このカルボン酸の分子量を M とすると，カルボン酸のモル数はこれを中和するのに要した NaOH のモル数に等しいので，$\left(\dfrac{0.058\text{g}}{M}\right)$ mol = (0.1×0.005) mol が成り立つ．これより，M = 116 となる．

b　反応せずに残っているカルボン酸のモル数はこれを中和するのに要した NaOH のモル数に等しい．最終的に量りとった 10 mL 中には，$(0.1 \times 0.002$ mL$) = 2 \times 10^{-4}$ mol 存在する．100 mL 即ち 1.01 g 中にはその 10 倍量あるので，そのモル数は 2×10^{-3} mol となる．反応の全 g 数は 29.0 + 11.5 = 40.5 g であるので，反応せずに残っているカルボン酸の全モル数は $\left(\dfrac{40.5}{1.01}\right) \times (2 \times 10^{-3})$ mol = 0.080 mol となる．

c　最初に加えたカルボン酸のモル数は，$\dfrac{29}{116} = 0.25$ mol である．反応に使われたカルボン酸のモル数は，0.25 − 0.08 = 0.17 mol であり，これが生成したエステルのモル数に等しい．

d　最初に加えたエタノールのモル数は，$\dfrac{11.5}{46} = 0.25$ mol である．カルボン酸と同モル数が反応するので，平衡状態で残っているエタノールのモル数は，0.08 mol となる．

$\dfrac{[\text{RCOOC}_2\text{H}_5][\text{H}_2\text{O}]}{[\text{RCOOH}][\text{C}_2\text{H}_5\text{OH}]} = K$ の式に代入する（体積を V とする）．$K = \dfrac{(0.17/V)^2}{(0.08/V)^2} = 4.516$

となる．

（答）　　a　116　　b　0.080　　c　0.17　　d　4.516

問題 3-4　溶解度積

水に難溶性の塩である塩化銀（AgCl）について以下の問に答えよ．
a　水中に溶けた塩化銀のイオン解離の化学反応式は［　］である．
b　塩化銀の溶解度積を K_{sp} とすれば，溶解度積を表す平衡式は，K_{sp} = ［　］ となる．
c　塩化銀の K_{sp} を $1×10^{-10}$ (mol/L)^2 とすれば，塩化銀の飽和溶液中の Ag$^+$ イオンのモル濃度（[Ag$^+$]）は［　］mol/L である．
d　塩化銀を水に溶かしたとき，溶けた AgCl のモル濃度は ［　］ mol/L である．
e　水 1 L には AgCl は ［　］ mg 溶ける．したがって，その溶解度（g/100 g 溶液）は ［　］ である．ただし，AgCl の式量は 143 とする．

［解答と解説］
a　AgCl ⇄ Ag$^+$ + Cl$^-$
b　K_{sp} = [Ag$^+$]×[Cl$^-$] より，[Ag$^+$] = [Cl$^-$] となる．
c　K_{sp} = [Ag$^+$][Cl$^-$] = $1×10^{-10}$ (mol/L)^2 より，[Ag$^+$]^2 = $1×10^{-10}$ (mol/L)^2
　[Ag$^+$] = $1×10^{-5}$ (mol/L) となる．
d　溶けた AgCl のモル濃度は Ag$^+$ のモル濃度に等しい．
　[AgCl] = [Ag$^+$] = $1×10^{-5}$ (mol/L) となる．
e　1 L 中に 10^{-5} mol が溶けているので，$143×10^{-5}$ g が溶解する．
　0.00143 g = 1.43 mg が溶ける．溶液の密度を 1 とすれば，溶解度は $1.43×10^{-4}$ である．
（答）　a, b　上述　　c　$1×10^{-5}$　　d　$1×10^{-5}$　　e　1.43，$1.43×10^{-4}$

（参考）　溶解度の表しかたは，①水 100 g に溶ける溶質の g 数，②飽和溶液 100 g 中に溶けている溶質の g 数，の二通りある．

問題 3-5　溶解度積

塩化鉛（II）（PbCl$_2$：式量 278）は難溶性の塩のうちでも比較的水に溶けやすく，その溶解度は温度によって変化するが，20℃では 100 g の水に 1.12 g 溶ける．
a　塩化鉛（II）の飽和溶液の密度を 1 とすれば，20℃における飽和溶液 1 L 中には塩化鉛（II）が ［　］ g 含まれる．
b　a で求めた飽和溶液のモル濃度は ［　］ mol/L である．
c　塩化鉛（II）の溶解度積（K_{sp}）を表す平衡式は ［　］ のようになる．
d　c の平衡式から溶解度積（K_{sp}）の数値を求めると ［　］ となる．

［解答と解説］
a　1 L の水に 11.2 g 溶ける．密度が 1 より，これは 1011.2 mL になる．
　1000 mL に溶けている g 数は $\dfrac{11.2}{1.0112}$ = 11.1 となる．

b $\dfrac{11.1}{278} = 0.04$ (mol/L)

c PbCl$_2$(固体) ⇄ Pb^{2+} + 2Cl$^-$ より，K_{sp} = [Pb^{2+}][Cl$^-$]^2

d [Pb^{2+}] = 4×10^{-2} mol/L，[Cl$^-$] = 2×4×10^{-2} mol/L

K_{sp} = 256×10^{-6} = 2.56×10^{-4} (mol/L)^3 となる．

問題 3-6 溶解平衡，解離平衡

水に難溶性の弱酸性医薬品が水に溶けるときには，水中で溶けないでいる固体部分と溶けた分子との間に溶解平衡が成り立ち，その飽和溶液の（イオンに解離していない分子の）濃度は温度が変わらなければ一定である．また，溶けた分子はイオンに解離するのでその間に解離平衡が成り立ち，pHによってはイオン型が多く存在するので，イオン型が増えた分だけこの医薬品の水に溶ける量が増える．pK_a = 5 の医薬品の水に対する溶解度と pH の関係について以下の問に答えよ．ただし，温度は一定に保たれているものとする．

a pH 3 の水溶液中では非解離型（分子型）と解離型（イオン型）の存在比は［　］である．この pH での溶解度（mol/L）はイオン型が存在しないとしたときに比べて［　］倍である．

b pH 5 の水溶液中では非解離型（分子型）と解離型（イオン型）の存在比は［　］である．この pH での溶解度（mol/L）はイオン型が存在しないとしたときに比べて［　］倍である．

c pH 7 の水溶液中では非解離型（分子型）と解離型（イオン型）の存在比は［　］である．この pH での溶解度（mol/L）はイオン型が存在しないとしたときに比べて［　］倍である．

［解答と解説］

難溶性弱電解質の溶解に関する問題である．医薬品を HA とすると，水に難溶性であり，溶けた分子は弱酸性を示すので，その飽和溶液中では次の平衡が成り立つ．

HA（固体）⇔ HA$\left(\dfrac{分子型}{溶液中}\right)$ ⇔ H$^+$ + A$^-$ $\left(\dfrac{イオン型}{溶液中}\right)$

ここで，反応の前半は固体の溶解平衡であり，[HA]（飽和溶液中での分子型の濃度：溶解度）は pH には関係なく一定とみなすことができる．後半は弱酸の解離平衡であり，

$K_a = \dfrac{[\text{H}^+][\text{A}^-]}{[\text{HA}]}$ が成り立つ．$\dfrac{[\text{A}^-]}{[\text{HA}]}$ の値 $\left(= \dfrac{K_a}{[\text{H}^+]}\right)$ は pH により変化する．

a pH 3（[H$^+$] = 10^{-3}）のとき，$\dfrac{K_a}{[\text{H}^+]} = \dfrac{10^{-5}}{10^{-3}}$ より，$\dfrac{[\text{A}^-]}{[\text{HA}]} = 10^{-2}$ となる．水中に溶けてい

る薬品の濃度（溶解度 S：mol/L）は，S = [HA] + [A⁻] であり，S = [HA]（1 + 10⁻²）．ここで[HA]の値は一定である．この pH での溶解度（mol/L）はイオン型が存在しないとしたときに比べて 1.01 倍である．

b　pH 5（[H⁺] = 10⁻⁵）のとき，$\dfrac{K_a}{[H^+]} = \dfrac{10^{-5}}{10^{-5}}$ より，$\dfrac{[A^-]}{[HA]} = 1$ となる．水中に溶けている薬品の濃度（溶解度 S：mol/L）は，S = [HA]（1 + 1）．この pH での溶解度（mol/L）はイオン型が存在しないとしたときに比べて 2 倍である．

c　pH 7（[H⁺] = 10⁻⁷）のとき，$\dfrac{K_a}{[H^+]} = 100$ より，$\dfrac{[A^-]}{[HA]} = 100$ となる．水中に溶けている薬品の濃度（溶解度 S：mol/L）は，S = [HA]（1 + 100）．この pH での溶解度（mol/L）はイオン型が存在しないとしたときに比べて 101 倍である．

（答）　a　10⁻²，1.01　　b　1, 2　　c　100, 101

（参考）　一般に，pH≪pK_a のときには，イオン型はほとんど存在しない（[A⁻]≪[HA]）ので，溶解度は pH に関係なく一定で，[HA]に等しい．pH = pK_a のときには，[A⁻] = [HA] となり，溶解度は [HA]の 2 倍になる．pH≫pK_a のときには，[A⁻]≫[HA] となり pH が 1 増えると溶解度は 1 倍増える．

問題 3-7　溶解度

水に難溶性のある弱酸性医薬品（pK_a = 9）の pH 9 の水溶液中での溶解度は，pH 12 の水溶液中での溶解度の約何倍であるか．ただし，温度は一定とする．

1	2	3	4	5
1000	100	2	1/2	1/100

[解答と解説]

pH 9 では pK_a と等しいので，イオン型は分子型と同量存在し，溶解度はイオン型が存在しないときに比べて 2 倍となる．pH 12 では溶液中のイオン型の量は分子型に比べて無視できるほど小さい（$K_a = \dfrac{[H^+][A^-]}{[HA]} = 10^{-9}$ より，pH 12 では $\dfrac{[A^-]}{[HA]} = 10^{-3}$）．その比は 2 となる．

（答）　3

問題 3-8　溶解度積

AgCl の飽和溶液 1 L に，NaCl を 58.4 mg 加えると，AgCl は何 mg 析出するか．ただし，

AgCl の溶解度積 (K_{sp}) は 1×10^{-10} (mol/L)^2 である．NaCl は溶液中で完全に解離しており，NaCl を加えたことによって溶液の体積は変わらないものとする．また，NaCl の式量は 58.4，AgCl の式量は 143 とする．

[解答と解説]
本章の問題 3-4 より，AgCl の飽和溶液 1 L には AgCl が 1×10^{-5} mol/L 溶けており，これは 1.43 mg に相当する．NaCl の 58.4 mg は 10^{-3} mol/L であるので，加えた Cl$^-$ も 10^{-3} mol/L となる．

	[Ag$^+$]	[Cl$^-$]
最初のモル濃度	10^{-5}	$10^{-5} + 10^{-3}$
平衡時のモル濃度	$10^{-5}(1-\alpha)$	$10^{-5}(1-\alpha) + 10^{-3}$

K_{sp} ($= $ [Ag$^+$][Cl$^-$] $= 1\times10^{-10}$ (mol/L)^2) は常に一定であるので，[$10^{-5}(1-\alpha)$][$10^{-5}(1-\alpha) + 10^{-3}$] $= 1\times10^{-10}$ (mol/L)^2 の式が成り立つ．$\{10^{-5}(1-\alpha) + 10^{-3}\} \fallingdotseq 10^{-3}$（新たに加えた Cl$^-$ の量は飽和溶液中の Cl$^-$ の量に比べて充分大きく平衡状態になってもほとんど変化しない）とすれば，$(1-\alpha) = 1\times10^{-2}$ より，$\alpha = 0.99$ となる．したがって，平衡時に水中に含まれている [Ag+] $= 10^{-5}(1-\alpha) = 0.01\times10^{-5}$ であり，最初のモル濃度（10^{-5} (mol/L)）との差が AgCl として析出する．そのモル濃度は [AgCl] $= 0.99\times10^{-5}$ (mol/L)，その g 数は 0.001416 g（$= 1.416$ mg）となる．

（答） 1.416 mg

（参考） 塩化銀の飽和溶液中には，1.43 mg が溶けているので，NaCl を極く少量加えることにより，ほとんどの銀イオンを AgCl として沈殿させることができる．このように難溶性の塩の飽和溶液中に存在するイオン（陽イオンと陰イオン）と共通の陽（または陰）イオンを外から加えることにより，他の陰（または陽）イオンのほとんどを溶液から除去することができる．これを**共通イオン効果**という．

問題 3-9　分配係数
水 200 mL 中に 150 mg の薬品が溶けている．これにベンゼン 50 mL を加え十分に振とうしたところ，ベンゼン中の薬品の濃度は 2 mg/mL となった．
　a　水中に残っている薬品は [　] mg である．
　b　水中の薬品の濃度は [　] mg/mL である．
　c　この薬品の分配係数（ベンゼン中の濃度/水中の濃度）は [　] である．

[解答と解説]
a　ベンゼン中に存在する薬品の量は，50 (mL) × 2 (mg/mL) = 100 (mg) である．
　したがって，水中には，150 (mg) − 100 (mg) = 50 (mg) が残っている．

b 水 200 mL 中に 50 mg が溶けているので，濃度は $\dfrac{50\,(\mathrm{mg})}{200\,(\mathrm{mL})} = 0.25\,(\mathrm{mg/mL})$ となる．

c 分配係数は，$\dfrac{2\,(\mathrm{mg/mL})}{0.25\,(\mathrm{mg/mL})} = 8$ となる．

（答） a 50　　b 0.25　　c 8

問題 3-10　分配係数

溶液中にヨウ素 10 mg を含んだ水 100 mL を 10 mL のクロロホルムと振った．この場合，ヨウ素何 mg が水層に残るか．もし，5 mL のクロロホルムで 2 回連続して繰り返し振ったとしたら，水層にどれほど残るか．ただし，25℃でのヨウ素のクロロホルムと水に対する分配係数は 250 である．

[解答と解説]

水層に残るヨウ素を x mg とすると，次式が成り立つ．

$$250 = \dfrac{[(10-x)/10]}{(x/100)}$$

これより，$x = 0.384$ mg となる．同様にして，クロロホルム 5 mL で 1 回目に抽出したときに水層に残るヨウ素を x mg とすると，次式が成り立つ．

$$250 = \dfrac{[(10-x)/5]}{(x/100)}$$

これより，$x = 0.740$ mg となる．さらに，この水層をクロロホルム 5 mL で 2 回目に抽出したときに水層に残るヨウ素を y mg とすると，次式が成り立つ．

$$250 = \dfrac{[(0.74-y)/5]}{(y/100)}$$

これより，$y = 0.0548$ mg となる．

したがって，10 mL で 1 回抽出したとき，約 0.0384 mg，5 mL で 2 回抽出したとき，約 0.055 mg が水層に残る．

（参考）　抽出効率は，多量の溶媒を一度に用いるより少量ずつ数回に分けて用いた方がよいことがわかる．

問題 3-11　分配係数

クロロホルム/水の分配係数が 2 である中性薬物 300 mg を水に溶かして 50 mL とした．これをクロロホルムで抽出するとき，水層に残っている薬物量に関して以下の問に答えよ．ただし，水とクロロホルムは互いに溶け合わないものとする．

a　クロロホルム 50 mL を用いて抽出するとき，水層に残っている薬物量は〔　　〕mg である．

b クロロホルム 100 mL を用いて抽出するとき，水層に残っている薬物量は [ ] mg である．

c クロロホルム 100 mL を 50 mL ずつ 2 回に分けて抽出するとき，水層に残っている薬物量は [ ] mg である．

[解答と解説]

分配係数 K は $K = \dfrac{C_{クロロホルム}}{C_{水}}$，で表される（$C$ は濃度（通常 g/mL）で表す）．

$K = 2$ であるから，$C_{クロロホルム} = 2 \times C_{水}$ である．

a 水層に残っている薬物量を x mg とする．クロロホルム層の薬物量は $(300-x)$ mg となる．濃度比をとると $\left[\dfrac{(300-x)}{50}\right] \bigg/ \left(\dfrac{x}{50}\right) = 2$．これより，$x = 100$ mg となる．

b 設問 a と同様にして，$\dfrac{(300-x)/100}{x/50} = 2$．これより，$x = 60$ mg となる．

c 1 回目の抽出操作では設問 a と同じ結果になる．したがって，水層には 100 mg 溶けている．これに対して 2 回目の抽出を行うので，以下の式が成り立つ．

$\dfrac{(100-x)/50}{x/50} = 2$．これより，$x = 33.3$ mg となる．したがって，100 mL で抽出するときは 1 度に 100 mL を用いるより，数回に分けて抽出するほうが抽出効果が高いことがわかる．

（答） a 100　　b 60　　c 33.3

問題 3-12　エントロピー

標準大気圧において，氷 1 モルが 0℃で溶解し，1 モルの水になるときのエントロピー変化を計算せよ．ただし，氷の融解熱は 6.01 kJ mol^{-1} である．

[解答と解説]

$\Delta S = \dfrac{Q}{T}$ の式において，$Q = 6.01$ kJ mol^{-1}，$T = 273.2$ K，したがって，1 モル当たりのエントロピー変化は $\Delta S = \dfrac{6.01 \text{ kJ mol}^{-1}}{273.2 \ K} = 0.022$ kJ K^{-1} （1 cal = 4.184 J）

（答）　0.022 kJ K^{-1}

問題 3-13　エントロピー

n モルの理想気体を体積 V において，温度 T_1 から T_2 まで上昇させるときのエントロピー変化を求めよ．

[解答と解説]

一定体積の場合，外界から得た熱は全て内部エネルギーとして蓄えられる（膨張仕事 $= PdV = 0$, $Q = E - nC_V T$）．ただし，C_V は定積モル比熱である．したがって，式 $dS = \dfrac{dQ}{T}$ において，気体が受け取った熱量をエントロピー変化で置き換えることができる．

$$dS = \frac{dQ}{T} = \frac{dE}{T} = \frac{nC_V dT}{T}$$

したがって，

$$\Delta S = \int dS = nC_V \int \frac{dT}{T} = nC_V \cdot \ln \frac{T_2}{T_1} \quad \cdots \text{（答）}$$

問題 3-14　エントロピー

n モルの気体を温度 T において，体積を V_1 から V_2 まで膨張させるときのエントロピー変化を求めよ．

[解答と解説]

理想気体の内部エネルギーは温度のみの関数であり，一定温度では内部エネルギーは変化しないので，吸収した熱量はすべて膨張の仕事に変わる（$dQ = PdV$）．

$$dS = \frac{dQ}{T} = \frac{PdV}{T}$$

$PV = nRT$ （気体の状態方程式）であるから

$$dS = \frac{nRdV}{V}$$

したがって

$$\Delta S = \int dS = nR \int \frac{dV}{V} = nR \cdot \ln \frac{V_2}{V_1} \quad \cdots \text{（答）}$$

問題 3-15　エンタルピー

大気圧の下で加熱により物体の体積が 10 cm^3 増加した．このとき，物体が外界に対してなした仕事を求めよ．

[解答と解説]

$P = 101.325$ Pa,　　$\Delta V = 10 \text{ cm}^3 = 0.01 \text{ m}^3$

外界に対してなした仕事（ΔH）は，$\Delta H = \Delta E + P\Delta V = 101.325 \times 0.01 = 1.01325$ (J)

(答)　　　1.01325 J
(参考)　　標準大気圧（1気圧）= 101.325 Pa．エネルギー，仕事，熱量の単位ジュール（J）は，m²·kg·s⁻² (= Nm = Pa·m³)．

問題 3-16　エンタルピー

二酸化炭素は，①に示されているように，黒鉛と酸素から直ちに生成する経路と，②および③に示されているように，黒鉛と酸素から一酸化炭素を経て，二酸化炭素を生成する経路が考えられる．両経路のエンタルピー変化（反応熱）を求め，Hessの法則が成立することを示せ．

C(黒鉛) + O₂ (g) → CO₂ (g),　ΔH = −393.52 kJ mol⁻¹　　　①
C(黒鉛) + 1/2 O₂ (g) → CO (g),　ΔH = −110.54 kJ mol⁻¹　　　②
CO (g) + 1/2 O₂ (g) → CO₂ (g),　ΔH = −282.98 kJ mol⁻¹　　　③

[解答と解説]

経路①より ΔH = − 393.52 kJ mol⁻¹
経路②，③を加えると ΔH = − 110.54 − 282.98 = −393.52 kJ mol⁻¹
両経路のエンタルピー変化は − 393.52 kJ mol⁻¹ で同じとなり，Hessの法則が成立している．
(参考)　　− 393.52 kJ mol⁻¹ = − 94.05 kcal　　(1 cal = 4.184 J)

問題 3-17　エンタルピー

1,000 K における，2H₂ + O₂ = 2H₂O，なる反応の定容反応熱 q_V が 496.01 kJmol⁻¹（発熱）であるとして，その定圧反応熱 q_V を求めよ．ただし，R = 8.314 Joule·K⁻¹·mol⁻¹ とする．

[解答と解説]

定容反応の場合は，外部に対して仕事をしないので，反応熱はすべて内部エネルギーとなる（ΔE = qP）．定圧反応（P：一定）の場合は，外部に対して体積の増加分（ΔV）だけの仕事をする．その仕事量は $P\Delta V$ であり，気体の状態方程式より $P\Delta V$ = nRT となる．ここで，nは反応の方程式において生成系と原系とのモル数の差である（n；2 − 3 = − 1）．

$\Delta q = \Delta H = \Delta E + PdV$ において，ΔE = qP = 496.01 kJmol⁻¹

$P\Delta V$ = nRT = -1×8.314 (JK⁻¹mol⁻¹)×1,000 (K) = −8.314 kJ mol⁻¹

したがって

$q_P = \Delta q = 496.1 + (-8.314) = 487.7$ kJ mol^{-1} ・・・（答）

問題 3-18　エンタルピー

1 atm，298.15 K におけるグルコース 1 モルの燃焼により，2801.69 kJ の熱を発生する．グルコースの標準生成エンタルピーを求めよ．ただし，H$_2$O（l：液体）および CO$_2$（g：気体）の標準生成エンタルピーは，-285.83，-393.52 kJ mol^{-1} である．

[解答と解説]

$C_6H_{12}O_6(s) + 6O_2(g) \to 6CO_2(g) + 6H_2O(l)$,　　　$\Delta H = -2801.69$ kJ mol^{-1}　①

$H_2(g) + 1/2 O_2 \to H_2O(l)$,　　　$\Delta H = -285.83$ kJ mol^{-1}　②

$C_{(黒鉛)} + O_2(g) \to CO_2(g)$,　　　$\Delta H = -393.52$ kJ mol^{-1}　③

Hess の法則を用いて，①－②×6－③×6 を計算し，逆向きとしてマイナスをつける．

$6C_{(黒鉛)} + 6H_2(g) + 3O_2(g) \to C_6H_{12}O_6(s)$

（答）　$\Delta H = -1274.41$ kJ mol^{-1}

問題 3-19　液相-液相平衡

水とフェノールからなる，図 3-2 のような液相-液相平衡系（大気圧下）において，次の問に答えよ．

a　40℃においてフェノール 100 g に水を加えていくと，2 相に分離した（点 B）．加えた水の量はいくらか．

b　40℃において水：フェノール ＝ 1：1（重量比）の溶液（点 C）は 2 相に分離する。このときフェノールを多く含む相と水を多く含む相の重量比はいくらか．

c　点 E の組成の溶液を加温していくと，点 A（66.4℃）より高くなるとどうなるか．

d　Gibbs の相律における自由度は，1 相のときいくつか．また境界線上のときいくつか．

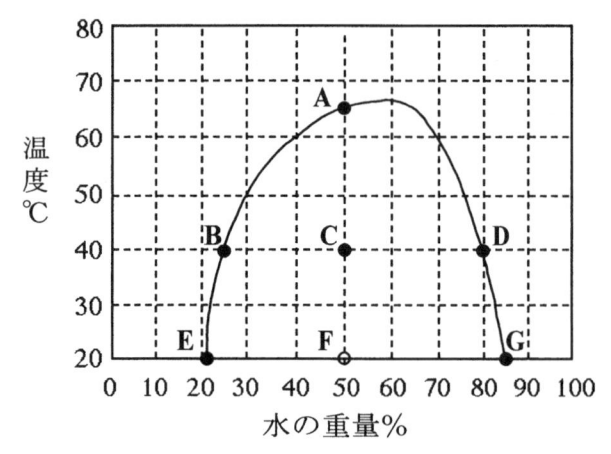

図 3-2 水とフェノールの液相－液相系

[解答と解説]

図 3-2 のようなフェノールと水の液相－液相平衡系では，境界線を境に内側が 2 液相に分離する 2 相領域，外側がフェノールと水とが完全に混ざり合う均一相領域となる．

a 40℃でフェノール 100 %液に水を加えていくと、水 25 %で曲線と交差する。このとき、フェノール：水 = 75：25 = 3：1 となる。すなわちフェノールの 1/3 量の水を加えたことになるので、水の重量は 100/3 = 33.3 g となる。

b 40℃において点 C の組成の溶液は，フェノールを多く含む相（点 B の組成）と水を多く含む相（点 D の組成）との 2 液相に分離する．このときの重量比は「てこの原理」により線分 BC と線分 CD との長さの比から求めることができる．フェノールを多く含む相：水を多く含む相 = CD：BC = 3：2.5 = 6：5 となる。

c 水：フェノール = 1：1（重量比）の溶液（点 E）は，20℃においてはフェノールを多く含む相（点 F の組成）と水を多く含む相（点 G の組成）の 2 液相を形成する．温度上昇にしたがって，2 液相の組成は境界線に沿って変化し，フェノールを多く含む相は点 F → 点 B → 点 A，水を多く含む相は点 G → 点 D → 点 A へとそれぞれの組成が変化していく．66.4℃（点 A）より高くなるとフェノールと水は完全に混じり合って均一な 1 相となる．

d 2 分系なので，Gibbs の相律（$F = C - P + 2$）は $C = 2$，すなわち $F = 4 - P$ となる．1 相のとき $P = 1$ となるので，$F = 3$，温度，圧力，成分の組成比の 3 つが勝手に選べる自由度（変数）となる．境界線上では 2 相共存となり $P = 2$，$F = 2$ で温度，圧力，成分の組成比のうちの 2 つが決まれば残り 1 つは決まってしまう．

(答)　a　33.3 g　　b　6：5　　c　均一な 1 相　　d　1 相のとき $F = 3$，境界線上では $F = 2$

問題 3-20　固相−液相平衡

液状では完全に混和するが、固体状態では混ざり合わない A, B 2種の物質からなる固相−液相平衡の相図（図 3-3，融点図ともいう）について，次の問に答えよ．

　a　A:B が 40:60（重量%比）の混合系は 60 ℃においてどういう系となっているか．
　b　この混合系を 40 ℃に冷却し，平衡状態としたとき，析出する固体は何か．
　c　また，このときの固相と液相の割合，および液相の組成はいくらか．

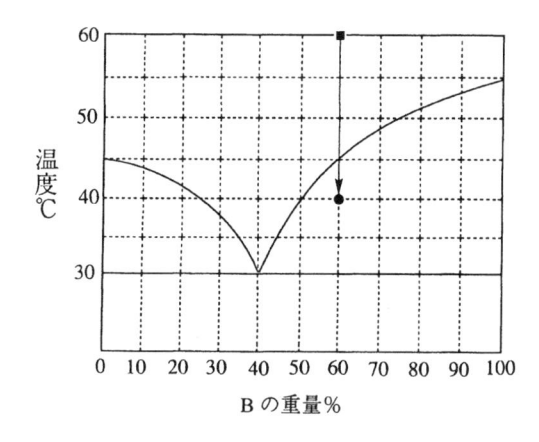

図 3-3　固相−液相平衡の相図

[解答と解説]
a　60 ℃においては，A，B とも液状で完全に混じり合って均一系を形成している．
b　40 ℃まで垂線を下ろすと，B の固体と溶液が共存している領域に達するので，析出する固体は B．
c　40 ℃において ● をとおる水平線をひき，実線との交点の横軸目盛が組成．その比率はてこの原理から，液相:固相 = 40:10 = 4:1．また，液相の組成は B の重量比 50% なので，A:B＝1:1．下の図 3-4 参照のこと．

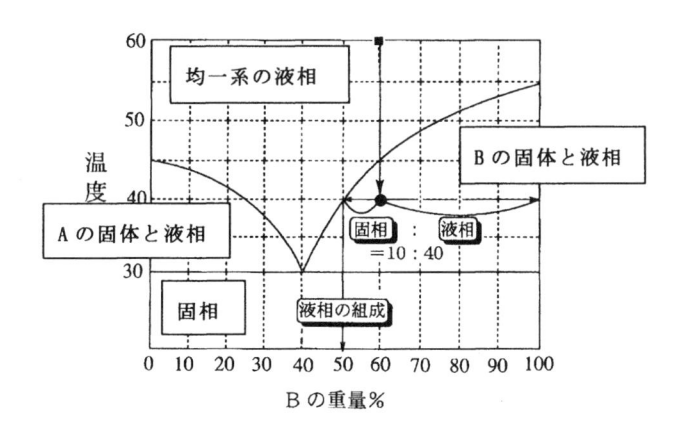

図 3-4　固相−液相平衡の解説

問題 3-21 気相－液相平衡

圧力を一定にしたときのベンゼンとある物質の混合溶液の状態図を図3-5に示す．次の問に答えよ．

a 状態Lの混合溶液を加熱して温度T_1で沸騰させたとき，蒸気中のベンゼンのモル分率はいくらか．

b 状態Mの混合気体を冷却して温度T_0で液化したとき，溶液中のベンゼンのモル分率はいくらか．

c 状態Nのときは気液平衡を保っている．このときの気相：液相の量比はいくらか．また，それぞれの相中のベンゼンのモル分率はいくらか．

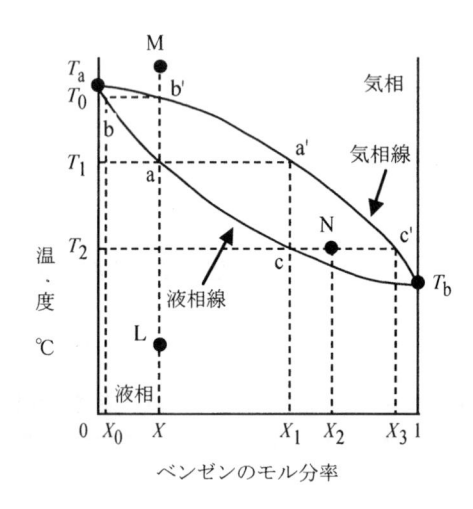

図 3-5 気相－液相平衡の状態図

[解答と解説]

図の上の曲線は気相線（または凝縮曲線）と呼ばれ，気相の組成とその液化する温度を表している．また，下の曲線は液相線（沸騰曲線）と呼ばれ，液相の組成とその沸点を表している．2曲線より上の領域は気体のみが存在し下の領域は液体のみが存在する．気相線と液相線ではさまれた領域では，気相と液相が共存している．

a 状態Lの混合溶液中のベンゼンのモル分率はXである．T_1まで加熱するとa点で液相線と交わり沸騰する．このときの蒸気の組成はT_1の気相線の組成（a'）となるので，ベンゼンのモル分率はX_1となる．

b 状態Mの混合気体も状態Lと同じくベンゼンのモル分率はXである．この気体を冷却するとb'点で液化がはじまる．このときの溶液の組成はT_0の液相線の組成（b）となるので，ベンゼンのモル分率はX_0となる．

c 状態Nのときの気相：液相の量比はてこの原理にしたがう．気相：液相＝線分 cN：線分 c'N．また，気相中のベンゼンのモル分率はc'の組成となるので，X_3，液相中のベンゼンのモル分率はcの組成となるので，X_1となる．

第 4 章 酸化と還元

4．1 酸化と還元の定義

　酸化還元反応とは，電子移動を伴う化学反応，酸化と還元は必ず同時に起こる．また酸化還元反応の結果，酸化型の化合物は還元型に，還元型の化合物は酸化型に変化する．
　　酸化：酸素を結合 or 水素を失う反応．広義には電子を失う反応．
　　　　　酸化されると，その元素の酸化数[*]は増加する．
　　還元：酸素を失う or 水素を得る反応．広義には電子を得る反応．
　　　　　還元されると，その元素の酸化数[*]は減少する．
　　　　　　＊4．2　参照

例）硫酸銅溶液中に亜鉛を浸すと Zn は酸化されて Zn^{2+} となり，Cu^{2+} は還元されて亜鉛の表面に析出する．化学反応式は　$Zn + CuSO_4 \rightarrow ZnSO_4 + Cu$　となり，
　（亜鉛の還元型は Zn，酸化型は Zn^{2+}，銅の還元型は Cu，酸化型は Cu^{2+} である．）
　金属のイオン化傾向の差から，反応は右に進む．即ち，より強い還元型 (Zn>Cu) とより強い酸化型 ($Cu^{2+}>Zn^{2+}$) が反応する方向に進む．
　　イオン化傾向：金属が電子を放出し，陽イオンとなって水溶液に溶け込む性質のこと．この場合，亜鉛の方が銅よりもイオン化傾向が大きい．

（**参考**）　ダニエル電池は，一方の極で酸化反応，他方の極では還元反応というように素焼きの隔壁で別々の電極に分け，それらの酸化還元反応により発生するエネルギーを電流に変換する装置である．

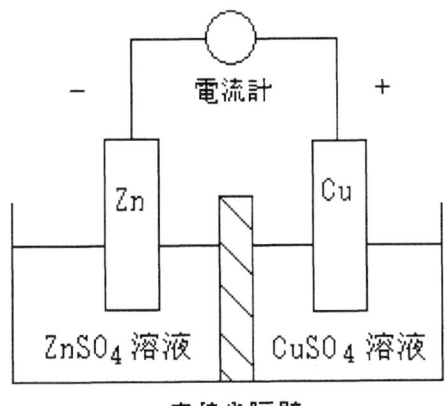

4．2 酸化数とは何か

　原子やイオンの酸化の程度（原子が持つ電荷を表す数）を表す尺度である．酸化数が大きいと酸化の程度が高い．酸化されればその元素の酸化数は増加する．また，還元されればその元素の酸化数は減少する．反応に関わる原子の酸化数に変化がなければ，その反応は酸化還元反応ではない．

　酸化数の決め方
　　・単体中の原子の酸化数は０とする．
　　・単原子イオンの酸化数はイオン価数に等しい．
　　・化合物中の水素の酸化数を+1，酸素の酸化数を-2とする．
　　（ただし-O-O-中の酸素は-１，水素化物中の水素は-１）
　　・化合物中の各原子の酸化数の総和は，その化合物が中性ならば０，多原子
　　　イオンではその価数に等しいとおく．

例１)　$2K\underline{I}$ (-1) + $H_2\underline{O}_2$ (-1) + $2H^+$ → $2K^+$ + $\underline{I}_2$ (0) + $2H_2\underline{O}$(-2)
　　　　　　　　　　　　　　　　I；-1 → 0　酸化　　O；-1 → -2　還元

例２)　$H_2\underline{O}_2$ + $2H^+$ + $2e^-$ → $2H_2\underline{O}$　　　　O；-1 → -2　還元 (酸化剤)

例３)　$H_2\underline{O}_2$ → $2H^+$ + $\underline{O}_2$↑ + $2e^-$　　　　O；-1 → 0　酸化 (還元剤)

例４)　$2\underline{S}_2O_3^{2-}$ → $\underline{S}_4O_6^{2-}$ + $2e^-$　　　　S；+2 → +2.5　酸化

例５)　$K\underline{Br}O_3$(+5) + $5K\underline{Br}$ (-1) + $6HCl$ → $2\underline{Br}_2$ (0) + $6KCl$ + $3H_2O$
　　　　　　　　　　　　　　　　　Br；+5 → 0　還元　　Br；-1 → 0　酸化

（参考）　一般に，元素の取り得る酸化数は，その元素が陽イオンになり易いとき，
　　　　　０もしくはその元素のもつ陽イオンの価数になる．

例)　硫黄原子は最大で +6，最小で -2 の酸化数をとる．化合物中のＳの酸化数を知ることにより，その化合物が酸化剤，還元剤のどちらとして働くかを知ることができる．SO_2を例にとるとこの化合物中のＳの酸化数は+4であり，反応によってＳの酸化数は大きくも (→ +6) 小さくも (→ +2, 0, -2) なり得る．すなわち，SO_2は相手によって酸化剤にも還元剤にもなり得る．また，陰イオンになり易い典型元素では，最小がその陰イオン価数，最大がその族番号に+をつけた値となる．

4．3 酸化剤と還元剤

　酸化剤とは，相手を酸化して自身は還元される物質，酸化数が減少する元素を含む
　　　化合物．

還元剤とは，相手を還元して自身は酸化される物質，酸化数が増加する元素を含む化合物．

例）アスコルビン酸（ビタミンC，還元剤）やその異性体であるエリソルビン酸は，清涼飲料水の成分が酸化されるのを防ぐために，食品添加物の酸化防止剤として加えている．

4．4 酸化還元反応

酸化還元反応においては酸化剤の受け取る電子数と還元剤の与える電子数とが等しくなる割合で反応する．酸化還元反応を利用した定量法を酸化還元滴定という．原理的には中和滴定（第6章参照）と同じである．

演習問題

問題 4-1　酸化と還元の定義
次の化学反応のうち酸化還元反応でないものの記号を選びなさい．

a　$2Na + 2H_2O \rightarrow 2NaOH + H_2$
b　$NaCl + H_2SO_4 \rightarrow NaHSO_4 + HCl$
c　$H_2SO_3 + 2NaOH \rightarrow Na_2SO_3 + 2H_2O$
d　$Zn(OH)_2 + 2NaOH \rightarrow Na_2ZnO_2 + 2H_2O$
e　$NH_3 + 2O_2 \rightarrow HNO_3 + H_2O$
f　$MnO_2 + 4HCl \rightarrow MnCl_2 + 2H_2O + Cl_2$
g　$2KI + H_2O_2 \rightarrow I_2 + 2KOH$

[解答と解説]
　酸化還元反応では電子の移動が必ず起こっている．したがって，反応式中に電子を受け取ったり(酸化数が減少する)，失ったり(酸化数が増加する)した元素があれば，その反応は酸化還元反応である．例えば，aではNaがNa$^+$になり，H$^+$がHになっているので，酸化還元反応である．また，bではいずれの原子もその酸化数が変化していないので，酸化還元反応ではない．
(答)　　b　c　d

問題 4-2　酸化数
次の化合物中の下線をつけた元素の酸化数を求めなさい．
a　Fe$_2$<u>S</u>$_3$　　b　H$_2$<u>S</u>　　c　<u>S</u>$_8$　　d　<u>S</u>O$_2$　　e　Na$_2$<u>S</u>O$_3$　　f　<u>S</u>O$_4^{2-}$
g　Na$_2$<u>S</u>$_2$O$_3$

[解答と解説]
　酸化数は厳密には次のように定義される．
　　「イオン結合性化合物中の元素の酸化数＝その元素のイオン価数」であり，
　　「共有結合性化合物中の元素の酸化数＝その元素の形式電荷」である．
問aのFe$_2$S$_3$はイオン結合性であり (Fe$_2$S$_3$ = 2Fe^{3+} + 3S^{2-})，Sのイオン価数-2が，即ち酸化数になる．
一方，問a以外の化合物は全て共有結合性なのでSの酸化数は全てその形式電荷に等しい．ここで，形式電荷とは共有結合性化合物の構成元素に対して形式的に割り当てたイオン価数のことである．H$_2$Sが完全にイオン化したと仮定すると (H$_2$S = 2H$^+$ + S^{2-})，Hは$+1$価，Sは-2価となる．
問cは同じS同士の結合なので電荷の偏りはなく，形式電荷は0 (酸化数は0)である．

問 g では S の酸化数を x として計算すると，$(+1)\times 2+(x)\times 2+(-2)\times 3 = 0$ より，$x =$ +2 となるが，これは 2 個の S が同じ酸化数を持つと仮定したときの答えである．実際には，2 個の S は異なった酸化数を持ち，その平均が+2 である．各々の S の形式電荷を求めると，1 つの S は-2，他方の S は+6 となる．教科書によっては，1 つの S は-1，他方の S は+5 としているものもある．これは分子中の-S-S-結合に電荷の偏りがないと考えているためである．しかし，この 2 つの S は周りに結合している原子(数)が互いに異なり，問 c の場合とは異なる．したがって，一方の S が δ-に，他方の S が δ+に荷電していると考えると-2 と+6 になる．
有機化合物中の炭素原子など，一つの化合物中に同じ元素が 2 個以上存在するときにはその酸化数の計算に注意を要する．
(答)　　a　-2　　b　-2　　c　0　　d　+4　　e　+4　　f　+6
　　　　g　+2 (正確には-2 と+6)

問題 4-3　酸化剤

以下には，酸化反応のイオン式が酸化剤の強い順に並べられている．それぞれの反応式中の [A] ～ [C] に当てはまる数値を入れなさい．ただし，[A] は反応に必要な電子数，[B] は反応前の，また [C] は反応後の酸化反応に関与している元素の酸化数であり，Er は還元電位をあらわすものとする．

a　過酸化水素 (H_2O_2)　Er = 1.776 V
　　$H_2O_2 + 2H^+ + [A] e^- \rightarrow 2H_2O$; O の酸化数　[B]→[C]

b　過マンガン酸カリウム ($KMnO_4$，硫酸酸性)　Er = 1.51 V
　　$MnO_4^- + 8H^+ + [A] e^- \rightarrow Mn^{2+} + 4H_2O$; Mn の酸化数　[B]→[C]

c　臭素酸カリウム ($KBrO_3$，硫酸酸性)　Er = 1.44 V
　　$BrO_3^- + 6H^+ + [A] e^- \rightarrow Br^- + 3H_2O$; Br の酸化数　[B]→[C]

d　塩素 (Cl_2)　Er = 1.358 V
　　$Cl_2 + [A] e^- \rightarrow 2Cl^-$; Cl の酸化数　[B]→[C]

e　二クロム酸カリウム ($K_2Cr_2O_7$)　Er = 1.29 V
　　$Cr_2O_7^{2-} + 14H^+ + [A] e^- \rightarrow 2Cr^{3+} + 7H_2O$; Cr の酸化数　[B]→[C]

f　酸素 (O_2)　Er = 1.229 V
　　$O_2 + 4H^+ + [A] e^- \rightarrow 2H_2O$; O の酸化数　[B]→[C]

g　ヨウ素酸カリウム (KIO_3，硫酸酸性)　Er = 1.195 V
　　$IO_3^- + 6H^+ + [A] e^- \rightarrow \frac{1}{2}I_2 + 3H_2O$; I の酸化数　[B]→[C]

h　二酸化マンガン (MnO_2)　Er = 1.28 V
　　$MnO_2 + 4H^+ + [A] e^- \rightarrow Mn^{2+} + 2H_2O$; Mn の酸化数　[B]→[C]

i　希硝酸 (HNO_3)　Er = 0.96 V
　　$HNO_3 + 3H^+ + [A] e^- \rightarrow NO + 2H_2O$; N の酸化数　[B]→[C]

j 濃硝酸 (HNO$_3$) Er = 0.81 V
   HNO$_3$ + H$^+$ + [A] e$^-$ → NO$_2$ + H$_2$O；N の酸化数　[B]→[C]
k ヨウ素 (I$_2$) Er = 0.535 V
   I$_2$ + [A] e$^-$ → 2I$^-$；I の酸化数　[B]→[C]
l 過マンガン酸カリウム (KMnO$_4$，弱塩基性) Er = 0.53 V
   MnO$_4^-$ + 2H$_2$O + [A] e$^-$ → MnO$_2$ + 4OH$^-$；Mn の酸化数　[B]→[C]
m 熱濃硫酸 (H$_2$SO$_4$) Er = 0.17 V
   H$_2$SO$_4$ + 2H$^+$ + [A] e$^-$ → SO$_2$ + 2H$_2$O；S の酸化数　[B]→[C]

（参考）　本例題に示されたようなイオン式をつくるには，通常，酸化される元素の酸化数の減少分に等しい数の電子 (e$^-$) を左辺に加え，さらに両辺の電荷を釣り合わせるため，水素イオン (H$^+$) を左辺に加える．最後に，右辺に水分子を加えて両辺の原子数をそろえる．

例えば，硫酸酸性の過マンガン酸カリウムでは，MnO$_4^-$ → Mn^{2+}のように変化するので，

Mn^{7+} + 5e$^-$ → Mn^{2+} より，MnO$_4^-$ + 5e$^-$ → Mn^{2+}　とおく．

次いで，両辺の電荷をつりあわせるため左辺に H$^+$ を加える

MnO$_4^-$ + 8H$^+$ + 5e$^-$ → Mn^{2+}

さらに，H と O の数を合わせるため H$_2$O を右辺に加える

MnO$_4^-$ + 8H$^+$ + 5e$^-$ → Mn^{2+} + 4H$_2$O）

[解答と解説]

酸化剤はその還元電位 (Er) が大きいほど強い酸化作用を持つ．問題中で過酸化水素は最も強い酸化剤であるが，フッ素はさらに強い酸化剤である．問題中最も弱い酸化剤である熱濃硫酸は，硫酸中に含まれる SO$_3$ のため実際にはもっと強い酸化剤として働く．1分子当たりの酸化数の変化が反応式に現れる電子の数に等しい（MnO$_4^-$ → Mn^{2+} の例では 7 − 2 = 5）．その電子数は反応条件によって変わることがあるので注意する．特に，過マンガン酸カリウムの酸化剤としての反応はその溶液の pH によって影響される．強酸性ではマンガン (II) イオンになるまで反応が進行するが，弱酸性，中性，弱アルカリ性では酸化マンガン (IV) を生じた段階で反応が止まる．また，強アルカリ性ではマンガン酸イオン (MnO$_4^{2-}$) に変化するのみであり，当量数1の酸化剤としてしか働かない (アルカリ性過マンガン酸カリウム滴定と呼ぶ)．また，ヨウ素酸カリウムは酸性溶液中で酸化作用を示すが，塩化物イオンを含むときには塩化ヨウ素を生じるのでヨウ素の酸化数は +5 → +1 となる．塩化物イオンを含まないときには，弱い還元剤でヨウ素を遊離し (酸化数は +5 → 0 となる)，強い還元剤によってヨウ化物イオンを生成する (酸化数は +5 → −1 となる)．

[答]		a	b	c	d	e	f	g	h	i	j	k	l	m
	A	2	5	6	2	6	4	5	2	3	1	2	3	2
	B	−1	+7	+5	0	+6	0	+5	+4	+5	+5	0	+7	+6
	C	−2	+2	−1	−1	+3	−2	0	+2	+2	+4	−1	+4	+4

問題 4-4 還元剤

三酸化二ヒ素（As_2O_3：式量 198）について次の問に答えなさい．

a　以下のイオン式に係数を入れよ．
　　　As_2O_3 + [　　] H_2O → $2AsO_4^{3-}$ + [　　] H^+ + [　　] e^-

b　Asの酸化数は，上式 a の左辺では [　　]，右辺では [　　] となる．

c　As_2O_3 1分子は [　　] 価の還元剤である．

[解答と解説]

As_2O_3 はアルカリ性の溶液によく溶けて亜ヒ酸（H_3AsO_3）の塩となり，還元剤となる．亜ヒ酸は酸化されてヒ酸（H_3AsO_4）となる．

（答）　a　左から 5, 10, 4　　b　左辺 +3, 右辺 +5　　c　4

問題 4-5 還元剤

以下には，還元反応のイオン式が還元剤の強い順に並べられている．それぞれの反応式中の [A]〜[C] に当てはまる数値を入れなさい．ただし，[A] は反応に必要な電子数，[B] は反応前の，また [C] は反応後の還元反応に関与している元素の酸化数であり，E_O は酸化電位をあらわすものとする．

a　シュウ酸（$C_2H_2O_4 \cdot 2H_2O$）　E_O = 0.49 V
　　　$C_2O_4^{2-}$ → $2CO_2$ + [A] e^- ; C の酸化数　[B]→[C]

b　水素（H_2：電位の基準）　E = 0.000 V
　　　H_2 → $2H^+$ + [A] e^- ; H の酸化数　[B]→[C]

c　チオ硫酸ナトリウム（$Na_2S_2O_3 \cdot 5H_2O$）E_O = −0.07 V
　　　$S_2O_3^{2-}$ → $\frac{1}{2}S_4O_6^{2-}$ + [A] e^- ; S の酸化数　[+2]→[+2.5]

d　塩化スズ(II)（$SnCl_2$）　E_O = −0.15 V
　　　Sn^{2+} → Sn^{4+} + [A] e^- ; Sn の酸化数　[B]→[C]

e　硫化水素（H_2S）　E_O = −0.17 V
　　　H_2S → $2H^+$ + S + [A] e^- ; S の酸化数　[B]→[C]

f　過酸化水素（H_2O_2）　E_O = −0.682 V
　　　H_2O_2 → $2H^+$ + O_2 + [A] e^- ; O の酸化数　[B]→[C]

g　硫酸鉄(II)（$FeSO_4 \cdot 7H_2O$）　E_O = −0.771 V

$$\text{Fe}^{2+} \rightarrow \text{Fe}^{3+} + [A] \text{ e}^- \text{ ; Fe の酸化数 } [B] \rightarrow [C]$$

[解答と解説]

問 c では S の正確な酸化数の変化を求めるのが難しいので答（化合物中に含まれる全ての S の酸化数の平均値の変化）が記入されている．この化合物中には異なる酸化数を持った S が存在するが，化合物の構造が判らないと各々の S 原子の酸化数を正確に求めることができない．$S_4O_6^{2-}$ は四チオン酸 (テトラチオン酸) イオンと呼ばれ，チオ硫酸イオン ($S_2O_3^{2-}$) がもう一つのチオ硫酸イオンと，O と同じ酸化数 (-2) を持つ S 原子どうしで結合したものである（$^-O_3S-S-S-SO_3^-$）．したがって，結合に関与している S ($-S-S-$) の形式電荷は -1（酸化数は -1）となって，酸化数は反応前の -2 から 1 増加し，この S が酸化されたことがわかる．一方，両端の S ($-SO_3^-$) の酸化数は $+6$ のまま反応の前後で変化していない．したがって，正確な答は，S の酸化数 $[-2] \rightarrow [-1]$ である．

[答]		a	b	c	d	e	f	g
	A	2	2	1	2	2	2	1
	B	+3	0	+2	+2	-2	-1	+2
	C	+4	+1	+2.5	+4	0	0	+3

問題 4-6 酸化数

次の化合物中の下線をつけた元素の酸化数を求めよ．

a Ag₃<u>N</u>　　b <u>N</u>H₄⁺　　c <u>N</u>H₂OH　　d <u>N</u>₂　　e H₂<u>N</u>₂O₂

f H<u>N</u>O₂　　g H<u>N</u>O₃　　h <u>N</u>H₄<u>N</u>O₃

[解答と解説]

問 c の名称はヒドロキシルアミンである．e は次亜硝酸である (HNO が実際の化学式であるが通常二分子会合体として存在する．したがって 2 つの N は同じ酸化数を持つ)．問 h は N を 2 つ含むが，各々異なった酸化数を持つ (<u>N</u>H₄⁺ および <u>N</u>O₃⁻ として計算する)．

(答)　a −3　　b −3　　c −1　　d 0　　e +1　　f +3　　g +5
　　　h −3 と +5

問題 4-7 酸化剤

以下の操作によって，下線をつけた物質が酸化剤として働いている化学変化を選びなさい．

a 酢酸鉛 (II) の水溶液に<u>亜鉛粒</u>を入れる．

b 水中に<u>塩素ガス</u>を吹き込む．

c　金属ナトリウムを水中に入れる．
d　酸化銅(II)を炭素と高温で反応させる．
e　水酸化カルシウムの水溶液に炭酸ガスを吹き込む．

[解答と解説]
　酸化剤は相手を酸化し，自身が還元される．そのため酸化剤中で酸化反応に関与している元素の酸化数は減少することに注意する．各々の反応の化学式，および下線の元素の酸化数の変化は次のようになる．

　　a　$(CH_3COO)_2Pb + \underline{Zn}$ 　　→　$(CH_3COO)_2\underline{Zn} + Pb$　　　$Zn(0) \to Zn(+2)$
　　b　$\underline{Cl}_2 + H_2O$ 　　→　$H^+ + \underline{Cl}^- + H\underline{Cl}O$　　　$Cl(0) \to Cl(-1)$
　　c　$2\underline{Na} + H_2O$ 　　→　$2\underline{Na}^+ + 2OH^- + H_2$　　　$Na(0) \to Na(+1)$
　　d　$2\underline{Cu}O + C$ 　　→　$2\underline{Cu} + CO_2$　　　$Cu(+2) \to Cu(0)$
　　e　$2NaOH + \underline{C}O_2$ 　　→　$Na_2\underline{C}O_3 + H_2O$　　　$C(+4) \to C(+4)$

（答）　酸化数の減少しているものは，bとdである．

問題 4-8　還元剤

次の物質のうち還元作用のみを持つものを選びなさい．
　a　硫酸　　b　過酸化水素　　c　塩素　　d　オゾン　　e　硫化水素
　f　二酸化イオウ　　g　金属ナトリウム　　h　酸化鉄(II)

[解答と解説]
　元素の酸化数が持ち得る最も低い値であるとき，その化合物は還元作用のみを持つ．各々の化合物中の酸化還元に関与する元素の $\dfrac{酸化数}{取り得る酸化数の範囲}$ は次のようになる．

a　$\dfrac{S(+6)}{(+6\sim-2)}$　　b　$\dfrac{O(-1)}{(+2\sim-2)}$　　c　$\dfrac{Cl(0)}{(+7\sim-1)}$　　d　$\dfrac{O(0)}{(+2\sim-2)}$

e　$\dfrac{S(-2)}{(+6\sim-2)}$　　f　$\dfrac{S(+4)}{(+6\sim-2)}$　　g　$\dfrac{Na(0)}{(+1\sim 0)}$　　h　$\dfrac{Fe(+2)}{(+3\sim 0)}$

　これらのうち，取り得る最も低い酸化数を持つものは，eとgである．
（答）　eとg

問題 4-9　酸化還元反応式

次の酸化と還元のイオン式a, bから銅が熱濃硫酸と反応する化学反応式をつくりなさい．
　a　$H_2SO_4 + 2H^+ + 2e^- \to SO_2 + 2H_2O$
　b　$Cu \to Cu^{2+} + 2e^-$

[解答と解説]

酸化剤と還元剤は互いに等しい当量数どうしで反応する．その1分子の当量数はイオン式に現れる電子の数に等しい．本例では，硫酸が2価の酸化剤，銅が2価の還元剤であるので，等しい分子数どうしで反応が完結する．したがって，aとbをそのまま足せば反応式となる．

$$H_2SO_4 + Cu + 2H^+ \rightarrow SO_2 + Cu^{2+} + 2H_2O$$

また，$2H^+$ を供給する酸の種類を H_2SO_4 とすれば，これを1分子左辺に加える．

（答） $2H_2SO_4 + Cu \rightarrow CuSO_4 + SO_2 + 2H_2O$

問題 4-10 酸化還元反応式

過マンガン酸カリウムは酸性溶液中でシュウ酸を酸化し，その結果として，次の式にしたがってマンガン (II) イオン (Mn^{2+}) と二酸化炭素が生成する．

$$MnO_4^- + C_2O_4^{2-} \rightarrow Mn^{2+} + CO_2$$

必要に応じて H^+ と H_2O を付け加えることによって，この反応式を完成させなさい．

[解答と解説]

酸化剤について，主要な反応は次のとおりである．

$$MnO_4^- \rightarrow Mn^{2+}$$

最初に，電荷をつり合わせる（$Mn^{7+} \rightarrow Mn^{2+}$）．

$$MnO_4^- + 5e^- \rightarrow Mn^{2+}$$

第二に，H^+ を加えて水素をつり合わせる．

$$MnO_4^- + 8H^+ + 5e^- \rightarrow Mn^{2+}$$

最後に，H_2O を加えて酸素原子数と水素原子数をつり合わせる．

$$MnO_4^- + 8H^+ + 5e^- \rightarrow Mn^{2+} + 4H_2O \qquad (1)$$

還元剤について，主要な反応は次のとおりである．

$$C_2O_4^{2-} \rightarrow CO_2$$

最初に，C の数をつり合わせる．

$$C_2O_4^{2-} \rightarrow 2CO_2$$

次に，電荷をつり合わせる．

$$C_2O_4^{2-} \rightarrow 2CO_2 + 2e^- \qquad (2)$$

式 (1) を2倍し，式 (2) を5倍してから両者を加える．

$$2MnO_4^- + 5C_2O_4^{2-} + 16H^+ \rightarrow 2Mn^{2+} + 10CO_2 + 8H_2O$$

第 5 章　容量分析用標準液

　医薬品の組成，成分の含量などは化学的，物理的又は生物的方法によって測定されるが，その中で化学的分析法(容量分析法)で正確な定量値を求めるためには，正確な濃度の標準液を，化学反応量論に基づき，医薬品と反応させる必要がある．

　すなわちその操作は，容量分析用標準液を調製し，正確な濃度を求めるために標定を行い，濃度が既知となった標準液を用いて，医薬品を滴定して，含量を求めるという手順となる．滴定とは，標準液を加えて反応させ，反応が完了するまでに加えた標準液の体積を測定する操作を示し，滴定の終点は，指示薬の色または電位や電流などの物理化学的性質の変化から決定する．

　本章では，第6～8章の酸塩基反応，酸化還元反応，キレート反応，沈殿反応を利用した化学的分析法における定量計算の仕方を解説する．

5.1　標定

　標定とは，濃度未知の標準液の濃度を正確に求める方法，つまりファクターfactorを求めることである．ファクター（モル濃度係数）とは，

　　　　正確な濃度＝表示の濃度×ファクター

で求められる係数である．(日本薬局方では 0.970～1.030 の間に入ることが定められており，小数点以下4桁まで求め，小数点以下3桁で表す)．

	正確な濃度	＝	表示の濃度 ×ファクター
例	0.0998 mol/L	＝	0.1 mol/L × 0.998
	0.1023 mol/L	＝	0.1 mol/L × 1.023

　日本薬局方の標定には，重量比による方法，直接法，間接法，希釈法の4つが定められている．

5.1.1　重量比による方法

　標準試薬(ヨウ素酸カリウム，二クロム酸カリウム，シュウ酸ナトリウムなど)そのものを標準液として用いる場合に適用する．標準試薬を精密に量り溶媒を加えて溶かして，正確に調製する．「標準試薬の秤量値が正確さの拠りどころ」となり，ファクターは理論値に対する秤量値のずれを表す．

$$f = \frac{実際の採取量}{理論値}$$ 　で求めることができる．

(例) $\dfrac{1}{60}$ mol/L 二クロム酸カリウム液の調製（$K_2Cr_2O_7$ の純度は 99.98%とする）

$\dfrac{1}{60}$ mol/L 溶液を 1000 mL 調製するためには，計算値では $K_2Cr_2O_7$ を $\dfrac{294.18}{60} =$ 4.9030 g 量ればよい．実際に 4.8730 g を採取し，メスフラスコを用いて，正確に 1000 mL としたするとファクターは，

$$f = \dfrac{4.8730 \times \dfrac{99.98}{100}}{4.9030} = 0.994$$

と計算できる．つまりこのときは，表示濃度よりも薄い標準液を調製したことになる．このように，二クロム酸カリウムは，純度 99.98%以上の容量分析用標準物質を用いるので，標定操作は必要とせず，計算でファクターを求めることができる．

5.1.2 直接法（一次標準法）

標準試薬を用い，未標定標準液で滴定する方法．「標準試薬の秤量値と正確な適定値が正確さの拠りどころ」となる．ファクターは以下の式で表される．

$$f = \dfrac{a(\text{mg})}{\text{対応量(mg)} \times V(\text{mL})}$$

a：標準試薬の採取量，V：未標定標準液の滴定量

この式は，以下のような式から導かれている．$f = \dfrac{\dfrac{a}{\text{対応量}}}{V(\text{mL})}$ 分母は標準液が実際に消費した量 V mL，分子は消費するであろう標準液の予想量を示す (標準液 1 mL = 標準試薬の対応量なので，標準試薬の採取量 a を対応量で割ると滴定に要する予想消費量が計算できる)．すなわち実際の消費量 V が 24.50 mL で終点となった場合，消費するであろう量が 25.00 mL であれば，この標準液は $f = 1.000$ の標準液よりも濃い標準液であるといえる．

(例) 0.1 mol/L 塩酸標準液を標定する場合
① $2HCl$ (標準液) $+$ Na_2CO_3 (標準試薬) $\rightarrow$ $2NaCl + H_2O + CO_2$
標準液と標準試薬の係数から，標準液を 1 としたとき，対応量の右辺に乗じる対応数がわかる．この場合炭酸ナトリウムの対応数は $\dfrac{1}{2}$ となる．

② 対応量を計算する．
対応量とは，容量分析用標準液 1 mL が消費する標準物質の量を mg で示したものであるから，

1 mol/L HCl 1000 mL = 105.99 (Na_2CO_3 の式量) × 対応数 g Na_2CO_3

であり，この式の対応数は，左辺と右辺の量的関係を等しく (同じ単位ではないので厳密には等しくないが) するための補正係数である．したがって，

$$1 \text{ mol/L HCl } 1000 \text{ mL} = 105.99 \times \frac{1}{2} \text{ g Na}_2\text{CO}_3$$

$$0.1 \text{ mol/L HCl } 1 \text{ mL} = 0.1 \times 105.99 \times \frac{1}{2} \text{ mg Na}_2\text{CO}_3$$

$$= 5.299 \text{ mg Na}_2\text{CO}_3 \quad \text{となる．}$$

③ 0.1 mol/L 塩酸標準液は，標準試薬を用いて標定するので，標定の種類は直接法であり，次の式から計算できる．

$$f = \frac{a \text{ (mg)}}{対応量 \text{ (mg)} \times V \text{ (mL)}}$$

消費量 V mL は，滴定に要した濃度未知の標準液 (塩酸) の量 (mL) である．

(参考) 日本薬局方解説書の通則によると，対応量を示す数値は mg 数で記載し，初めの数字が 1, 2, 3 のときには 5 桁，それ以外のときには 4 桁であらわす．

5. 1. 3 間接法 (二次標準法)

適当な標準試薬がない場合には，既に標定が済み，正確な濃度が既知の標準液を用いて標定する方法を用いる．「標準液のファクターと正確な適定値が正確さの拠りどころ」となる．

正確な濃度が未知の M mol/L 標準液のファクターを f, 容量を V mL とし，正確な濃度既知の M' mol/L 標準液のファクターを f', 容量を V' mL とすると，

$$f \times M \times V = f' \times M' \times V' \quad \therefore \quad f = \frac{f' \times M' \times V'}{M \times V} \quad \text{となる．}$$

ただしこの式は，「表示濃度の標準液 (f, f' とも 1.000 のとき) が，等しい消費量で反応する」ことを前提としたものであり，M と M' は化学反応式における両者の係数から決められる (日本薬局方では，それらの標準液濃度はあらかじめ定められている)．

(例) 0.1 mol/L チオシアン酸アンモニウム標準液を標定する場合，

① 反応式から用いる標準液の濃度を決定する．

$$\text{AgNO}_3 + \text{NH}_4\text{SCN} \rightarrow \text{AgSCN} + \text{NH}_4\text{NO}_3$$

この式から等モルで沈殿反応するので，同じ濃度の標準液を用いる．すなわち，0.1 mol/L チオシアン酸アンモニウムの場合には，濃度既知の 0.1 mol/L 硝酸銀標準液を用いる．

② 濃度既知の硝酸銀標準液 25 mL を正確に全量ピペットで量り，フラスコへ入れる．濃度未知のチオシアン酸アンモニウムをビュレットに入れて滴定し，消費量からファクターを計算する．

5.1.4 希釈法

濃度が正確にわかっている標準液の,薄い濃度の標準液を調製するときに用いる.濃度既知の標準液を正確に希釈して調製する.「標準液のファクターが正確さの拠りどころ」となる.

(例) 0.002 mol/L ヨウ素液の標定

用時,0.05 mol/L ヨウ素液に水を加えて正確に 25 倍容量とする.いま 0.05 mol/L ヨウ素液のファクターが 1.026 のとき,正確に希釈した 0.002 mol/L ヨウ素液のファクターも 1.026 となる.これを計算式で示すと

$$1.026 \times 0.05 \times 1 \text{ mL} = f \times 0.002 \times 25 \text{ mL} \quad f = 1.026$$

というように示される.

(参考) 直接法における未標定標準液と標準試薬の組み合わせ

標準液	滴定法	標準試薬	指示薬(または電気的方法)
1 mol/L HCl	中和	Na_2CO_3	MR 試液 電位差滴定
1 mol/L NaOH	中和	$HOSO_2NH_2$	BTB 試液 電位差滴定
0.1 mol/L $HClO_4$	非水	$KHC_6H_4 \cdot (COO)_2$	クリスタルバイオレット試液
0.1 mol/L CH_3ONa	非水	C_6H_5COOH	TB・DMF 試液
0.1 mol/L $(CH_3)_4NOH$	非水	C_6H_5COOH	TB・DMF 試液
0.05 mol/L EDTA	キレート	金属 Zn	EBT・NaCl 指示薬
0.1 mol/L $AgNO_3$	沈殿	NaCl	フルオレセインナトリウム試液 電位差滴定
0.02 mol/L $KMnO_4$	酸化還元	$Na_2C_2O_4$	特に必要としない
0.1 mol/L I_2	酸化還元	As_2O_3	デンプン試液 電位差滴定
0.1 mol/L $Na_2S_2O_3$	酸化還元	KIO_3	デンプン試液 電位差滴定
0.1 mol/L $NaNO_2$	ジアゾ化	$H_2NC_6H_4 \cdot SO_2NH_2$	電気滴定法又は電流滴定法

指示薬の略称:MR,メチルレッド;BTB,ブロモチモールブルー;TB・DMF,チモールブルー・ジメチルホルムアミド;EBT・NaCl,エリオクロムブラックT・塩化ナトリウム

(直接法の化学反応式)

塩酸	$2HCl + Na_2CO_3 \rightarrow 2NaCl + H_2O + CO_2$
水酸化ナトリウム	$NaOH + HOSO_2NH_2 \rightarrow NaOSO_2NH_2 + H_2O$
過塩素酸	$HClO_4 + C_6H_4COOHCOOK \rightarrow C_6H_4(COOH)_2 + KClO_4$
ナトリウムメトキシド	$CH_3ONa + C_6H_5COOH \rightarrow C_6H_5COONa + CH_3OH$
テトラメチルアンモニウムヒドロキシド	
	$(CH_3)_4NOH + C_6H_5COOH \rightarrow C_6H_5COON(CH_3)_4 + H_2O$
過マンガン酸カリウム	
	$2KMnO_4 + 5Na_2C_2O_4 + 8H_2SO_4 \rightarrow K_2SO_4 + 5Na_2SO_4 + 2MnSO_4 + 10CO_2 + 8H_2O$
ヨウ素	$I_2 + H_3AsO_3 + 4NaHCO_3 \rightarrow Na_2HAsO_4 + 2NaI + 3H_2O + 4CO_2$
チオ硫酸ナトリウム	$KIO_3 + 5KI + 3H_2SO_4 \rightarrow 3K_2SO_4 + 3H_2O + 3I_2$
	$2Na_2S_2O_3 + I_2 \rightarrow 2NaI + Na_2S_4O_6$
亜硝酸ナトリウム	
	$H_2NC_6H_4SO_2NH_2 + NaNO_2 + 2HCl \rightarrow {}^-ClN\equiv N^+C_6H_4SO_2NH_2 + 2H_2O + NaCl$
硝酸銀	$AgNO_3 + NaCl \rightarrow NaNO_3 + AgCl\downarrow$

(参考) 間接法における未標定標準液と濃度既知標準液の組み合わせ

未標定標準液	滴定種類	濃度既知標準液	指示薬
0.05 mol/L $MgCl_2$	キレート	0.05 mol/L EDTA	EBT・NaCl 指示薬
0.05 mol/L $Zn(CH_3COO)_2$	キレート	0.05 mol/L EDTA	EBT・NaCl 指示薬
0.1 mol/L NH_4SCN	沈殿	0.1 mol/L $AgNO_3$	硫酸アンモニウム鉄(Ⅲ)
0.05 mol/L $(COOH)_2$	酸化還元	0.02 mol/L $KMnO_4$	必要としない
1/60 mol/L $KBrO_3$	酸化還元	0.1 mol/L $Na_2S_2O_3$	デンプン試液
0.05 mol/L 臭素	酸化還元	0.1 mol/L $Na_2S_2O_3$	デンプン試液
0.1 mol/L 硫酸四アンモニウムセリウム(Ⅳ)	酸化還元	0.1 mol/L $Na_2S_2O_3$	デンプン試液

(間接法の化学反応式)

臭素酸カリウム	$KBrO_3 + 6KI + 3H_2SO_4 \rightarrow 3I_2 + KBr + 3K_2SO_4 + 3H_2O$
	$2Na_2S_2O_3 + I_2 \rightarrow 2NaI + Na_2S_4O_6$
臭素	$KBrO_3 + 5KBr + 6HCl \rightarrow 6KCl + 3H_2O + 3Br_2$
	$Br_2 + 2KI \rightarrow 2KBr + I_2$
	$2Na_2S_2O_3 + I_2 \rightarrow 2NaI + Na_2S_4O_6$

(参考) 電位差滴定：電極間の電位差(起電力の変化が最大となる点)を滴定終点の指示に使う方法．参照電極として，通例，**銀－塩化銀電極**を用いる．指示電極は以下の表による．

滴定の種類	指示電極
中和滴定	ガラス電極
非水滴定	ガラス電極
酸化還元滴定	白金電極
沈殿滴定	銀電極．参照電極の銀－塩化銀電極を用い，これと試料間に飽和硝酸カリウム溶液の塩橋をつける．
キレート滴定	水銀－塩化水銀(Ⅱ)電極

(参考) 標準液の貯法（日本薬局方の容量分析用標準液を参照）
特別な記載がないときは，無色又は，遮光した共栓瓶に入れて保存する．CO_2 の影響を避けるもの，ポリエチレン瓶に保存するもの，還元剤の標準液，湿気を避ける等に注意．

5.2 定量

定量は濃度既知の標準液を用いて，医薬品の含量を求める方法である．含量%とは，試料（粉末や液体など）に含まれる目的成分（薬物など）の量を，百分率であらわしたものである．

$$\text{含量 w/w \%} = \frac{\text{含量(mg)}}{\text{採取量(mg)}} \times 100 = \frac{\text{対応量} \times \text{消費量} \times \text{ファクター}}{\text{採取量(mg)}} \times 100$$

$$\text{含量 w/v \%} = \frac{\text{含量(mg)}}{\text{採取量(mL)}} \times 100 = \frac{\text{対応量} \times \text{消費量} \times \text{ファクター}}{\text{採取量(mL)}} \times 100$$

定量計算は，①標準液と定量する物質の反応比を化学反応式から求める，②それに基づき対応量を計算する，③含量%を求めるという手順で行う．

第5章　容量分析用標準液

演習問題

問題 5-1　日本薬局方容量分析用標準液　ファクターの計算式（国試問題）

容量分析用標準液に関する次の記述により，ファクター f を求める計算式の正しいものはどれか．

「標準試薬の採取量 m（g）を精密に量り，溶媒を加えて溶かし，モル濃度 n の未標定標準液で滴定したところ，その消費量は V（mL）であった．ただし，標準液 1 モルに対応する標準試薬の量を M（g）とし，未標定標準液と標準試薬の化学反応式での係数は，等しいものとする．」

1　$f = \dfrac{1000M}{Vmn}$　　2　$f = \dfrac{1000m}{VMn}$　　3　$f = \dfrac{mV}{1000Mn}$

4　$f = \dfrac{1000mn}{VM}$　　5　$f = \dfrac{mnV}{1000M}$

[解答と解説]

　　aA + bB → cC + dD　　a，b，c，d；係数，
　　　　　　　　　　　　　A；標定される容量分析用標準液中の溶質
　　　　　　　　　　　　　B；容量分析用標準試薬
　　　　　　　　　　　　　C，D；反応生成物

で示される滴定の場合，標準液 1 モルに対応する標準試薬の量 M（g）＝ $\dfrac{b}{a} \times M'$（M' は標準試薬 1 モルの質量）を用いると，ファクターは $f = \dfrac{1000m}{VMn}$ で求めることができる．

M を用いないときのファクターは，$f = \dfrac{1000m}{VM'n} \times \dfrac{a}{b}$ で求めることができる．

（答）　2

問題 5-2　0.05 mol/L ヨウ素酸カリウム液の標定，重量比による方法

次は，日本薬局方 0.05 mol/L ヨウ素酸カリウム標準液の調製に関するものである．以下の設問に答えなさい．ただし，KIO$_3$ の純度は 99.95%，式量は 214.00 とする．

「調製　ヨウ素酸カリウム (標準試薬) を 120〜140℃で 1.5〜2 時間乾燥した後，デシケーター (シリカゲル) 中で放冷し，その約 0.7g を精密に量り，水に溶かし，正確に 1000 mL とし，ファクターを計算する．」

0.05 mol/L ヨウ素酸カリウム液を上記にしたがって 250 mL 調製するために，KIO₃ を 2.6811 g 採取したとき，調製した標準液のファクターを計算しなさい．

［解答と解説］
ヨウ素酸カリウムは純度 99.95％以上の容量分析用標準物質があるので，標定操作は不要である．ファクターは以下のように計算できる．

理論上の採取量は，$0.05 \text{ (mol/L)} \times 214.00 \times \dfrac{250}{1000} = 2.6750$

$$f = \dfrac{\text{採取量}}{\text{理論上の採取量}} = \dfrac{2.6811 \times \dfrac{99.95}{100}}{2.6750} = 1.0017 = 1.002$$

（答）　1.002

問題 5-3　0.5 mol/L 硫酸の標定，直接法

次は，日本薬局方 0.5 mol/L 硫酸標準液の標定に関するものである．以下の設問に答えなさい．

「炭酸ナトリウム（標準試薬）を 500〜650℃で 40〜50 分間加熱した後，デシケーター（シリカゲル）中で放冷し，その約 0.8 g を精密に量り，水 50 mL に溶かし，調製した硫酸で滴定し，ファクターを計算する．」

(1)　硫酸標準液に対する炭酸ナトリウム（Na_2CO_3 = 105.99）の対応量を計算しなさい．

(2)　炭酸ナトリウムの採取量が 0.8012 g のとき，水酸化ナトリウム標準液の消費量が 14.87 mL であった．この標準液のファクターを計算しなさい．

［解答と解説］
(1)　標定の反応式は，$H_2SO_4 + Na_2CO_3 \rightarrow Na_2SO_4 + H_2O + CO_2$

であり，硫酸と標準試薬は等モルずつ反応するので対応量は以下のように計算できる．

　　　　1 mol/L H₂SO₄ 1000 mL　 = 105.99 g Na₂CO₃
　　　　0.5 mol/L H₂SO₄　1 mL　 = 0.5 × 105.99 mg Na₂CO₃
　　　　　　　　　　　　　　　　 = 52.99 mg Na₂CO₃

(2)　$f = \dfrac{0.8012 \times 1000}{52.99 \times 14.87} = 1.017$

（答）　(1)　52.99 mg　　(2)　1.017

問題 5-4　0.05 mol/L 塩化マグネシウム液の標定，間接法

次の記述は，日本薬局方容量分析用標準液 0.05 mol/L 塩化マグネシウム液の標定

に関するものである．ファクターはいくらか．

「調製した塩化マグネシウム液 25 mL を正確に量り，水 50 mL，pH10.7 のアンモニア・塩化アンモニウム緩衝液 3 mL 及びエリオクロムブラックT・塩化ナトリウム指示薬 0.04 g を加え，0.05 mol/L エチレンジアミン四酢酸二水素二ナトリウム液 (f = 1.010) で滴定したところ，24.62 mL を要した．この 0.05 mol/L 塩化マグネシウム液のファクターを計算しなさい．ただし滴定の終点は，終点近くでゆっくり滴定し，液の赤紫色が青紫色に変わるときとする．」

[解答と解説]
滴定におけるエリオクロムブラック T (EBT) の色調変化は，以下の反応式で示される．
　　　EBT-Mg (赤紫色) + EDTA → EBT (青紫色) + EDTA-Mg
この標定は間接法であるので，次のように計算できる．
　　　$0.05 \times 1.010 \times 24.62 = 0.05 \times f \times 25.00$　∴ f = 0.995
（答）　0.995

問題 5-5　0.005 mol/L シュウ酸液の標定，希釈法

次は，日本薬局方 0.005 mol/L シュウ酸標準液の調製に関するものである．この標準液のファクターを求めなさい．

「0.05 mol/L シュウ酸液 (f = 0.997) を正確に 50 mL 量り，正確に 500 mL として，0.005 mol/L シュウ酸液を調製した．」

[解答と解説]
この方法は希釈法であるから，全量ピペットで原液 50 mL を正確に量り，メスフラスコで正確に希釈すれば，ファクターは希釈前後で変化しない．
0.005 mol/L シュウ酸液のファクターを f として，計算式で示してみると，
　　　$0.997 \times 0.05 \times 50 \text{ mL} = f \times 0.005 \times 500 \text{ mL}$　$f = 0.997$ となる．
（答）　0.997

第 6 章 酸・塩基反応による化学的定量

6．1 中和滴定

　水溶液中の酸塩基反応は，酸の出す H^+ と塩基の出す OH^- が結合して水と塩を生じる反応であるが，見方を変えれば，酸が与える H^+ の数と塩基が受け取る H^+ の数とが等しい割合の反応と表せる．中和滴定はこのことを利用した定量法である．

　また，酸と塩基により中和したときのpHは，必ずしも中性を示さない．強酸と強塩基が中和したときは中性であるが，強酸と弱塩基では酸性側，弱酸と強塩基ではアルカリ性側が終点となる．酸塩基滴定の滴定曲線は，試料に標準液を滴下し，試料中の目的成分がどのように変化するかを，縦軸にpH，横軸に加えた標準液量で示したものである．pHは終点の前後で急激に変化するが，この変化をpH飛躍 pH-jump という．したがって，指示薬法で終点を決定するときには，中和点で変色する指示薬を選択しなければならない．よく用いられる指示薬を表 6-1 に示す．

表 6-1　主な指示薬の変色域

指示薬	変色範囲 (pH) と色の変化
ブロモフェノールブルー	黄　3.0〜4.6　青紫
メチルオレンジ	赤　3.1〜4.4　橙黄
ブロモクレゾールグリーン	黄　3.8〜5.4　青
メチルレッド	赤　4.2〜6.3　黄
ブロモチモールブルー	黄　6.0〜7.6　青
フェノールフタレイン	無　8.3〜10.0　紅

6．2　非水滴定

　中和滴定を水以外の溶媒中（酢酸，アルコールなど）で行う滴定で，中和滴定でpH飛躍が不明瞭な弱酸や弱塩基の定量に用いられる．例えば，弱酸性医薬品を弱塩基性溶媒中(ジメチルホルムアミドなど)で，また弱塩基性医薬品を弱酸性溶媒中(氷酢酸など)でそれぞれ滴定すると強酸と強塩基の滴定曲線の形と同様になり，終点をより正確に求めることができる．それ以外に，水に溶けない化合物や水と反応するよう

な化合物などにも適用される．中和水溶液滴定の標準液は，強酸として硫酸や塩酸などを，強塩基として水酸化ナトリウム液，水酸化カリウム液などを用いるが，非水滴定では，酸標準液に過塩素酸など，塩基標準液にはナトリウムメトキシド液，テトラメチルアンモニウムヒドロキシド液などを用いる．

6.2.1 過塩素酸（HClO₄）標準液

過塩素酸，硫酸，塩酸などの強酸は，水溶液中では完全に解離するために，酸としての強さに差が認められないが(水の水平化効果)，酢酸中で酸の強さは，

　　過塩素酸＞臭化水素酸＞硫酸（第一解離）＞塩酸＞硝酸＞リン酸＞カルボン酸

である．以下に過塩素酸と代表的化合物の反応性を示す．

- 硝酸よりも弱酸の塩（硝酸ミコナゾール，リン酸ピペラジンなど）．
- 塩基性 N 原子を有する医薬品 (第一〜三アミン，ピリジン，イミダゾール，キノリン，グアニジノ基)．
- ハロゲン化水素酸などのような強酸（HBr，H_2SO_4，HCl）の塩は滴定を妨害するが，酢酸 (100) + 無水酢酸 (非プロトン溶媒) 存在下で，極性を低下させて強酸の解離を抑制し，終点での電位飛躍を大きくすることができる．しかし指示薬法では終点判定が困難であるので，$HClO_4$ 標準液で滴定し電位差法により終点を決定する．また第一アミンでは無水酢酸によりアセチル化を受け，アセトアミド基を生成しその塩基性を失わせるので，あらかじめアセチル化をしてから滴定を行う．
　-CONH-基，-CONHCO-基，-SO_2NH-基，-SO_2NHCO-基は，カルボニル基などの電子吸引基が窒素原子に共役し共鳴安定化するので，中性又は弱酸性を示し，$HClO_4$ とは反応しない．
- ピロール，インドールなど N 原子の非共有電子対が，芳香環の 6π 電子系を形成して共鳴安定化するときは，塩基性を失い，中性〜弱酸性となり $HClO_4$ と反応しない．

6.2.2 ナトリウムメトキシド（CH_3ONa）標準液

ナトリウムメトキシドは塩基性の標準液であり，カルボキシル基，スルホンアミド基（R-SO_2-NH-R'），イミド (R-CO-NH-CO-R')基，フェノール性水酸基を有する化合物と反応する．

演習問題

問題 6-1　中和滴定，0.5 mol/L 水酸化ナトリウム液の標定

「調製　水酸化ナトリウム 22 g を水 950 mL に溶かし，これに新たに製した水酸化バリウム八水和物飽和溶液を沈殿がもはや生じなくなるまで滴加し，液をよく混ぜて密封し，24 時間放置した後，上澄液を傾斜するか，またはガラスろ過器（G3 または G4）を用いてろ過し，次の標定を行う．

標定　アミド硫酸（標準試薬）をデシケーター（減圧，シリカゲル）で約 48 時間乾燥し，その約 1.3 g を精密に量り，新たに煮沸して冷却した水 25 mL に溶かし，調製した水酸化ナトリウム液で滴定し，ファクターを計算する（指示薬法：ブロモチモールブルー試液 2 滴，または電位差滴定法）．ただし，指示薬法の滴定の終点は緑色を呈するときとする．

注意：密栓した瓶または二酸化炭素吸収管（ソーダ石灰）を付けた瓶に保存する．長く保存したものは標定し直して用いる．」

実際にアミド硫酸を 1.2942 g 採取し，上記の操作にしたがって滴定したとき，0.5 mol/L 水酸化ナトリウム液の消費量は，26.73 mL であった．この標準液のファクターを計算しなさい．ただし，アミド硫酸 = 97.09 とする．

[解答と解説]

中和滴定は炭酸誤差に注意しなければならない．水酸化ナトリウムの調製では，炭酸の影響を抑制するために水酸化バリウム八水和物飽和溶液を加えている．また注意にあるように，貯法にも留意しなければならない．この標定の反応式は，

　　　$NaOH + HOSO_2NH_2 \rightarrow NaOSO_2NH_2 + H_2O$

なので標準液と標準試薬は等モルで反応することがわかる．したがって対応量は以下のように算出できる．

　　　1 mol/L NaOH　1000 mL　= 97.09 g $HOSO_2NH_2$
　　　0.5 mol/L NaOH　1 mL　　= 0.5 × 97.09 mg $HOSO_2NH_2$
　　　　　　　　　　　　　　　= 48.55 mg $HOSO_2NH_2$

（答）　48.55 (mg)，f = 0.997

問題 6-2　中和滴定，酢酸の定量

次の記述は日本薬局方酢酸に関するものである．含量 w/v% を計算し，日本薬局方の規定に適合するか判定しなさい．

本品は定量するとき，酢酸（$C_2H_4O_2$：60.05）30.0〜32.0 w/v%を含む．本品 5 mL を正確に量り，水 30 mL を加え，1 mol/L 水酸化ナトリウム液（$f = 1.004$）で滴定したところ 26.27 mL を要した（指示薬：フェノールフタレイン試液 2 滴）．

[解答と解説]

　　　NaOH + CH_3COOH → H_2O + CH_3COONa
反応式から，等モルで反応するので，対応量は
　　1 mol/L NaOH　1000 mL　＝ 60.05 g $C_2H_4O_2$
　　1 mol/L NaOH　　 1 mL　＝ 60.05 mg $C_2H_4O_2$　となる．
含量 (mg) ＝ 対応量 × 標準液の消費量 × ファクター
　　　　　＝ 60.05 (mg) × 26.27 (mL) × 1.004 = 1584 (mg) ----5 mL （採取量）
　　　　　　　　　　　　　　　　　　　　　　　 x mg　----100 mL
w/v% ≒ g/100mL なので，採取量を 100 mL 中の g 数に換算する．
∴ x = 31680 mg = 31.68 g
（答）　31.7 w/v%なので，この値は日局酢酸の含量規定に適合する．

問題 6-3 中和滴定，安息香酸の対応量

日本薬局方安息香酸（$C_7H_6O_2$：122.12）の定量法に関する次の記述の［　　］に入れるべき数値を計算しなさい．

本品を乾燥し，その約 0.5 g を精密に量り，中和エタノール 25 mL 及び水 25 mL を加えて溶かし，0.1 mol/L 水酸化ナトリウム液で滴定する（指示薬：フェノールフタレイン試液 3 滴）．

　　0.1 mol/L 水酸化ナトリウム液 1 mL = ［　　　］mg $C_7H_6O_2$

[解答と解説]

安息香酸 1 モルは NaOH 1 モルと反応する．
　　C_6H_5COOH + NaOH → C_6H_5COONa + H_2O
したがって，対応量は，1 mol/L NaOH　1000 mL　＝ 122.12 g C_6H_5COOH
　　　　　　　　　　　 0.1 mol/L NaOH　　 1 mL　＝ 12.212 mg C_6H_5COOH
（答）　12.212 (mg)

問題 6-4 中和滴定，クエン酸の対応量

日本薬局方クエン酸（$C_6H_8O_7 \cdot H_2O$：210.14）の定量法に関する次の記述の［　　］に入れるべき数値を計算しなさい．

本品約 1.5 g を精密に量り，水 25 mL に溶かし，1 mol/L 水酸化ナトリウム液で滴定する（指示薬：フェノールフタレイン試薬 2 滴）．

1 mol/L 水酸化ナトリウム液 1 mL = [　　] mg C$_6$H$_8$O$_7$・H$_2$O

[解答と解説]

CH$_2$(COOH)COH(COOH)CH$_2$(COOH) + 3NaOH →
　　　　　　　　CH$_2$(COONa)COH(COONa)CH$_2$(COONa) + 3H$_2$O

反応式より，クエン酸 1 モル（= 210.14g）は 3 モルの NaOH と反応するので，対応量の式の右辺に $\frac{1}{3}$ を乗じる．

　　1 mol/L NaOH 1000 mL 　= 210.14 × $\frac{1}{3}$ g C$_6$H$_8$O$_7$・H$_2$O

　　1 mol/L NaOH 　1 mL 　= 210.14 × $\frac{1}{3}$ mg C$_6$H$_8$O$_7$・H$_2$O

　　　　　　　　　　　　　= 70.05 mg C$_6$H$_8$O$_7$・H$_2$O

（答）　70.05 (mg)

問題 6-5　中和滴定，カイニン酸の対応量

日本薬局方カイニン酸（C$_{10}$H$_{15}$NO$_4$: 213.23）の定量法に関する次の記述の[　　]に入れるべき数値を計算しなさい．

「本品を乾燥し，その約 0.4 g を精密に量り，温湯 50 mL に溶かし，冷後，0.1 mol/L 水酸化ナトリウム液で滴定する (指示薬：ブロモチモールブルー試液 10 滴)．
　0.1 mol/L 水酸化ナトリウム 1 mL = [　　] mg C$_{10}$H$_{15}$NO$_4$ 」

[解答と解説]

カイニン酸は COOH 基が 2 つあるが，1 つは分子内の N と反応してしまうので，一塩基性酸として滴定される．

　　1 mol/L NaOH 1000 mL 　= 213.23 g C$_{10}$H$_{15}$NO$_4$
　　0.1 mol/L NaOH 　1 mL 　= 0.1 × 213.23 mg C$_{10}$H$_{15}$NO$_4$
　　　　　　　　　　　　　= 21.323 mg C$_{10}$H$_{15}$NO$_4$

（答）　21.323 (mg)

問題 6-6 中和滴定，バルビタールの定量

日本薬局方バルビタール ($C_8H_{12}N_2O_3$：184.19) の定量法に関する次の記述の [　] に入れるべき数値を計算しなさい．

「本品を乾燥し，その約 0.4 g を精密に量り，エタノール (95) 5 mL 及びクロロホルム 50 mL を加えて溶かし，0.1 mol/L 水酸化カリウム・エタノール液で滴定する (指示薬：アリザリンエローGG・チモールフタレイン試液 1 mL)．ただし，滴定の終点は液の黄色が淡青色を経て紫色に変わるときとする．同様の方法で空試験を行い，補正する．

0.1 mol/L 水酸化カリウム・エタノール液 1 mL = [　] mg $C_8H_{12}N_2O_3$」

[解答と解説]

水酸化カリウム・エタノール液は空気中の炭酸を吸収しやすく，終点判定への影響が大きいので，炭酸の影響を遮断した自動ビュレット用い，マグネチックスターラーでかきまぜながら滴定する．反応式からわかるようにバルビタール類は KOH と等モルで反応する(アミドは中性であるがイミドは酸性を示す)．

1 mol/L KOH・C_2H_5OH 1000 mL = 184.19 g $C_{10}H_{15}NO_4$
0.1 mol/L KOH・C_2H_5OH 1 mL = 0.1 × 184.19 mg $C_8H_{12}N_2O_3$
= 18.419 mg $C_8H_{12}N_2O_3$

（答）　18.419 (mg)

問題 6-7 クロルプロパミドの中和滴定（国試問題）

次の記述は、下記の構造式で示した日本薬局方医薬品の定量法に関するものである。この操作で生成する物質の正しい構造式は 1～5 のどれか。

第6章　酸・塩基反応による化学的定量　　　　　75

「本品を乾燥し、その約 0.5 g を精密に量り、中和エタノール 30 mL に溶かし、水 20 mL を加え、0.1 mol/L 水酸化ナトリウム液で滴定する。」

Cl—⟨⟩—SO$_2$NHCONHCH$_2$CH$_2$CH$_3$

1　Cl—⟨⟩—SO$_2$Na + H$_2$NCONHCH$_2$CH$_2$CH$_3$

2　Cl—⟨⟩—SO$_2$NHCOONa + H$_2$NCH$_2$CH$_2$CH$_3$

3　Cl—⟨⟩—SO$_2$NH–C(=O)–N(Na)–CH$_2$CH$_2$CH$_3$

4　Cl—⟨⟩—SO$_2$–N(Na)–C(=O)–NHCH$_2$CH$_2$CH$_3$

5　C$_2$H$_5$O—⟨⟩—SO$_2$NHCONHCH$_2$CH$_2$CH$_3$

［解答と解説］

クロルプロパミドは、スルホンアミド基 –SO$_2$NH– の H が水酸化ナトリウムにより中和される．アミドが切れるわけではないことに注意．

（答）　4

問題 6-8　ホウ酸の定量（国試問題）

日本薬局方（H$_3$BO$_3$: 61.83）の定量法に関する次の記述の ［　　］ に入れるべき数値を算出しなさい．

本品を乾燥し、その約 1.5 g を精密に量り、D-ソルビトール 15 g および水 50 mL を加え、加温して溶かし、冷後、1 mol/L 水酸化ナトリウム液で滴定する（指示薬：フェノールフタレイン試薬 2 滴）．

　　1 mol/L 水酸化ナトリウム液 1 mL = ［　　］ mg H$_3$BO$_3$

［解答と解説］

ホウ酸を NaOH で中和すると、生成した塩が著しく加水分解してアルカリ性を呈し、終点を求めることが困難である．しかし、D-ソルビトールや果糖などの多価アルコールを加えると錯体を生成し、一塩基酸となるために中和滴定が可能となる．以下のような見かけ上の中和反応を行う．

　　H$_3$BO$_3$ → HBO$_2$ + H$_2$O

76

$$HBO_2 + NaOH \rightarrow NaBO_2 + H_2O$$

1 mol/L NaOH 1000 mL = 61.83 g H_3BO_3

1 mol/L NaOH   1 mL = 61.83 mg H_3BO_3

（答）　61.83 (mg)

問題 6-9　アスピリンの定量，逆滴定

日本薬局方アスピリン（$C_9H_8O_4$：180.16）の定量法に関して設問に答えなさい．本品を乾燥したものは定量するとき，アスピリン 99.5%以上を含む．

本品を乾燥し，その約 1.5 g を精密に量り，正確に 0.5 mol/L 水酸化ナトリウム液 50 mL を正確に加え，二酸化炭素吸収管（ソーダ石灰）を付けた還流冷却管を用いて 10 分間穏やかに煮沸する．冷後，直ちに過量の水酸化ナトリウムを 0.25 mol/L 硫酸で滴定する（指示薬：フェノールフタレイン試薬 3 滴）．同様の方法で空試験を行う．

0.5 mol/L 水酸化ナトリウム 1 mL = [　　] mg $C_9H_8O_4$

a　[　　] に入れるべき数値はいくらか．
b　本品 1.5000 g をとり，上記の定量法にしたがって，0.5 mol/L 硫酸 (f = 1.000) で滴定したところ 16.52 mL を消費した．また，このとき空試験に 49.52 mL を要した．このアスピリンの含量は何 w/w%か．

（中和反応式：アスピリン + NaOH → アスピリンのNa塩 + H_2O）（中和）

（けん化反応式：アスピリンのNa塩 + NaOH → サリチル酸二Na塩 + CH_3COONa）（けん化）

［解答と解説］

a　アスピリンはフェノールフタレインを指示薬として，一塩基酸として滴定すると，アセトキシ基が徐々に加水分解され滴定終点が不明瞭になる．化学反応式からアスピリン 1 モルは NaOH 2 モルと反応する．アスピリンに NaOH 液を過量に加えると，まず -COOH 基が中和され（COONa），続いて加熱によりエステル基が加水分解される．ここで生成する酢酸は NaOH で中和される（CH_3COONa）．フェノール性 OH 基も一部 Na 塩になるが，H_2SO_4 で逆滴定するとき OH 基に戻るので，NaOH との反応量には関係しない．

$$1\ mol/L\ NaOH\ 1000\ mL\ =180.16\times\frac{1}{2}\ g\ C_9H_8O_4$$

$$0.5\ mol/L\ NaOH\quad 1\ mL\ =45.04\ mg\ C_9H_8O_4$$

b　アスピリンの含量% =

$$\frac{対応量\times(空試験-本試験)\times ファクター}{採取量\ mg}\times100=\frac{45.04\times(49.52-16.52)\times1.000}{1.500\times1000}\times100=99.09$$

（答）　a　45.04（mg）　　b　99.1（%）

問題6-10　水酸化ナトリウムと炭酸ナトリウムの定量，ワルダー法

本品1.5000 gを精密に量り，新たに煮沸して冷却した水40 mLを加えて溶かし，15℃に冷却した後，フェノールフタレイン試液2滴を加え，0.5 mol/L硫酸（f = 1.000）で滴定したところ，36.42 mL加えたところで赤色が消えた．さらにメチルオレンジ試液2滴をこの液に加えて，再び0.5 mol/L硫酸で滴定して，持続する淡赤色を呈したときの硫酸の消費量は0.28 mLであった．この試料中に含まれる水酸化ナトリウムと炭酸ナトリウムのそれぞれの含量%を計算しなさい．ただし，NaOH = 40.00，Na_2CO_3 = 105.98とする．

[解答と解説]

　この中和滴定は，2つの指示薬の変色域を利用した水酸化ナトリウムと炭酸ナトリウムの分別定量法である．変色域は，フェノールフタレイン試液 (PP) はpH8.3（無色）〜10.0（赤），メチルオレンジ試液 (MO) はpH3.1（赤）〜4.4（黄）である．最初にPPを用いて滴定し，その赤色が消失したときには以下のような反応となる．

$$H_2SO_4 + 2NaOH \rightarrow Na_2SO_4 + 2H_2O \qquad \cdots(6\text{-}1)$$
$$H_2SO_4 + 2Na_2CO_3 \rightarrow Na_2SO_4 + 2NaHCO_3 \qquad \cdots(6\text{-}2)$$

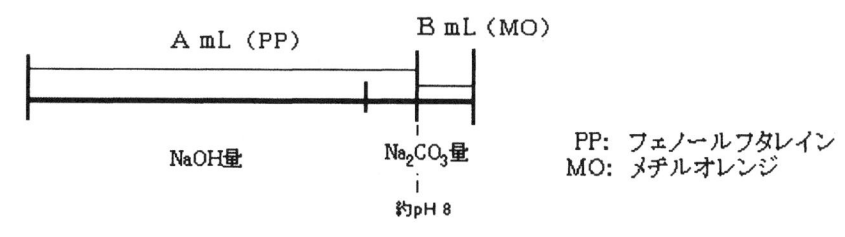

```
      A mL (PP)        B mL (MO)
|---------------------|---|
       NaOH量        Na₂CO₃量
                        │
                      約pH 8
```
PP: フェノールフタレイン
MO: メチルオレンジ

　生じた炭酸水素ナトリウムのpHは約8で，このときPPは無色となる．したがって，炭酸ナトリウムの丁度半量が中和されたことになる．次にメチルオレンジを用いて滴定すると，残りの炭酸ナトリウム半量に相当する炭酸水素ナトリウムが反応する．

$$H_2SO_4 + 2NaHCO_3 \rightarrow Na_2SO_4 + CO_2 + 2H_2O \qquad \cdots(6\text{-}3)$$

これらをバーグラフで表すと上図のようになり，NaOH 量は A − B mL，Na$_2$CO$_3$ 量は 2×B mL であらわされる．対応量は次のように計算できる．式 6-1 より 2 モルの水酸化ナトリウムは，1 モルの硫酸標準液に対応する．

1 mol/L H$_2$SO$_4$ 1000 mL　　 = 40.00 × 2 g NaOH
0.5 mol/L H$_2$SO$_4$　 1 mL　　 = 0.5 × 40.00 × 2 mg NaOH
　　　　　　　　　　　　　　　 = 40.00 mg NaOH

炭酸ナトリウム量は式 6-2 と式 6-3 を足すと得られ，1 モルの硫酸標準液は 1 モルの炭酸ナトリウムに対応する．

1 mol/L H$_2$SO$_4$ 1000 mL　　 = 105.98 g Na$_2$CO$_3$
0.5 mol/L H$_2$SO$_4$　 1 mL　　 = 0.5 × 105.98 mg Na$_2$CO$_3$
　　　　　　　　　　　　　　　 = 52.99 mg Na$_2$CO$_3$

含量 (mg) = 対応量 (mg) × 消費量 (mL) × ファクター

NaOH の含量% = $\dfrac{含量(mg)}{採取量}\times 100 = \dfrac{40.00\times(36.42-0.28)\times1.000}{1.500\times1000}\times100 = 96.4\,\%$

Na$_2$CO$_3$ の含量% = $\dfrac{含量(mg)}{採取量}\times 100 = \dfrac{52.99\times(2\times0.28)\times1.000}{1.500\times1000}\times100 = 1.98\,\%$

（答）　NaOH = 96.4 %，　Na$_2$CO$_3$ = 1.98 %

問題 6-11　非水滴定，0.1mol/L 過塩素酸の標定

フタル酸水素カリウム（標準試薬）を 105℃で 4 時間乾燥した後，デシケーター（シリカゲル）中で放冷し，その約 0.3 g を精密にはかり，酢酸 (100) 50 mL に溶かし，調製した過塩素酸で滴定する（指示薬法：クリスタルバイオレット試液 3 滴，または電位差滴定法）．ただし，指示薬法の終点は青色を呈するときとする．同様の方法で空試験を行い，補正し，ファクターを計算する．

(1) 下の式の [　] に数字を入れなさい．ただし，フタル酸水素カリウム = 204.22 とする．

0.1 mol/L HClO$_4$ 1 mL = [　　] mg KHC$_6$H$_4$(COO)$_2$

(2) 上記の方法にしたがって，標定を行ったところ，0.1 mol/L 過塩素酸 15.80 mL を消費した．また空試験では 0.02 mL を消費した．フタル酸水素カリウムの採取量が 0.3002 g であったとき，ファクターはいくらになるか．

[解答と解説]

第6章 酸・塩基反応による化学的定量

過塩素酸は，非水滴定における代表的な酸標準液である．標準試薬のフタル酸水素カリウムとは等モルで反応する．

(1)　　1 mol/L HClO₄ 1000 mL　= 204.22 g KHC₆H₄(COO)₂
　　　0.1 mol/L HClO₄　1 mL　= 0.1 × 204.22 mg KHC₆H₄(COO)₂
　　　　　　　　　　　　　　　= 20.422 mg KHC₆H₄(COO)₂

(2)　$f = \dfrac{採取量}{対応量 \times (本試験 - 空試験)} = \dfrac{0.3002 \times 1000}{20.422 \times (15.80 - 0.02)} = 0.932$

（答）　(1) 20.422 (mg)　(2) 0.932

問題 6-12　非水滴定，0.1 mol/L ナトリウムメトキシド液の標定

安息香酸（標準試薬）をデシケーター（シリカゲル）で 24 時間乾燥し，その約 0.3 g を精密に量り，N,N-ジメチルホルムアミド 80 mL に溶かし，チモールブルー・N,N-ジメチルホルムアミド試液 3 滴を加え，調製したナトリウムメトキシド液で青色を呈するまで滴定する．同様の方法で空試験を行い，補正し，ファクターを計算する．

(1)　以下の対応量を計算しなさい．ただし，安息香酸 = 122.12 とする．
　　　0.1 mol/L CH₃ONa 1 mL = [　　] mg C₆H₅COOH
(2)　安息香酸 0.2987 g を秤量し，上記の方法にしたがって標定を行ったところ，0.1 mol/L ナトリウムメトキシド液を 24.89 mL 消費した．また空試験では 0.02 mL を消費した．ファクターはいくつになるか．

[解答と解説]

ナトリウムメトキシドは，非水滴定における代表的な塩基性標準液である．標準試薬のフタル酸水素カリウムとは等モルで反応する．

C₆H₅COOH + CH₃ONa ⟶ C₆H₅COONa + CH₃OH

(1)　　1 mol/L CH₃ONa 1000 mL　　= 122.12 g C₆H₅COOH
　　　0.1 mol/L CH₃ONa　1 mL　　= 0.1 × 122.12 mg C₆H₅COOH
　　　　　　　　　　　　　　　　　= 12.212 mg C₆H₅COOH

(2)　$f = \dfrac{採取量}{対応量 \times (本試験値 - 空試験値)} = \dfrac{0.2987 \times 1000}{12.212 \times (24.89 - 0.02)} = 0.983$

(答)　(1)　12.212 (mg)　　(2)　0.983

問題 6-13　非水滴定，ノルエピネフリンの定量

次の記述は，日本薬局方ノルエピネフリン（$C_8H_{11}NO_3$：169.18）の定量法である．[　　]の中に入れるべき数値を計算しなさい．

本品を乾燥し，その約 0.3 g を精密に量り，非水滴定用氷酢酸 50 mL を加え，必要ならば加温して溶かし，0.1 mol/L 過塩素酸で滴定する（指示薬：クリスタルバイオレット試液 2 滴）．ただし，滴定の終点は液の青紫色が青色を経て青緑色に変わるときとする．同様の方法で空試験を行い，補正する．

0.1 mol/L 過塩素酸 1 ml = [　　] mg $C_8H_{11}NO_3$

[解答と解説]

反応式より，ノルエピネフリンと過塩素酸は等モルで反応することから，

1 mol/L 過塩素酸 1000 mL　= 169.18 g $C_8H_{11}NO_3$
0.1 mol/L 過塩素酸　1 mL　= 16.918 mg $C_8H_{11}NO_3$

(答)　16.918 (mg)

問題 6-14　医薬品の非水滴定（国試問題）

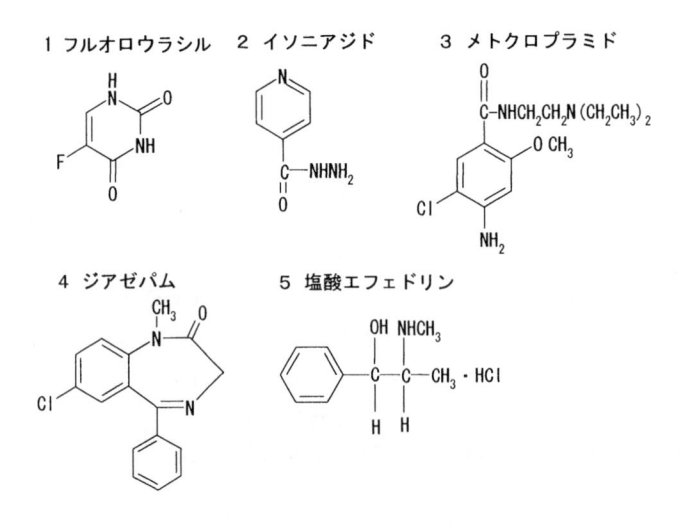

1　フルオロウラシル　2　イソニアジド　3　メトクロプラミド

4　ジアゼパム　5　塩酸エフェドリン

第6章 酸・塩基反応による化学的定量

上の日本薬局方医薬品のうち，ジメチルホルムアミドに溶かし，テトラメチルアンモニウムヒドロキシド液で滴定する定量法が適用されるものはどれか．

[解答と解説]
　医薬品の非水滴定では，標準液に対してどこが反応するかを理解しなければならない．2～5は弱塩基であるが，1はイミド基（-CO-NH-CO-）を有するために弱酸となり，テトラメチルアンモニウムヒドロキシド液で滴定が可能となる．
　（答）　1

問題 6-15　非水滴定，塩酸 L-リジンの定量

次の記述は，日本薬局方塩酸 L-リジン（$C_6H_{14}N_2O_2 \cdot HCl$：182.65）の定量法である．[　　]の中に入れるべき数値を計算しなさい．

本品を乾燥し，その約 0.1 g を精密に量り，ギ酸 2 mL に溶かし，0.1 mol/L 過塩素酸 15 mL を正確に加え，水浴上で 30 分間加熱する．冷後，酢酸 (100) 45 mL を加え，過量の過塩素酸を 0.1 mol/L 酢酸ナトリウム液で滴定する（電位差滴定法）．同様の方法で空試験を行う．

　0.1 mol/L 過塩素酸 1 mL ＝ [　　] mg $C_6H_{14}N_2O_2 \cdot HCl$

[解答と解説]
　ほとんどのアミノ酸は弱酸～弱塩基であるので，中和滴定では定量困難であり，非水滴定を適用する（L-メチオニンは S-CH₃ 基へのヨウ素の反応を利用した酸化還元滴定により定量される）．誘電率の高いギ酸を加えるのは，酢酸に溶けにくいアミノ酸を溶かすためである．これに過塩素酸を加えると，ギ酸と塩酸が追い出され，2 モルの過塩素酸が消費される．

$$Cl^- \; H_3\overset{+}{N}(CH_2)_4CH(NH_3^+)COO^- + HCOOH \longrightarrow Cl^- \; H_3\overset{+}{N}(CH_2)_4CH(NH_3^+)COOH \cdot HCOO^-$$

$$Cl^- \; H_3\overset{+}{N}(CH_2)_4CH(NH_3^+ HCOO^-)COOH + 2\,CH_3CO\overset{+}{OH_2} \; ClO_4^- \longrightarrow ClO_4^- \; H_3\overset{+}{N}(CH_2)_4CH(NH_3^+ ClO_4^-)COOH + HCOOH + HCl + 2\,CH_3COOH$$

したがって，対応量は以下のように計算できる．

$$1 \text{ mol/L HClO}_4 \; 1000 \text{ mL} = 182.65 \times \frac{1}{2} \text{ g } C_6H_{14}N_2O_2$$

$$0.1 \text{ mol/L HClO}_4 \quad 1 \text{ mL} = 0.1 \times 182.65 \times \frac{1}{2} \text{ mg C}_6\text{H}_{14}\text{N}_2\text{O}_2$$
$$= 9.133 \text{ mg C}_6\text{H}_{14}\text{N}_2\text{O}_2$$

過量の過塩素酸を逆滴定するのに酢酸ナトリウム液を使う理由は，酢酸中で最も強い塩基が酢酸イオンだからである．

(答)　9.133 8mg)

(参考)　酢酸(100)とは氷酢酸をあらわす．

問題 6-16　非水滴定，塩酸ブロムヘキシンの定量

次の [　　] に入るべき数値を計算しなさい．ただし，塩酸ブロムヘキシン $C_{14}H_{20}Br_2N_2 \cdot HCl = 412.59$ とする．

本品を乾燥し，その約 0.5g を精密に量り，ギ酸 2 mL に溶かし，無水酢酸 60 mL を加え，50℃の水浴中で 15 分間加温し，冷後，0.1 mol/L 過塩素酸で滴定する（指示薬：クリスタルバイオレット試液 2 滴）．ただし，滴定の終点は液の紫色が青緑色を経て黄緑色に変わるときとする．同様の方法で空試験を行い，補正する．

$$0.1 \text{ mol/L 過塩素酸 } 1 \text{ mL} = [\quad] \text{ mg C}_{14}\text{H}_{20}\text{Br}_2\text{N}_2 \cdot \text{HCl}$$

[解答と解説]

無水酢酸により芳香族第一アミンがアセチル化を受けるので，あらかじめアセチル化を行った後に，脂肪族第三アミンの非水滴定を行う．したがって，過塩素酸標準液と塩酸ブロムヘキシンは等モルで反応する．

$$1 \text{ mol/L HClO}_4 \quad 1000 \text{ mL} = 412.59 \text{ g C}_{14}\text{H}_{20}\text{Br}_2\text{N}_2 \cdot \text{HCl}$$
$$0.1 \text{ mol/L HClO}_4 \quad 1 \text{ mL} = 0.1 \times 412.59 \text{ mg C}_{14}\text{H}_{20}\text{Br}_2\text{N}_2 \cdot \text{HCl}$$
$$= 41.26 \text{ mg C}_{14}\text{H}_{20}\text{Br}_2\text{N}_2 \cdot \text{HCl}$$

(答)　41.26 (mg)

問題 6-17　非水滴定，硫酸キニーネの定量

硫酸キニーネの定量に関して，[　　] に入るべき数値を計算しなさい．

本品約 0.5 g を精密に量り，酢酸 (100) 20 mL に溶かし，無水酢酸 80 mL を加え，0.1 mol/L 過塩素酸で滴定する (指示薬：クリスタルバイオレット試液 2 滴)．ただし，滴定の終点は液の紫色が青色を経て青緑色に変わるときとする．同様の方法で空試験を行い，補正する．

0.1 mol/L 過塩素酸 1 mL = [　　] mg $(C_{20}H_{24}N_2O_2)_2 \cdot H_2SO_4$

ただし，$(C_{20}H_{24}N_2O_2)_2 \cdot H_2SO_4 = 746.91$ とする．

［解答と解説］

過塩素酸と反応すべき，第三アミンは4モル存在するが，そのうち1モルは塩基性の強いキヌクリジン骨格の第三アミンで，硫酸が結合する．したがって，3モルが過塩素酸と反応する．

$$1 \text{ mol/L HClO}_4 \quad 1000 \text{ mL} = 746.91 \times \frac{1}{3} \text{ g } (C_{20}H_{24}N_2O_2)_2 \cdot H_2SO_4$$

$$0.1 \text{ mol/L HClO}_4 \quad 1 \text{ mL} = 0.1 \times 746.91 \times \frac{1}{3} \text{ mg } (C_{20}H_{24}N_2O_2)_2 \cdot H_2SO_4$$

$$= 24.897 \text{ mg } (C_{20}H_{24}N_2O_2)_2 \cdot H_2SO_4$$

（答）　24.897 (mg)

第 7 章　酸化還元反応による化学的定量法

酸化剤と還元剤との間に起こる酸化還元反応を利用した滴定法である．反応に伴い，前者は後者から電子を受容する．

7.1　主な酸化還元滴定法

ヨージオメトリー：還元性物質とヨウ素との直接反応によって定量する方法．
ヨードメトリー：酸化性物質にヨウ化カリウムを加え，生じたヨウ素をチオ硫酸ナトリウムで滴定する方法．
臭素滴定法：ヨードメトリーの一種で，フェノール誘導体の測定方法．
過マンガン酸塩滴定法：オキシドール定量や上水・下水試験法で用いられる．指示薬不要．
（第9章水質試験を参照）

7.2　ジアゾ化滴定

芳香族第一アミンに亜硝酸ナトリウムを作用させて，ジアゾニウム塩が生成すること利用した滴定法．亜硝酸ナトリウム1モルは1モルのアミンと反応する．

$$R\text{-}C_6H_4\text{-}NH_2 + NaNO_2 + 2HCl \longrightarrow R\text{-}C_6H_4\text{-}N\equiv N^+ Cl^- + NaCl + 2H_2O$$

演習問題

問題 7-1　ヨウ素標準液の標定（直接法，一次標準法）
　[　　]内に入る対応量を計算しなさい．

　調製　ヨウ素（I_2）13 g をヨウ化カリウム溶液（2→5）100 mL に溶かし，希塩酸 1 mL 及び水を加えて 1000 mL とし，次の標定を行う．

　標定　三酸化二ヒ素（標準試薬，As_2O_3：197.84）を粉末とし，105℃で 3～4 時間乾燥した後，デシケーター（シリカゲル）中で放冷し，その約 0.08 g を精密に量り，水酸化ナトリウム（1→25）20 mL を加え，必要ならば加温して溶かす．これに水 40 mL 及びメチルオレンジ試液 2 滴を加え，液が淡赤色になるまで希塩酸を加えた後，炭酸水素ナトリウム 2 g を加え，調製したヨウ素液で滴定し，ファクターを計算する（指示薬法：デンプン試液 3 mL，又は電位差滴定法：白金電極）．ただし，指示薬法の終点は，液が持続する青色を呈するときとする．　　0.05 mol/L ヨウ素液 1 mL ＝ [　　] mg As_2O_3

［解答と解説］

　調製で加えるヨウ化カリウム（KI）溶液はヨウ素（I_2）の溶解補助剤として，希塩酸は不純物として存在する可能性のあるヨウ素酸塩をヨウ素に変換するために加える．

　標定の反応式は，

$$As_2O_3 + 3H_2O \rightarrow 2 H_3AsO_3$$

$$H_3AsO_3 + I_2 + 4 NaHCO_3 \rightarrow Na_2HAsO_4 + 2NaI + 4CO_2$$

　定量の操作で，水酸化ナトリウムを添加すると亜ヒ酸がナトリウム塩を形成し，平衡が右へ移動し三酸化ヒ素が溶解する．希塩酸を加えて再び亜ヒ酸とし，炭酸水素ナトリウムを加えて約 pH8 とする．

　反応式から標準試薬の三酸化ヒ素 1 モルは，ヨウ素 2 モルに対応することがわかる．したがって対応量は，以下のように計算できる．

$$1 \text{ mol/L ヨウ素 1000 mL} = 197.84 \times \frac{1}{2} \text{ g } As_2O_3$$

$$0.05 \text{ mol/L ヨウ素 1 mL} = 0.05 \times 197.84 \times \frac{1}{2} \text{ mg } As_2O_3$$

$$= 4.946 \text{ mg } As_2O_3$$

（答）　4.946 (mg)

（参考）　ヨウ化カリウム溶液（2→5）の（2→5）とは，溶液の濃度を示したもので，固形の薬品 2 g（液状の薬品なら 2 mL）を溶媒に溶かして全量を 5 mL としたものを示す．

（参考）　第 15 改正日本薬局方では，0.05 mol/L ヨウ素液の標定は 0.1 mol/L チオ硫酸ナトリウム液を用いる間接法に変更された．

問題 7-2　チオ硫酸ナトリウム標準液の標定（直接法，一次標準法）

0.1 mol/L チオ硫酸ナトリウム液の調製と標定に関して，[　　]内に入るべき数値を求めなさい．

調製　チオ硫酸ナトリウム五水和物25 g 及び無水炭酸ナトリウム 0.2 g に新たに煮沸して冷却した水を加えて溶かし，1000 mL とし，24時間放置した後，次の標定を行う．

標定　ヨウ素酸カリウム (標準試薬，KIO$_3$: 214.00) を 120～140℃で 1.5～2時間乾燥した後，デシケーター（シリカゲル）中で放冷し，その約 0.1 g をヨウ素瓶に精密に量り，水 25 mL に溶かし，ヨウ化カリウム 2 g 及び希硫酸 10 mL を加え，密栓し，10分間放置した後，水 100 mL を加え，遊離したヨウ素を調製したチオ硫酸ナトリウム液で滴定する．ただし，滴定の終点は液が終点近くで淡黄色になったとき，デンプン試液 3 mL を加え，生じた青色が脱色するときとする．同様の方法で空試験を行い，補正し，ファクターを計算する．

0.1 mol/L チオ硫酸ナトリウム 1 mL = [　　] mg KIO$_3$

[解答と解説]

チオ硫酸ナトリウムは pH が酸性になると硫黄を遊離してしまうために調製では，無水炭酸ナトリウムでアルカリ性にすると共に，新たに煮沸し冷却した水を用いることで炭酸による溶液の酸性化を防いでいる．この標定の化学反応式は，以下のようになる．

$$KIO_3 + 5\,KI + 3\,H_2SO_4 \rightarrow 3\,K_2SO_4 + 3\,H_2O + 3\,I_2$$

$$I_2 + 2\,Na_2S_2O_3 \rightarrow 2\,NaI + Na_2S_4O_6^* \qquad (^*Na_2S_4O_6；テトラチオン酸ナトリウム)$$

したがってヨウ素酸カリウム1モルは，チオ硫酸ナトリウム6モルに対応する．

1 mol/L チオ硫酸ナトリウム液 1000 mL　　= $214.00 \times \dfrac{1}{6}$ g KIO$_3$

0.1 mol/L チオ硫酸ナトリウム液　 1 mL　　= $0.1 \times 214.00 \times \dfrac{1}{6}$ mg KIO$_3$

　　　　　　　　　　　　　　　　　　　= 3.5667 mg KIO$_3$

（答）　3.5667 (mg)

問題 7-3　臭素標準液の調製

日本薬局方 0.05 mol/L 臭素液を 250 mL 調製するときの，臭素酸カリウム（KBrO$_3$: 167.00）の必要量を計算しなさい．

[解答と解説]

日本薬局方臭素液は臭素酸カリウムと臭化カリウムの混液であり，用時，塩酸を加えて臭素を発生させて使用する．その反応式は以下のように示される．

$$KBrO_3 + 5\,KBr + 6\,HCl \rightarrow 6\,KCl + 3\,H_2O + 3\,Br_2$$

この反応式より，臭素（Br₂）1モルを生成させるには臭素酸カリウムが$\frac{1}{3}$モル必要なことがわかる．したがって，臭素酸カリウムの必要量は以下のように求めることができる．

$$0.05 \times 167.00 \times \frac{1}{3} \text{ g} \text{-----} 1000 \text{ mL}$$

$$x \text{ g} \text{-----} 250 \text{ mL} \quad \therefore x = \frac{0.05 \times 167.00 \times \frac{1}{3} \times 250}{1000} = 0.696 \text{ g}$$

（答） 0.696 g

問題 7-4 過マンガン酸カリウム標準液の標定（国試問題）

日本薬局方過マンガン酸カリウムの標定に関する次の記述の正誤を判定せよ．
a シュウ酸との反応は，通常硫酸酸性で行うが，塩酸または硝酸酸性でもよい．
b 滴定は過マンガン酸カリウム溶液の一定量を三角フラスコにとり，0.05 mol/L シュウ酸液で滴定する．
c 滴定は 0.05 mol/L シュウ酸液の一定量を三角フラスコにとり，過マンガン酸カリウム液で滴定する．
d 反応終了近くになったならば，55℃〜60℃に加温して滴定を行う必要がある．

［解答と解説］
a HClがあるとCl₂が生じ，HNO₃はシュウ酸に対して酸化作用を有するので適当でない．
b 通常は試料溶液を三角フラスコにとって標準液で滴定するが，この場合は逆で行う．
c 一定量のシュウ酸液を過マンガン酸カリウム溶液で滴定すれば，滴定の途中ではその赤色が消えるが，終点になると淡赤色を呈するので，指示薬が不要になる．
d 終点付近では反応が遅くなるので，加温する必要がある．
（答） a 誤 b 誤 c 正 d 正

問題 7-5 過マンガン酸カリウム標準液の標定

次の記述は日本薬局方 0.02 mol/L 過マンガン酸カリウム液に関する標定である．以下の［ ］内に入る数値を計算しなさい．

標定 シュウ酸ナトリウム（標準試薬，Na₂C₂O₄：134.00）を 150〜200℃で 1〜1.5 時間乾燥した後，デシケーター（シリカゲル）中で放冷し，その約 0.3 g を 500 mL の三角フラスコに精密に量り，水 30 mL に溶かし，薄めた硫酸（1→20）250 mL を加え，液温を 30〜35℃とし，調製した過マンガン酸カリウム液ビュレットに入れ，穏やかにかき混ぜながら，その 40 mL を速やかに加え，液の赤色が消えるまで放置する．次に 55〜60℃に加温して滴

第7章 酸化還元反応による化学的定量法

定を続け，30秒間持続する淡赤色を呈するまで滴定し，ファクターを計算する．ただし，終点前の0.5～1 mLは注意して滴加し，過マンガン酸カリウム液の色が消えてから次の1滴を加える．

0.02 mol/L 過マンガン酸カリウム液 1 mL = [　　] mg $Na_2C_2O_4$

[解答と解説]

この標定の化学反応式は，次のように示される．

$5 Na_2C_2O_4 + 2 KMnO_4 + 8 H_2SO_4 \rightarrow K_2SO_4 + 5 Na_2SO_4 + 2 MnSO_4 + 10 CO_2 + 8 H_2O$

したがって，過マンガン酸カリウム1モルに対して，シュウ酸ナトリウム $\frac{5}{2}$ モルが対応することがわかり，対応量は以下のように計算できる．

1 mol/L $KMnO_4$ 1000 mL = $134.00 \times \frac{5}{2}$ g $Na_2C_2O_4$

0.02 mol/L $KMnO_4$ 1 mL = $0.02 \times 134.00 \times \frac{5}{2}$ mg $Na_2C_2O_4$

= 6.700 mg $Na_2C_2O_4$

（答）　6.700 (mg)

問題 7-6　アスコルビン酸の定量

本品を乾燥したものは定量するとき，L-アスコルビン酸（$C_6H_8O_6$：176.13）99.0%以上を含む．アスコルビン酸を乾燥し，その約0.2 gを精密に量り，メタリン酸 (1→50) 50 mLに溶かし，0.05 mol/L ヨウ素液で滴定する（デンプン試液 1 mL）．いま，アスコルビン酸製剤を0.2093g量り，上記に沿って測定したところ，0.05 mol/L ヨウ素液 (f = 1.026) 22.59 mL消費した．この製剤の含量%は日本薬局方アスコルビン酸として適合するか．

[解答と解説]

アスコルビン酸（還元剤）はヨウ素（酸化剤）に酸化されてデヒドロアスコルビン酸に変化する．ヨウ素による直接滴定法である．メタリン酸はアスコルビン酸の溶解補助剤である．

化学反応式から，アスコルビン酸とヨウ素は等モルで反応することがわかる．

$$1 \text{ mol/L ヨウ素液 } 1000 \text{ mL} = 176.13 \text{ g } C_6H_8O_6$$
$$0.05 \text{ mol/L ヨウ素液 } 1 \text{ mL} = 0.05 \times 176.13 \text{ mg } C_6H_8O_6$$
$$= 8.807 \text{ mg } C_6H_8O_6$$

$$含量\% = \frac{対応量(mg) \times 標準液の消費量(mL) \times ファクター}{採取量(mg)} \times 100$$

$$= \frac{8.807 \times 22.59 \times 1.026}{0.2093 \times 1000} \times 100 = 97.5\% \quad \therefore \text{ 本製剤は日本薬局方に適合しない.}$$

(答) 97.5 %, 日本薬局方に適合しない.

問題 7-7 塩酸ヒドララジンの定量

日本薬局方塩酸ヒドララジン（$C_8H_8N_4 \cdot HCl : 196.64$）の定量法に関して [　　] 内に入る数値を計算しなさい.

本品を乾燥し，その約 0.15 g を精密に量り，共栓フラスコに入れ，水 25 mL に溶かし，塩酸 25 mL を加えて室温に冷却する. これにクロロホルム 5 mL を加え，振り混ぜながら，0.05 mol/L ヨウ素酸カリウム液でクロロホルム層の紫色が消えるまで滴定する. ただし，滴定の終点はクロロホルム層が脱色した後，5 分以内に再び赤紫色が現れないときとする.

0.05 mol/L ヨウ素酸カリウム液 1 mL = [　　] mg $C_8H_8N_4 \cdot HCl$

[解答と解説]

塩酸ヒドララジンはヨウ素酸カリウムを還元し，一時的にヨウ素を遊離し，これがクロロホルム層に溶けて紫色を呈する. このヨウ素は塩酸の存在で過量のヨウ素酸カリウムにより酸化され，塩化ヨウ素となって脱色する. その際，クロロホルム層の紫色が消え，窒素ガスが発生する.

$$R-NHNH_2 + KIO_3 + 2HCl \rightarrow R-OH + N_2 + ICl + KCl + 2H_2O$$

化学反応式からヨウ素酸カリウムとヒドララジンは等モルで反応する.

$$1 \text{ mol/L ヨウ素酸カリウム液 } 1000 \text{ mL} = 196.64 \text{ g } C_8H_8N_4 \cdot HCl$$
$$0.05 \text{ mol/L ヨウ素酸カリウム液 } 1 \text{ mL} = 0.05 \times 196.64 \text{ mg } C_8H_8N_4 \cdot HCl$$
$$= 9.832 \text{ mg } C_8H_8N_4 \cdot HCl$$

(答) 9.832 (mg)

問題 7-8 ヨウ化カリウムの定量

日本薬局方ヨウ化カリウムの定量法に関する次の記述について，[　　] に入れるべき数値を求めよ. ただし，KI = 166.00 とする.

本品を乾燥し，その約 0.5 g を精密に量り，ヨウ素瓶に入れ，水 10 mL に溶かし，塩酸 35 mL 及びクロロホルム 5 mL を加え，激しく振り混ぜながら 0.05 mol/L ヨウ素酸カリウム液でクロロホルム層の赤紫色が消えるまで滴定する. ただし，滴定の終点はクロロホルム

第7章 酸化還元反応による化学的定量法　　**91**

層が脱色した後，5分以内に再び赤紫色が現れないときとする．

　　　　0.05 mol/L ヨウ素酸カリウム液 1 mL = [　　] mg KI

この滴定の反応式は次のとおりである．

　　　　2KI + KIO₃ + 6HCl → 3ICl + 3KCl + 3H₂O

[解答と解説]

　この定量法の原理は，ヨウ化カリウムは酸化剤が存在するとヨウ素を遊離する性質を利用している．まず一時的に遊離させたヨウ素をクロロホルム層に捕集（紫色になる）したときの反応式は，

　　　　5KI + KIO₃ + 6HCl → 3I₂ + 6KCl + 3H₂O

塩酸存在下ではヨウ素は再び酸化されて塩化ヨウ素になるので，紫色は直ちに脱色される．このときの反応式は，

　　　　2I₂ + KIO₃ + 6HCl → 5ICl + KCl + 3H₂O

この2つの反応式をまとめると，問題文中の反応式となる．

　ヨウ素酸カリウム標準液1モルに対して，ヨウ化カリウムは2モルが対応するので，対応量は，次のように計算できる．

　　　　1 mol/L KIO₃ 1000 mL　　　= 166.00 × 2 g KI
　　　　0.05 mol/L KIO₃ 1 mL　　　= 0.05 × 166.00 × 2 mg KI
　　　　　　　　　　　　　　　　　= 16.600 mg KI

（答）　16.600 (mg)

(注意)　ヨウ素の色は，水系溶媒または有機溶媒とヨウ素との分子間相互作用によって異なる．ヨウ素が水，ヨウ化カリウム，エタノール存在下で水に溶けて溶液になったときは，溶媒分子と結合して褐色を呈する．クロロホルム，二硫化炭素などに溶けるときには分子状の I_2 となって溶けて紫色を呈する．

問題 7-9　塩酸フェニレフリンの定量

　本品は乾燥したものは定量するとき，塩酸フェニレフリン($C_9H_{13}NO_2 \cdot HCl$: 203.67) 98.0～102.0%を含む．対応量を計算しなさい．

　定量　本品を乾燥し，その約0.1 gを精密に量り，ヨウ素瓶に入れ，水40 mLに溶かし，0.05 mol/L 臭素液50 mLを正確に加える．更に塩酸5 mLを加えて直ちに密栓し，振り混ぜた後，15分間放置する．次にヨウ化カリウム試液10 mLを注意して加え，直ちに密栓してよく振り混ぜた後，5分間放置し，遊離したヨウ素を0.1 mol/L チオ硫酸ナトリウム液で滴定する(指示薬：デンプン試液1 mL)．同様の方法で空試験を行う．

　　　　0.05 mol/L 臭素液 1 mL = [　　] mg $C_9H_{13}NO_2 \cdot HCl$

[解答と解説]

　この定量法の化学反応式は，①臭素の発生，②フェノールのオルト，パラ位への置換反

応，③ヨウ化カリウムを用いた臭素のヨウ素への変換，④ヨウ素とチオ硫酸ナトリウムの反応，の4段階があり，以下のように示される．

$$1 \text{ mol/L 臭素液 } 1000 \text{ mL} = 203.67 \times \frac{1}{3} \text{ mg } C_9H_{13}NO_2 \cdot HCl$$

$$0.05 \text{ mol/L 臭素液 } 1 \text{ mL} = 0.05 \times 203.67 \times \frac{1}{3} \text{ mg } C_9H_{13}NO_2 \cdot HCl$$

$$= 3.3946 \text{ mg } C_9H_{13}NO_2 \cdot HCl$$

$$KBrO_3 + 5KBr + 6HCl \longrightarrow 3Br_2 + 6KCl + 3H_2O$$

(構造式) + 3Br₂ ⟶ (臭素化体) + 3HBr

$$Br_2 + 2KI \longrightarrow 2KBr + I_2$$

$$I_2 + 2Na_2S_2O_3 \longrightarrow 2NaI + Na_2S_4O_6$$

（答） 3.3946 (mg)

問題 7-10 エタクリン酸の定量

日本薬局方エタクリン酸の定量法に関する次の記述について，[　]に入れるべき数値を求めなさい．ただし，$C_{13}H_{12}Cl_2O_4 = 303.14$ とする．

本品を乾燥し，その約 0.1 g を精密に量り，ヨウ素瓶に入れ，酢酸 (100) 20 mL に溶かし，0.05 mol/L 臭素液 20 mL を正確に加える．これに塩酸 3 mL を加えて直ちに密栓し，振り混ぜた後，60 分間暗所に放置する．次に水 50 mL 及びヨウ化カリウム試液 15 mL を注意して加え，直ちに密栓してよく振り混ぜた後，遊離したヨウ素を 0.1 mol/L チオ硫酸ナトリウム液で滴定する（指示薬：デンプン試液 1 mL）．同様の方法で空試験を行う．

本品 0.1000 g を採取して定量法にしたがって滴定したところ，チオ硫酸ナトリウムを 13.45 mL 要した．また空試験では 20.21 mL を要した．本品の含量%を計算しなさい．

$$0.05 \text{ mol/L 臭素液 } 1 \text{ mL} = [\quad] \text{ mg } C_{13}H_{12}Cl_2O_4$$

(反応式：エタクリン酸 + Br₂ ⟶ 臭素付加体)

[解答と解説]

エタクリン酸は臭素の等モルと反応して，問題の反応式のような臭素付加体を生成する．

第7章 酸化還元反応による化学的定量法

反応後，過剰の臭素をヨウ化カリウムでヨウ素に変換し，チオ硫酸ナトリウム液で逆滴定する．

$$1 \text{ mol/L 臭素液 } 1000 \text{ mL} = 303.14 \text{ g C}_{13}\text{H}_{12}\text{Cl}_2\text{O}_4$$

$$0.05 \text{ mol/L 臭素液 } 1 \text{ mL} = 0.05 \times 303.14 \text{ mg C}_{13}\text{H}_{12}\text{Cl}_2\text{O}_4$$

$$= 15.157 \text{ mg C}_{13}\text{H}_{12}\text{Cl}_2\text{O}_4$$

$$含量\% = \frac{(20.21-13.45)\times 15.157}{0.100\times 1000}\times 100 = 102.5\%$$

（答） 102.5 %

問題 7-11 オキシドールの定量

次は，日本薬局方オキシドールの定量法である．対応量を計算しなさい．本品は定量するとき，過酸化水素 (H_2O_2：34.01) 2.5～3.5w/v% を含む．本品は適当な安定剤を含む．

「本品 1.0 mL を正確に量り，水 10 mL 及び希硫酸 10 mL を入れたフラスコに加え，0.02 mol/L 過マンガン酸カリウム液で滴定する．」

[解答と解説]

この定量の化学反応式は次のようである．滴定の進行に伴い，酸素の発生がみられる．

$$5H_2O_2 + 2KMnO_4 + 3H_2SO_4 \rightarrow K_2SO_4 + 2MnSO_4 + 8H_2O + 5O_2$$

過酸化水素は還元剤として反応し，終点は赤色を呈するところである．

$$1 \text{ mol/L KMnO}_4 \text{ 1000 mL} = 34.01 \times \frac{5}{2} \text{ g H}_2\text{O}_2$$

$$0.02 \text{ mol/L KMnO}_4 \text{ 1 mL} = 0.02 \times 34.01 \times \frac{5}{2} \text{ mg H}_2\text{O}_2$$

$$= 1.7005 \text{ mg H}_2\text{O}_2$$

（答） 1.7005 mg

問題 7-12 ジアゾ滴定，塩酸プロカインの定量

日本薬局方塩酸プロカインの定量法に関する次の記述の [ ] 内に入れるべき数値を計算しなさい．ただし，$C_{13}H_{20}N_2O_2 \cdot HCl = 272.77$ とする．

本品を乾燥し，その約 0.4 g を精密に量り，塩酸 5 mL 及び水 60 mL を加えて溶かし，さらに臭化カリウム溶液（3→10）10 mL を加え，15℃以下に冷却した後，0.1 mol/L 亜硝酸ナトリウム液で滴定終点検出法（電気滴定法）の電位差滴定法又は電流滴定法により滴定する．

0.1 mol/L 亜硝酸ナトリウム液 1 ml = [　　] mg $C_{13}H_{20}N_2O_2 \cdot HCl$

[解答と解説]

塩酸プロカインは芳香族第一アミンを 1 個有するので，亜硝酸ナトリウムと 1：1 で反応する．

1 mol/L 亜硝酸ナトリウム液 1000 mL　　　= 272.77 g $C_{13}H_{20}N_2O_2 \cdot HCl$
0.1 mol/L 亜硝酸ナトリウム液　1 mL　　　= 27.277 mg $C_{13}H_{20}N_2O_2 \cdot HCl$

（答）　27.277 (mg)

問題 7-13　ジアゾ滴定，スルファメチゾールの定量

日本薬局方スルファメチゾールの定量法に関する次の記述について，[　　] に入れるべき数値を求めなさい．ただし，$C_9H_{10}N_4O_2S_2$ = 270.34 とする．

本品を乾燥し，その約 0.4 g を精密に量り，塩酸 5 mL 及び水 50 mL を加えて溶かし，さらに臭化カリウム溶液（3→10）10 mL を加え，15℃以下に冷却した後，0.1 mol/L 亜硝酸ナトリウム液で電気滴定法の電位差滴定法又は電流滴定法により滴定する．

0.1 mol/L 亜硝酸ナトリウム液 1 mL = [　　] mg $C_9H_{10}N_4O_2S_2$

a　[　　] の中に入れるべき数値を求めなさい．

b　本品を乾燥したもの 0.4035 g をとり，本法により定量したとき，0.1 mol/L 亜硝酸ナトリウム液（f = 1.022）14.55 mL を要した．スルファメチゾールの含量%を算出しなさい．

[解答と解説]

a　スルファメチゾールは芳香族第一アミンを 1 個を有するので，亜硝酸ナトリウムと等モルで反応し，ジアゾ化される．

1 mol/L 亜硝酸ナトリウム液 1000 mL　　　= 270.34 g $C_9H_{10}N_4O_2S_2$
0.1 mol/L 亜硝酸ナトリウム液　1 mL　　　= 27.034 mg $C_9H_{10}N_4O_2S_2$

b 含量 % = $\dfrac{対応量 \times 消費量 \times ファクター}{採取量} \times 100$ = $\dfrac{27.034 \times 14.55 \times 1.022}{403.5} \times 100$ = 99.6 %

（答）　a　27.034 (mg)　　b　99.6 %

第 8 章 その他の化学的定量法

8．1 キレート滴定

　一つの配位子が二つ以上の配位座を占めるとき，これを多座配位子もしくはキレート化剤と呼び，この配位してできた配位化合物をキレート化合物という．キレート剤として有名な EDTA（エチレンジアミン四酢酸二水素二ナトリウム）は，多くの金属イオンと，その金属イオンの価数に関係なく，モル比 1：1 の安定したキレート化合物を生成するため，金属の分析に広く用いられる．これを利用したキレート滴定はキレート剤を滴下し，金属イオンと無色の安定な水溶性キレート化合物を生成させ，あらかじめ加えておいた金属指示薬の色変化により終点を決め，金属イオン量を求める方法である．

　金属指示薬のエリオクロムブラック T・塩化ナトリウム（EBT・NaCl）を例にすると，以下のような化学反応式が成り立つ．

　　　EDTA + EBT-Zn（赤紫色）　→　EDTA-Zn + EBT（青紫色）

（参考）　金属指示薬の例
　　　エリオクロムブラック T　　　　　(Mg^{2+}，Zn^{2+}，Ca^{2+}：pH10.7)
　　　キシレノールオレンジ　　　　　　(Bi^{3+}：希 HNO_3)
　　　　　Ｎ Ｎ　　　　　　　　　　　(Ca^{2+}：8 mol/L KOH)
　　　　Cu-PAN　　　　　　　　　　　(Al^{3+}：pH 3.0, 10.0)
　　　ジチゾン（ジフェニルチオカルバゾン）　（Zn^{2+}：pH 4.8）

8．2 沈殿滴定

　ハロゲン化物イオンまたはチオシアン酸イオンのような陰イオンと銀イオンとの沈殿反応を利用した滴定法である．

Mohr 法（モール法）：　　　クロム酸カリウムを指示薬として，ハロゲンを硝酸銀で直接滴定する方法．

Fajans 法（ファヤンス法）：　フルオレセインナトリウムのような吸着指示薬を用い，硝酸銀で滴定する方法．有機ヨウ素化合物をアルカリ性で亜鉛還元し，ヨウ素イオンとし，硝酸銀で直接滴定する．

Volhard 法（ホルハルト法）：ハロゲンに過剰の硝酸銀を加えて，過剰の硝酸銀をチオシアン酸アンモニウム標準液で逆滴定する．

8.3 重量分析

目的成分をそのまま，または難溶性の誘導体に変えて，試料中から抽出，沈殿または揮発などの分離操作により単離し，その重量を量ることにより定量する方法．

第8章 その他の化学的定量法

演習問題

問題 8-1 キレート滴定，EDTA の標定（直接法）
次はエチレンジアミン四酢酸 二水素二ナトリウム標準液の標定に関するものである．[ ] 内に適語を入れなさい．

亜鉛（標準試薬，Zn：65.39）を希塩酸で洗い，次に水洗し，さらにアセトンで洗った後，110℃で5分間乾燥した後，デシケーター（シリカゲル）中で放冷し，約0.8 g を精密に量り，希塩酸12 mL 及び臭素試液5滴を加え，穏やかに加温して溶かし，煮沸して過量の臭素を追い出した後，水を加えて正確に200 mL とする．この液20 mL を正確に量り，水酸化ナトリウム溶液（1→50）を加えて中性とし，pH 10.7 のアンモニア・塩化アンモニウム緩衝液5 mL 及びエリオクロムブラックT・塩化ナトリウム指示薬0.04 g を加え，調製したエチレンジアミン四酢酸二水素二ナトリウム液で，液の赤紫色が青紫色に変わるまで滴定し，ファクターを計算する．
注意：ポリエチレン瓶に保存する．
0.05 mol/L エチレンジアミン四酢酸二水素二ナトリウム液 1 mL = [ ] mg Zn

[解答と解説]
亜鉛を塩酸で洗うのは，亜鉛表面の酸化物および付着物を除去するためである．EDTA 標準液をポリエチレン瓶に保存する理由は，ガラス瓶中の ZnO, Al_2O_3 などが EDTA とキレート反応し，EDTA 標準液の力価が減少するのを防ぐためである．
標定の化学反応式は，以下に示す．

$Zn + 2HCl \rightarrow ZnCl_2$

$ZnCl_2 + EDTA + 2NH_4OH \rightarrow EDTA\text{-}Zn + 2NH_4Cl + 2H_2O$

$EBT\text{-}Zn$ (赤紫) + $EDTA \rightarrow EBT$ (青紫) + $EDTA\text{-}Zn$

対応量は，0.05×65.39 mg Zn = 3.2695 mg Zn となる．
1 mol/L エチレンジアミン四酢酸二水素二ナトリウム液 1000 mL = 65.39 g Zn
0.05 mol/L エチレンジアミン四酢酸二水素二ナトリウム液 1 mL = 0.05×65.39 mg Zn
　　　　　　　　　　　　　　　　　　　　　　　　　　　　　　　= 3.2695 mg Zn

（答）　3.2695 mg

問題 8-2 キレート滴定，ステアリン酸カルシウム中のカルシウムの定量
次の記述は，日本薬局方ステアリン酸カルシウム中のカルシウムの定量法に関するものである．以下の問に答えなさい．

本品は主としてステアリン酸（$C_{18}H_{36}O_2$）及びパルミチン酸（$C_{16}H_{32}O_2$）のカルシウム塩である．本品を乾燥したものは定量するとき，カルシウム（Ca：40.08）6.4〜7.1%を含む．

本品を乾燥し，その約 0.5 g を精密に量り，初めは弱く注意しながら加熱し，次第に強熱して灰化する．冷後，残留物に希塩酸 10 mL を加え，水浴上で 10 分間加温した後，温湯 10 mL，10 mL 及び 5 mL を用いてフラスコに移し入れ，次に液がわずかに混濁を生じ始めるまで水酸化ナトリウム試液を加え，さらに 0.05 mol/L エチレンジアミン四酢酸二水素二ナトリウム液 25 mL，pH 10.7 のアンモニア・塩化アンモニウム緩衝液 10 mL，エリオクロムブラックT試液 4 滴及びメチルイエロー試液 5 滴を加えた後，直ちに過量のエチレンジアミン四酢酸二水素二ナトリウムを 0.05 mol/L 塩化マグネシウム液で滴定する．ただし，滴定の終点は液の緑色が消え，赤色を呈するときとする．同様の方法で空試験を行い補正する．

0.05 mol/L エチレンジアミン四酢酸二水素二ナトリウム液 = [   ] mg Ca

ステアリン酸カルシウム 0.5000 g を量り，定量法にしたがい測定したところ，0.05 mol/L 塩化マグネシウム液 (f = 1.002) を 8.00 mL 消費した．また空試験では 24.57 mL を消費した．対応量とカルシウム含量 (%) を計算しなさい．ただし，Ca = 40.08 とする．

[解答と解説]

0.05 mol/L EDTA 1 mL = 0.05 (mol) = 0.05 × 40.08 = 2.0040 mg Ca

$$含量 \% = \frac{2.0040 \times (24.57 - 8.00) \times 1.002}{0.500 \times 1000} \times 100 = 6.65 \%$$

（答）　対応量　2.0040 (mg)　　含量%　6.65 %

問題 8-3　キレート滴定，アスピリンアルミニウム中のアルミニウムの定量

以下は，日本薬局方アスピリンアルミニウム中のアルミニウム（Al：26.98）の定量法である．[   ] 内にあてはまる数字を入れなさい．

本品約 0.4g を精密に量り，水酸化ナトリウム試液 10 mL に溶かし，1 mol/L 塩酸試液を滴加して pH を約 1 とし，更に pH 3.0 の酢酸・酢酸アンモニウム緩衝液 20 mL 及び Cu-PAN 試液 0.5 mL を加え，煮沸しながら，0.05 mol/L エチレンジアミン四酢酸二水素二ナトリウム液で滴定する．ただし，滴定の終点は液の色が赤色から黄色に変わり，1 分間以上持続したときとする．同様の方法で空試験を行い，補正する．

0.05 mol/L エチレンジアミン四酢酸二水素二ナトリウム液 1 mL = [   ] mg Al

[解答と解説]

アルミニウムはEDTAとの反応速度が遅く，加水分解されやすく，またキレート生成定数もあまり大きくないので，pH 3 で煮沸して反応を完結させる．滴定終点付近では，できるだけゆっくり滴定する．

1 mol/L EDTA 1000 mL　= 26.98 g Al
0.05 mol/L EDTA 1 mL　= 0.05 × 26.98 mg Al

= 1.3490 mg Al

（答）　1.3490 (mg)

問題 8-4　キレート滴定，乾燥水酸化アルミニウムゲルの定量

次の記述は，日本薬局方乾燥水酸化アルミニウムゲルの定量法に関するものである．これについて，以下の問に答えなさい．

本品は定量するとき，酸化アルミニウム（Al_2O_3：101.96）50.0%以上を含む．

「本品 2 g を精密に量り，塩酸 15 mL を加え，水浴上で振り混ぜながら 30 分間加熱し，冷後，水を加えて，正確に 500 mL とする．この液 20 mL を正確に量り，0.05 mol/L エチレンジアミン四酢酸二水素二ナトリウム液 30 mL を正確に加え，pH 4.8 の酢酸・酢酸アンモニウム緩衝液 20 mL を加えた後，5 分間煮沸し，冷後，エタノール（95）55 mL を加え，0.05 mol/L 酢酸亜鉛液で滴定する（指示薬：ジチゾン試液 2 mL）．ただし，滴定の終点は液の淡暗緑色が淡赤色に変わるときとする．同様の方法で空試験を行う．

0.05 mol/L エチレンジアミン四酢酸二水素二ナトリウム　1 mL ＝ [　　　] mg Al_2O_3

本品 2.0000 g を量りとって定量するとき，本試験に要した 0.05 mol/L 酢酸亜鉛液（f = 1.002）の量は 14.10 mL，空試験に要した量は 29.80 mL，であった．本品中の酸化アルミニウム（Al_2O_3）の含量％を計算しなさい．

［解答と解説］

Al^{3+} と EDTA のキレート生成反応の速度は小さいので，塩酸酸性溶液に過量の 0.05 mol/L EDTA 液を加えて煮沸し，反応を完結させる．冷後，逆滴定に適した pH に調整し，過量の EDTA を 0.05 mol/L 酢酸亜鉛液で滴定する．終点では，淡暗緑色のジチゾンが，淡赤色の亜鉛キレートを生成する．Zn^{2+}－ジチゾンのキレートは水に難溶なので，あらかじめエタノールを加える．対応量は，EDTA と Al^{3+} は 1：1 で反応するが，Al は 2 原子あるので，

$$0.05 \text{ mol/L EDTA } 1 \text{ mL} = 0.05 \times 101.96 \times \frac{1}{2} \text{ mg } Al_2O_3$$

$$= 2.5490 \text{ mg } Al_2O_3$$

採取量としては，2.0000 g / 500 mL から 20 mL を採取するので，

x g / 20 mL　　∴ x = 0.0800 g　である．

$$\text{含量 \%} = \frac{2.5490 \times (29.80 - 14.10) \times 1.002}{0.0800 \times 1000} \times 100 = 50.1 \text{ \%}$$

（答）　50.1 %

問題 8-5　沈殿滴定，チオシアン酸アンモニウム液の標定（間接法，国試問題）

次の記述は，日本薬局方容量分析用標準液 0.1 mol/L チオシアン酸アンモニウム液の標定

に関するものである．次の問に答えよ．

標定　0.1 mol/L 硝酸銀液 25 mL を正確に量り，水 50 mL，硝酸 2 mL 及び [　　] 試液 2 mL を加え，振り混ぜながら，調製したチオシアン酸アンモニウム液で持続する赤褐色を呈するまで滴定し，ファクターを計算する．

a　[　　] に入るべき指示薬はどれか．
  1 フェノールフタレイン　2 クリスタルバイオレット　3 硫酸アンモニウム鉄(Ⅲ)
  4 デンプン　　　　　　5 エリオクロムブラックT・塩化ナトリウム

b　直接法によって標定した 0.1 mol/L 硝酸銀液 25.00 mL (f = 1.020) を用いて，調製した 0.1 mol/L チオシアン酸アンモニウム液を持続する赤褐色を呈するまで滴定したところ 26.00 mL を消費した．0.1 mol/L チオシアン酸アンモニウム液のファクターは次のどれに最も近いか．
  1　0.981　　2　0.996　　3　1.000　　4　1.012　　5　1.020

[解答と解説]
この標定は間接法なので，チオシアン酸アンモニウム液のファクターを f' とすると，
$f \times M \text{(mol/L)} \times V \text{(mL)} = f' \times M' \text{(mol/L)} \times V' \text{(mL)}$ の式から，
$1.020 \times 0.1 \times 25.00 = f' \times 0.1 \times 26.00$　∴　$f' = 0.981$

なお滴定反応は以下のようになる．

$$NH_4SCN + AgNO_3 \rightarrow AgSCN\downarrow + NH_4NO_3$$
$$3NH_4SCN + Fe^{3+} \rightarrow Fe(SCN)_3 + 3NH_4^+$$
　　　　　　　　　　　　　　(赤褐色)

(答)　a　3　　b　1

問題 8-6　沈殿滴定，ファヤンス法

次の記述はアミドトリゾ酸の定量法である．これについて各問に答えなさい．ただし，アミドトリゾ酸 ($C_{11}H_9I_3N_2O_4$) = 613.91 とする．

本品約 0.5 g を精密に量り，けん化フラスコに入れ，[　A　] 試液 40 mL に溶かし，[　B　] 1 g を加え，還流冷却器を付けて 30 分間煮沸し，冷後，ろ過する．フラスコ及びろ紙を水 50 mL で洗い，洗液は先のろ液に合わせる．この液に酢酸 (100) 5 mL を加え，0.1 mol/L 硝酸銀液で滴定する（指示薬：テトラブロモフェノールフタレインエチルエステル試液 1 mL）．ただし，滴定の終点は沈殿の黄色が緑色に変わるときとする．

0.1 mol/L 硝酸銀液 1 mL = ［ C ］ mg C$_{11}$H$_9$I$_3$N$_2$O$_4$

a ［ A ］, ［ B ］に入れるべきものの正しい組合せはどれか．

	A	B
1	硫酸	酢酸第二水銀
2	ヨウ素	ヨウ化カリウム
3	水酸化ナトリウム	亜鉛末
4	硝酸銀	亜鉛末
5	硝酸銀	水酸化ナトリウム

b ［ C ］に入るべき数値はどれか．
　1　1.023　　2　2.046　　3　6.139　　4　10.232　　5　20.464

[解答と解説]
　この定量法の原理は，アルカリ性下で亜鉛末を用いて還元し，ヨウ素を遊離させてヨウ化ナトリウムに変換する．これを 0.1 mol/L 硝酸銀液で滴定する．上の構造式から，アミドトリゾ酸 1 モルからヨウ素原子 3 個がはずれ，NaI を 3 モル生成することがわかる．
　したがって対応量は，

$$0.1 \text{ mol/L AgNO}_3 \text{ 1 mL} = 0.1 \times 613.91 \times \frac{1}{3} \text{ mg C}_{11}\text{H}_9\text{I}_3\text{N}_2\text{O}_4$$

$$= 20.464 \text{ mg C}_{11}\text{H}_9\text{I}_3\text{N}_2\text{O}_4$$

（答）　a　3　　b　5

問題 8-7　沈殿滴定，ホルハルト法

　日本薬局方亜硝酸アミルの定量法に関する次の記述の［　　］の中に入れるべき数値を計算しなさい．ただし，亜硝酸アミル（C$_5$H$_{11}$NO$_2$）の式量は 117.15 である．
　メスフラスコにエタノール (95) 10 mL を入れて，質量を精密に量り，これに本品約 0.5 g を加え，再び精密に量る．次に 0.1 mol/L 硝酸銀液 25 mL を正確に加え，更に塩素酸カリウム溶液（1→20）15 mL 及び希硝酸 10 mL を加え，直ちに密栓して 5 分間激しく振り混ぜる．これに水を加えて正確に 100 mL とし，振り混ぜ，乾燥ろ紙を用いてろ過する．初めのろ液 20 mL を除き，次のろ液 50 mL を正確に量り，過量の硝酸銀を 0.1 mol/L チオシアン酸アンモニウム液で滴定する（指示薬：硫酸アンモニウム鉄（III）試液 2 mL）．同様の方法で空試験を行う．

0.1 mol/L 硝酸銀液 1 mL = ［　　］ mg C$_5$H$_{11}$NO$_2$

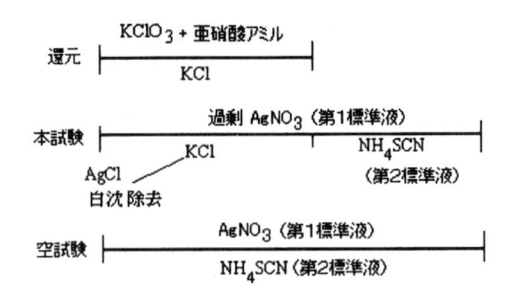

```
              KClO₃ + 亜硝酸アミル
      還元  ├────────────────────┤
                     KCl
              ├──────────────────────────┤

              過剰 AgNO₃(第1標準液)
      本試験 ├──────────────────┬───────────┤
                    KCl          NH₄SCN
              AgCl ╱              (第2標準液)
              白沈 除去

                AgNO₃(第1標準液)
      空試験 ├──────────────┬───────────┤
                NH₄SCN(第2標準液)
```

[解答と解説]

　本品は，3-メチル-1-ブタノールなどの亜硝酸エステルを主成分とした医薬品で亜硝酸アミルとして含量を求める．定量の原理は，亜硝酸アミルで KClO₃ を還元して KCl とし，これに硝酸銀を反応させて生じた AgCl の白沈をろ過して除き，過量の硝酸銀を NH₄SCN で滴定する逆滴定である．塩素酸カリウム1モルに対して亜硝酸アミル3モルが反応する．

　　　KClO₃ + 3C₅H₁₁NO₂ + 3H₂O → KCl + 3C₅H₁₁OH + 3HNO₃
　　　1 mol/L 硝酸銀液 1000 mL　　　= 117.15 × 3 g C₅H₁₁NO₂
　　　0.1 mol/L 硝酸銀液　1 mL　　　= 0.1 × 117.15 × 3 mg C₅H₁₁NO₂
　　　　　　　　　　　　　　　　　　= 35.145 mg C₅H₁₁NO₂

(答)　35.145 (mg)

問題 8-8　重量分析

　塩化物の試料 0.6025 g を水に溶かし，過剰の硝酸銀を加えて塩化物イオンを沈殿させ，ここで得られた塩化銀の沈殿をろ過，洗浄，乾燥したのちその重量を測定したら 0.7134 g であった．Cl = 35.45，Ag = 107.87 として次の問に答えよ．

　a　Cl⁻ 1 mol から何 mol の AgCl が生成するか．
　b　試料中の塩化物イオンの含量 (w/w %) を計算せよ．

[解答と解説]

a　反応式：　Ag⁺ + Cl⁻ → AgCl
　　Cl⁻ 1 mol は Ag⁺ 1 mol と反応して AgCl 1 mol (= 143.32 g) を与える．

b　試料中の Cl 量を m g とすると，Cl のモル数 = AgCl のモル数より，

$$\frac{m}{35.45} \text{(mol)} = \frac{0.7134}{143.32} \text{(mol)} \quad m = 0.1765 \text{ g}$$

　すなわち，0.6025 g の試料中に 0.1765 g の塩化物イオンが含有される．これを試料 100 g 中の重さに換算する．0.1765 g / 0.6025 g = x g / 100 g　　∴ x = 29.3 %

(答)　a　1 mol　　b　29.3 %

問題 8-9　重量分析

NaCl（式量：58.44）と NaBr（式量：102.90）を含む試料 10.0000 g に過剰の AgNO$_3$ を加え，AgCl（式量：143.32）と AgBr（式量：187.78）の混合物 5.2600 g を得た．さらにこの混合物を塩素ガス気流中で加熱して AgBr を AgCl に変化させたところ，その重量は 4.2600 g になった．試料中に含まれる NaCl と NaBr の含量%を計算しなさい．

[解答と解説]

反応式：　　NaCl + AgNO$_3$ → AgCl + NaNO$_3$
　　　　　　NaBr + AgNO$_3$ → AgBr + NaNO$_3$

より，AgNO$_3$ と NaCl あるいは NaBr はそれぞれ等モルで反応することがわかる．

　　2 AgBr + Cl$_2$ → 2 AgCl + Br$_2$

より，AgBr 1 モルから 1 モルの AgCl が生成することがわかる．

試料中の NaCl の含量を a g，NaBr の含量を b g とすると，

5.2600 (g) = (沈殿した AgCl の g 数) + (沈殿した AgBr の g 数)

より，

$$5.2600 = 143.32 \times \frac{a}{58.44} + 187.78 \times \frac{b}{102.90} \qquad \cdots (8\text{-}1)$$

AgCl と AgBr の混合物がすべて AgCl に変化すると，

$$4.2600 = 143.32 \times \frac{a}{58.44} + 143.32 \times \frac{b}{102.90} \qquad \cdots (8\text{-}2)$$

（式 8-1）−（式 8-2）より，

$$5.2600 - 4.2600 = 187.78 \times \frac{b}{102.90} - 143.32 \times \frac{b}{102.90}$$

$$1.0000 = \frac{b}{102.90} \times (187.78 - 143.32) \qquad \therefore \ b = 2.3140 \text{ g}$$

式 8-2 に b の値を代入して a を求めると，a = 0.4229 g

したがって，a から NaCl の含量%は，$\dfrac{0.4229}{10.00} \times 100 = 4.23\,(\%)$

　　　　　　b から NaBr の含量%は，$\dfrac{2.3140}{10.00} \times 100 = 23.1\,(\%)$

（答）　　NaCl　4.23 %　　NaBr　23.1 %

第9章 タンパク質，脂質，糖質およひ水質（衛生薬学試験法）

衛生化学分野（保健衛生，食品，環境など）も，薬学生にとっては医療薬学分野に劣らず重要なウエイトを占めていて，必ず学習し理解していかなければならない．この分野の詳細は『衛生試験法・注解，日本薬学会編』に詳しく載っている．ここでは，紙面の都合上，衛生薬学試験法として代表的な，食品成分とその代謝，及び水質試験法についてのみふれる．

9.1 タンパク質

多数の α-アミノ酸が縮重合し，ペプチド結合したもの（ポリペプチド）をタンパク質という．

タンパク質の定量：タンパク質中の窒素含量を測定し，その逆数である 6.25（窒素係数）を乗じてタンパク質量を計算する（窒素含量の定量にはセミミクロケルダール法がよく用いられる）．

9.2 脂質

脂質のうち，脂肪酸とグリセリンのエステルを油脂という．

酸価：油脂1gを中和するのに要する水酸化カリウムのミリグラム数．油脂に含まれる遊離脂肪酸の量に対応し，油脂が古くなって変敗すると値が大きくなる．

エステル価：油脂1g中のエステルをけん化するのに要する水酸化カリウムのミリグラム数．油脂1g分子は3分子の脂肪酸とエステル結合をしているので，油脂 1 mol のエステルをけん化するには 3 mol の水酸化カリウムを要する．この値が小さいほど油脂の分子量は大きく，分子量の大きい脂肪酸を多く含むことになる．けん化によって油脂はセッケン（脂肪酸のナトリウム塩）とグリセリン（$CH_2OH\text{-}CHOH\text{-}CH_2OH$）になる．

けん化価：油脂1g中のエステルのけん化および遊離脂肪酸の中和に要する水酸化カリウムのミリグラム数．酸価とエステル価の和に等しい．また，遊離脂肪酸が存在しなければ，けん化価とエステル価は等しい．

ヨウ素価：油脂 100 g に付加するヨウ素のグラム数．油脂中の不飽和結合1個につきヨウ素1分子が付加するので，不飽和結合の数が多い脂肪酸を持つ油脂ほどヨウ素価は

大きい．油脂の酸敗が進むと不飽和結合の数が減るためヨウ素価は低下する．

過酸化物価：油脂 1 kg にヨウ化カリウムを加えたとき遊離するヨウ素原子 I のミリモル数（mmol）[注]（I_2 の 1 mol は I の 2 mol に相当する）．油脂中に存在する過酸化物は容易にヨウ化物イオン（I^-）を酸化しヨウ素分子（I_2）に変える．このヨウ素分子をチオ硫酸ナトリウムで滴定する．チオ硫酸ナトリウム 1 mol はヨウ素分子 0.5 mol （ヨウ素原子 1 mol）と反応する（$2Na_2S_2O_3 + I_2 = 2NaI + Na_2S_4O_6$）．酸敗の進んだ油脂では，不飽和結合に O_2 が付加し過酸化構造ができるため，過酸化物価が大きくなる．

注） 衛生試験法注解（2000 年，日本薬学会編）では，過酸化物価は『ヨウ素分子のミリ当量数（meq）』という単位で表されている．1 当量（1 eq）とは，いわば化学反応の 1 反応単位を示し，酸化還元反応では電子 e^- 1 mol が動く量に相当する．ヨウ素分子 I_2 が 1 mol 反応すると e^- が 2 mol 動くので 2 当量（2 eq），1 eq = 126.9 / 2 = 63.45 g．過マンガン酸カリウム $KMnO_4$ は 1 mol が反応すると e^- が 5 mol 動くので 5 当量（5 eq），1 eq = 158.03 / 5 = 31.61 g．

9.3 糖質

一般式 $C_nH_{2m}O_m$ を持ち，単糖類とこれらが脱水縮合したもの（二糖類，多糖類など）をいう．単糖類および還元性のある二糖類（麦芽糖，乳糖）はその還元性を利用して定量できる．

単糖類：炭素数 6 からなる六単糖が一般的である．六単糖は一般式 $C_6H_{12}O_6$ で表され，ブドウ糖（グルコース），果糖（フルクトース），ガラクトース等がある．いずれも還元性があり，フェーリング液で Cu_2O の赤色沈殿を生じる．

二糖類：六単糖の二糖類は一般式 $C_{12}H_{22}O_{11}$ で表され，加水分解によって 2 分子の六単糖を生じる．ショ糖（スクロース），麦芽糖（マルトース），乳糖（ラクトース）等がある．

多糖類：六単糖の多糖類は一般式 $(C_6H_{10}O_5)n$ で表される．希酸もしくは酵素類による加水分解によって，二糖類を経て多数の単糖類を生じる．多糖類のうち，デンプン，セルロース，グリコーゲンはいずれもブドウ糖からなる多糖類である．

9.4 エネルギー代謝

食品のエネルギーは，食品 100 g あたりのエネルギーをキロカロリー（kcal）単位またはキロジュール（kJ）単位で表す（1 kcal = 4.18 kJ）．

カロリー計算：試料 100 g 中のタンパク質（またはアミノ酸），糖質（または炭水化物）および脂質の含量に，それぞれエネルギー換算係数を乗じて得たエネルギーの総和をキロカロリーで表したもの．換算係数（Atwater 係数という）は，タンパク質と糖質でおよそ 4（kcal/g），脂質でおよそ 9（kcal/g）となる．

呼吸商：栄養素が燃焼するにあたり，消費した酸素のモル数で，発生した二酸化炭素のモル数を割った値（CO_2 / O_2 (mol/mol)）を呼吸商とよぶ．糖質ではその値は約 1 であるが，脂質では約 0.7，タンパク質で約 0.8 となる．

9.5 水質試験

飲料水，河川水，下水などの汚染を知るための指標として以下の値が用いられる．

溶存酸素量（DO）：水中に溶存している酸素量を mg/L で表したものである．溶存酸素は水中の有機物質や還元性の無機物質によって消費されるので，DO は河川，湖沼，海の汚染度の指標となる．

生物化学的酸素要求量（BOD）：水中の有機物を微生物が酸化するときに消費する酸素の量を，20℃，5 日間での値（mg/L）に換算したもの．下水汚染の指標となる．測定中に水中の溶存酸素が消費しつくされないように検液を調製することが大切である．

化学的酸素要求量（COD）：水中の酸化されやすい物質（主に有機物，+2 価の鉄化合物，亜硝酸塩，硫化物など）が酸化剤によって酸化される際に消費される酸素の量を mg/L で表したものである．COD は使用される酸化剤の種類や，濃度，温度，pH などで影響されるが，BOD の測定に適さない汚染を受けた水の検査に用いられる．

過マンガン酸カリウム消費量：硫酸酸性の過マンガン酸カリウムによる COD 測定と原理は同じである．水中の酸化されやすい物質（主に有機物，+2 価の鉄化合物，亜硝酸塩，硫化物など）によって消費される $KMnO_4$ の量を mg/L で表したものである（COD に係数 3.95 を乗ずると $KMnO_4$ 消費量となる）．下水，工場排水，し尿などによる飲料水の汚染を知る指標となる．一般に，COD の値の小さい検液について用いられる．

演習問題

問題 9-1 アミノ酸，タンパク質，窒素係数

アミノ酸の一般式は R–CH(NH$_2$)–COOH とかける．ポリペプチドは種々のアミノ酸がペプチド結合したものである．H = 1, C = 12, N = 14, O = 16 として以下の問に答えよ．

a グリシン（R : H–）n 分子（n = 100 とする）からなるポリペプチドの窒素含量は [　　] % であり，その窒素係数は [　　] である．

b セリン（R : HOCH$_2$–）n 分子（n = 100 とする）からなるポリペプチドの窒素含量は [　　] % であり，その窒素係数は [　　] である．

c グルタミン酸（R : HOOCC$_2$H$_4$–）n 分子（n = 100 とする）からなるポリペプチドの窒素含量は [　　] % であり，その窒素係数は [　　] である．

d タンパク質は種々のアミノ酸からなり，窒素含量の平均値は 16% である．このとき，アミノ酸の平均分子量は [　　]，その窒素係数は [　　] である．

e ある食品 1000 mg を完全に分解してアンモニアが 17.0 mg 生じた．この食品のタンパク含量は [　　] % である．ただし，タンパク質の窒素含量は 16% として計算せよ．

[解答と解説]

a グリシンの分子量は 75 である．グリシン n 分子から (n − 1) 分子の水が取れて（脱水縮合して）ポリペプチドができるので，その分子量は 75n − 18 (n − 1) = 57n + 18 となる．n が 100 以上であれば分子量はほぼ 57 n としてよい．このポリペプチドは窒素を n 原子含むので，窒素の原子量の占める値は 14 n である．したがって，窒素含量は 14n / 57n = 0.2456 (24.6 %)．また，窒素係数はその逆数であるから，4.07 となる．

b 問 a と同様にして計算する．セリンの分子量は 105 である．ポリペプチドの分子量は 105 n − 18 (n − 1) = 87n + 18 ≒ 87 n となる．このうち，窒素の原子量の占める値は 14 n である．したがって，窒素含量は 14 n / 87 n = 0.1609 (16.1 %)．また，窒素係数は 6.21 となる．

c 同様に，グルタミン酸の分子量は 147 である．ポリペプチドの分子量は 147 n − 18 (n − 1) = 129 n + 18 ≒ 129 n となる．このうち，窒素の原子量の占める値は 14 n である．したがって，窒素含量は，14 n / 129 n = 0.1085 (10.9 %)．また窒素係数は 9.21 となる．

d アミノ酸の数を n，その平均分子量を M とすると，ポリペプチドの分子量は nM − 18 (n − 1) = (M − 18) n + 18 ≒ (M − 18) n となる．このうち，窒素の原子量の占める値は 14 n である．したがって，窒素含量は 14 n / (M − 18) n = 0.16 (16 %) より，M = 105.5．また，窒素係数は 1/0.16 = 6.25 となる．

e アンモニア 17.0 mg のうち，窒素の重量は 14 mg である．したがって，タンパク質の

重量 W は，W×0.16 = 14 mg より，W = 87.5 mg / (1000 mg) である．8.75 % となる．
（答） a 24.6, 4.07   b 16.1, 6.21   c 10.9, 9.21   d 105.5, 6.25   e 8.75

問題 9-2 アミノ酸，タンパク質

アミノ酸の一般式は R− CH(NH$_2$)− COOH とかける．R がアルキル基である α-アミノ酸一種類のみからなるポリペプチドを 0.213 g 量りとり，完全に分解したところ，標準状態で 67.2 mL のアンモニアが生成した．
  a この α-アミノ酸の分子量は [   ] である．
  b この α-アミノ酸の構造式は [   ] のように示される．
  c このポリペプチドの窒素係数は [   ] である．
    ただし，H = 1, C = 12, N = 14, O = 16 とする．

[解答と解説]

a この α-アミノ酸の分子量を M とし，ポリペプチドはこのアミノ酸 n 分子からなるとする．例題 1 より n が大きいと，ポリペプチドの分子量は，n(M − 18) と近似される．このアミノ酸 1 分子は 1 原子の窒素を含むので，ポリペプチド 1 分子は n 個の N を含み，その質量は 14 n である．アンモニア 67.2 mL は，67.2 (mL) / 22400 (mL) = 0.003 より，3 mmol であり，これは窒素原子のモル数に等しい．N の質量は 42 mg となる．14 n / n(M − 18) = 42 mg / 213 mg より，M = 89 となる．

b アミノ酸 R− CH(NH$_2$)− COOH の分子量 M = R + 74 である．M = 89 より，R = 15．R はアルキル基（C$_n$H$_{2n+1}$）（分子量 14n + 1）であるから，14 n + 1 = 15 より，n = 1．R は CH$_3$−（アラニン）となる．

c 窒素含量は $\dfrac{14n}{n(M-18)} = \dfrac{42\text{mg}}{213\text{mg}} = 0.197$，窒素係数はその逆数である．5.07 となる．

（答） a 89   b CH$_3$− CH(NH$_2$)− COOH   c 5.07

問題 9-3 タンパク質

ある食品のタンパク含量を調べるためにセミミクロケルダール法を用いた．
「食品 0.0681 g を濃硫酸と加熱し，含有している窒素をすべて硫酸アンモニウムに変化させた．これに濃厚な水酸化ナトリウム溶液を加えて加熱し，生成したアンモニアをすべて 0.005 mol/L 硫酸 (f = 1.020) 25.00 mL 中に捕集した．次に，過剰の硫酸を 0.01 mol/L 水酸化ナトリウム溶液 (f = 0.985) で中和したところ，8.00 mL を要した」．
タンパク質中の窒素の重量百分率は 16%とし，また，N = 14 として，次の問に答えよ．
  a 硫酸アンモニウムに水酸化ナトリウム溶液を加えて加熱し，アンモニアを生成する反応の化学式は [   ] となる．
  b 生成したアンモニアを硫酸中に捕集する反応の化学式は [   ] となる．

c アンモニアによって消費された 0.005 mol/L 硫酸 (f = 1.020) の量は [　　] mmol である．

d 含有している窒素の質量は [　　] g である．

e タンパク質の質量は [　　] g である．

f この食品中に含まれるタンパク質の割合は [　　] w/w %である．

[解答と解説]

a (NH$_4$)$_2$SO$_4$ + 2NaOH = Na$_2$SO$_4$ + H$_2$O + 2NH$_3$↑

b 2NH$_3$ + H$_2$SO$_4$ = (NH$_4$)$_2$SO$_4$

c アンモニアとの反応で残った硫酸の量を x mL とすると，0.01 (mol/L) 0.985 × 8.00 (mL) = 2 × 0.005 (mol/L) × 1.020 × x (mL) より，x = 7.73 mL となる．したがって，アンモニアによって消費された 0.005 mol/L 硫酸 (f = 1.020) の量は，25.00 − 7.73 = 17.27 mL である．これをモル数に直すと，0.005 (mol/L) × 1.020 × 0.01727 (L) = 0.0000881 mol = 0.0881 mmol となる．

d 反応するアンモニアの mmol 数は硫酸の mmol 数の 2 倍であり，それは窒素原子の mmol 数に等しい．N の重量は，(0.0881×2) mmol × 14 = 2.467 mg である．

e タンパク質の 16%が窒素として計算すると，2.467 mg ÷ 0.16 = 15.42 mg となる．

f 15.42 mg ÷ 68.1 mg = 0.2264 より，タンパク含量は 22.6 w/w %となる．

（答）　　a, b 上述　　c 0.0881　　d 2.47　　e 15.4　　f 22.6

問題 9-4　酸価，エステル価，けん化価，ヨウ素価，過酸化物価

油脂 A，B について以下の問に答えよ．ただし，KOH = 56，I = 127 とし，含まれる遊離酸はすべて一価の酸（一塩基酸）であるとする．

a 油脂 A の酸価は 1.0，油脂 B の酸価は 2.0 である．油脂 A 100 g 中に遊離酸は [　　] mmol 含まれ，油脂 B 100 g 中に遊離酸は [　　] mmol 含まれる．

b 油脂 A のけん化価は 191，油脂 B のけん化価は 382 である．油脂 A のエステル価は [　　]，油脂 B のエステル価は [　　] である．

c 油脂 A の平均分子量は [　　]，油脂 B の平均分子量は [　　] である．

d 油脂 A のエステル 1 モル当たり遊離酸は [　　] mmol 含まれ，油脂 B のエステル 1 モル当たり遊離酸は [　　] mmol 含まれる．

e 油脂 A のヨウ素価は 86，油脂 B のヨウ素価は 172 である．油脂には二重結合のみ存在するとして，油脂 A 1 分子中には平均して二重結合が [　　] 個，油脂 B 1 分子中には平均して二重結合が [　　] 個含まれる．

f 油脂 A の過酸化物価は 5，油脂 B の過酸化物価は 10 である．油脂 A のエステル 1 モル当たり過酸化物は [　　] mmol 含まれ，油脂 B のエステル 1 モル当たり過酸化物は [　　] mmol 含まれる．

第9章 タンパク質，脂質，糖質および水質（衛生薬学試験法） 113

[解答と解説]

a 油脂Aの酸価1.0とは，油脂Aの1gを中和するのにKOH 1.0 mgを要するということである．油脂A 100 gではKOH 100 mgを要する．KOHの分子量は56であるから，100 (mg) / 56 = 1.786 (mmol) に相当する．これが中和された酸のモル数に等しい．油脂Bの酸価は2.0であるので，油脂Aの2倍量の酸が存在する．3.57 mmol含まれる．

b 油脂Aのけん化価191とは，油脂Aの1g中のエステルのけん化および遊離脂肪酸の中和に要するKOHが191 mgであることを示している．酸価とけん化価の単位は等しいので，エステル価を求めるには単純にけん化価から酸価を引けばよい．エステル価は190である．油脂Bのけん化価は382であるので，同様にしてそのエステル価は380となる．

c 油脂1 molのエステルをけん化するには3 molの水酸化カリウムを要する．油脂Aの分子量をMとすれば，油脂（1 mol）：KOH（3 mol）＝ M：3×56 = 1 g：エステル価（190 mg）となり，M = 885となる．油脂Bの平均分子量はその1/2倍（442.5）である．

d 油脂A 1 mol（885 mg）当たりの遊離酸のモル数は，885×0.01786（mmol/g）= 15.8 mmolとなる．油脂Bでは，442.5×0.0357（mmol/g）= 15.8 mmolとなる．

e 油脂Aのヨウ素価86は，油脂Aの100 gにヨウ素が86 g付加することを示している．油脂Aの1 mol（885 g）に付加するヨウ素のg数を求め，そのモル数を計算する．100：86 = 885：x gより，x = 761.1．I = 127より，ヨウ素6原子が付加する．二重結合1個に対してヨウ素2原子が付加するので，二重結合の数は3となる．油脂Bのヨウ素価は172であるので，同様に計算する．100：172 = 442.5：y gより，y = 761.1．I = 127より，ヨウ素6原子が付加し，二重結合の数は3となる．

f 酸性では過酸化物（R-O-O-H）1 molは2 molのヨウ化物イオン（I⁻）と酸化還元反応をおこし，1 molのヨウ素（I_2）を遊離する．過酸化物を過酸化水素で置き換えるとその化学反応式は，$H_2O_2 + 2I^- + 2H^+ = I_2 + 2H_2O$ となる．油脂Aの過酸化物価5は，油脂Aの1 kg当たりヨウ素原子Iとして5 mmol（I_2として2.5 mmol）遊離したことを示している．ヨウ素原子2モルに対し酸素原子1モル（過酸化物として1モルに相当）が反応するので，含まれる過酸化物のモル数は，5/2 = 2.5 mmol/kgである．油脂Aの1 mol（885 g）当りでは，2.21 mmolとなる．油脂Bではヨウ素原子Iが10 mmol遊離し，その分子量が442.5であるから，油脂Bの1 mol（442.5 g）当たりでは，やはり，2.21 mmolとなる．

(答)　a 1.786, 3.57　　b 190, 380　　c 885, 442.5　　d 15.8, 15.8,
　　　e 3, 3　　f 2.21, 2.21

問題 9-5　脂質

1種類の不飽和脂肪酸のみからなる油脂5.00 gをけん化するのに0.96 gの水酸化カリウムを要した．また，この油脂10.0 gに付加するヨウ素は26.0 gであった．この油脂には遊離酸は含まれていないもの（酸価は0）として以下の問に答えよ．

ただし，KOH = 56, I = 127 とする．
a この油脂のけん化価は [　　] である．
b この油脂の分子量は [　　] である．
c この油脂のヨウ素価は [　　] である．
d この油脂を構成している不飽和脂肪酸の分子量は [　　] である．
e この油脂1分子に含まれる不飽和結合を二重結合としたときその数は [　　] である．
f この油脂1モルに付加する水素は標準状態で [　　] L である．

[解答と解説]
a 0.96 g (KOH) / 5 g (油脂) = 0.192 g (KOH) / 1 g (油脂) より，けん化価は192 となる．
b 分子量を M とすると，M : 3×56 = 1000 mg : 192 mg より，M = 875 となる．
c 26.0 g (I$_2$) / 10 g (油脂) = 260 g (I$_2$) / 100 g (油脂) より，ヨウ素価は260 となる．
d 油脂を構成している脂肪酸の分子量を W とすると，グリセリン（CH$_2$OH-CHOH-CH$_2$OH：分子量92）と3分子の脂肪酸（分子量 W）が脱水（3分子の水が取れる）縮合したのが油脂（分子量875）であるから，油脂 + 3H$_2$O = グリセリン(CH$_2$OH-CHOH-CH$_2$OH) + 3×脂肪酸，875 + 3×18 = 92 + 3 W より，W = 279 となる．
e 付加したヨウ素分子数が二重結合の数（n）となる．(260 / 254) mol (I$_2$) / (100 / 875) mol (油脂) = n mol (I$_2$) / 1 mol (油脂) より，n = 8.96 ≒ 9 となる．
f ヨウ素分子と水素分子の付加する数は等しい．22.4×9 = 201.6 L となる．
（答）　a 192　　b 875　　c 260　　d 279　　e 9　　f 201.6

（参考）　不飽和脂肪酸を含む油脂は水素付加によって飽和化合物になり，その融点が高くなるので，この操作を油脂の**硬化**，できた油脂を**硬化油**という．

問題 9-6　油脂

ある油脂の性質を調べるために以下の実験を行った．「油脂 10.000 g を中性のエタノール / エーテル混液（1：1）50 mL に溶かし，フェノールフタレイン試液を指示薬として 0.1 mol/L 水酸化カリウム溶液（f = 1.000）で滴定したところ 1.40 mL を要した．さらに同じ油脂 2.000 g を精密にはかり，200 mL のフラスコにいれて，0.5 mol/L 水酸化カリウム / エタノール溶液（f = 1.000）25 mL を正確に加え，これにすり合せの還流冷却器をつけて，水浴中でときどき揺り動かしながら30分間加熱したのち，ただちに，フェノールフタレイン試液を指示薬として 0.5 mol/L 塩酸（f = 1.000）で滴定したところ 10.20 mL を要した．また別に試料を用いないで同様な方法で空試験（油脂を加えずに同様な操作を行うこと．油脂以外の由来で KOH が消費されるかどうかを確かめるために行う）を行ったときの 0.5 mol/L 塩酸の所要量は 25.00 mL であった」．C = 12, H = 1, K = 39, O = 16 として以下の問に答えよ．

a この油脂の酸価は [　　] である．
b この油脂のけん化価は [　　] である．
c この油脂のエステル価は [　　] である．
d この油脂の平均分子量は [　　] である．
e この油脂を構成している脂肪酸の平均分子量は [　　] である．

[解答と解説]
a 中和滴定に要した KOH のミリモル数は，1.000×0.1 (mol/L) ×1.40 (mL) = 0.140 (mmol) である．KOH（式量：56）の 1 mmol は 56 mg であるから，これは KOH 7.84 mg に相当する．油脂 1 g 当たりにすると，0.784 mg となる．酸価は 0.784 である．
b けん化の操作に要した KOH は，1.000×0.5 (mol/L) × (25.00 − 10.20) (mL) = 7.40 (mmol) であり，これは KOH 7.4×56 = 414.4 mg に相当する．油脂 1 g 当たりにすると，207.2 mg となる．けん化価は 207.2 である．
c けん化の操作のとき加えた KOH は，一部が遊離酸の中和に消費される．ヨウ素価は酸価を引いた値に等しいので，207.2 − 0.784 = 206.4 となる．
d 油脂の平均分子量を M とすれば，1 分子あたり 3 分子の KOH が必要とされるので，M：3×56 = 1000 mg：206.4 mg より，M = 814.0 となる．
e ［油脂 + 3H$_2$O ＝ グリセリン (CH$_2$OH-CHOH-CH$_2$OH) + 3 脂肪酸］より，脂肪酸の分子量を B とすれば，M (814.0) + 3×18 ＝ グリセリン (92) + 3B から，B = 258.7 となる．

問題 9-7　過酸化物価

油脂の変質の程度を調べるためその過酸化物価を測定した．「油脂 2.200 g を量り，酢酸：クロロホルム混液 (3：2) 25 mL に溶かす．これに，飽和ヨウ化カリウム溶液 1 mL を加え，ゆるく振り混ぜ，暗所に正確に 10 分間放置する．その後，水 30 mL を加え，デンプン試液 (1 mL) を指示薬として 0.01 mol/L チオ硫酸ナトリウム液 (f = 1.000) で滴定した．滴定の終点までに 9.00 mL を消費した．空試験を行なったときの所要量は 0.40 mL であった」．チオ硫酸ナトリウムの補正後の所要量はヨウ化カリウムが過酸化物と反応して遊離したヨウ素の量に等しいとして，以下の問に答えよ．
a チオ硫酸ナトリウムの化学式は [　　] である．
b チオ硫酸ナトリウムとヨウ素の酸化還元反応式は [　　] となる．
c 滴定に要したチオ硫酸ナトリウムは [　　] mmol である．
d この油脂の過酸化物価は [　　] である．

[解答と解説]
a Na$_2$S$_2$O$_3$（チオ硫酸は硫酸 (H$_2$SO$_4$) 中の O が 1 個，S に置き代わったものである）．
b 2Na$_2$S$_2$O$_3$ + I$_2$ = 2NaI + Na$_2$S$_4$O$_6$
c 滴定に要したチオ硫酸ナトリウムは，1.000×0.01 mol/L×(9.00 − 0.40) mL = 0.086 mmol

である．これは遊離したヨウ素原子の mmol 数に等しい．
d 油脂 1 kg あたりにすると，0.086 mmol / 2.200 g = x mmol / 1 kg より，x = 39.1 となる．

問題 9-8　糖質

デンプン（$(C_6H_{10}O_5)_n$）50 g に温水を加えて 1000 mL の溶液をつくり，これにアミラーゼを充分量加えて保温しつつ放置する．一定時間後，この溶液から 10 mL を量りとり，充分量のフェーリング液を加えて煮沸し，赤色沈殿を得た．この沈殿をよく乾燥した後，重量を測定したところ 0.143 g であった．フェーリング液を還元するのは麦芽糖（$C_{12}H_{22}O_{11}$: 342）のみであるとして以下の問に答えよ．ただし，H = 1，C = 12，O = 16，Cu = 63.5 とする

a 生成した赤色沈殿の化学式は [　　] である．
b 麦芽糖 1 mol はこの赤色沈殿 [　　] mol に相当する．
c 溶液 1000 mL 中には麦芽糖が [　　] mol 存在する．
d 麦芽糖 n 分子から水（n − 1）分子が取れてデンプンになるとすれば，加水分解により麦芽糖に分解したデンプンの質量は [　　] g である．
e 麦芽糖に変化したのは，このデンプンの [　　] ％に相当する．

[解答と解説]
デンプンは多数のグルコース（ブドウ糖）が脱水縮合してできた多糖類である．アミラーゼによって二糖類である麦芽糖（マルトース）に分解する．麦芽糖はマルターゼにより単糖類であるグルコースに分解する．麦芽糖もグルコースも分子中に 1 つの還元性官能基を持つ．

a 還元糖は通常分子中に 1 つの遊離のアルデヒド基またはケトン基を持ちこれが還元性を示す．フェーリング液と還元糖の反応式は次のようになる．

$$R\text{-CHO} + 2Cu^{2+} + 4OH^- = R\text{-COOH} + Cu_2O + 2H_2O$$

したがって，フェーリング液は還元糖と反応して酸化銅（I）を生じる．化学式は Cu_2O である．
b 化学反応式から，還元糖 1 mol は酸化銅（I）1 mol を生じる．
c Cu_2O の式量は 143 である．したがって，試料 10 mL から 1 mmol の Cu_2O が生じている．すなわち，1 mmol の麦芽糖が含まれることがわかる．試料 1000 mL では，0.1 mol となる．
d 麦芽糖 0.1 mol 中の分子数 n（6×10^{22} 個）は充分大きいので，n − 1 ≒ n とおける．したがって，麦芽糖 0.1 mol の質量から水 0.1 mol の質量を引いた値がデンプンの質量となる．34.2 − 1.8 = 32.4 g となる．
e 32.4 / 50 = 0.648 より，64.8 ％となる．
　（答）　　a Cu_2O　　b 1　　c 0.1　　d 32.4　　e 64.8

問題 9-9　糖質

ショ糖，乳糖，麦芽糖の混合物を希硫酸で完全に加水分解し，生成した単糖類を調べたところ，ブドウ糖，果糖，ガラクトースの割合は 1.00：0.20：0.14 であった．はじめの混合物に乳糖は何%含まれていたか．

[解答と解説]

混合物中におけるショ糖，乳糖，麦芽糖の割合をそれぞれ，α, β, γ とすると，分解生成したブドウ糖，果糖，ガラクトースの割合は，次のようになる．

	ブドウ糖	果糖	ガラクトース
ショ糖　(α)	α	α	
乳糖　(β)	β		β
麦芽糖　(γ)	2γ		

したがって，(α + β + 2γ)：α：β = 1.00：0.20：0.14 の関係式が成り立つ．これより，β = 0.7 α，γ = 1.65 α となる．乳糖の割合は，β / (α + β + γ) = 0.7 / 3.35 = 0.209 となる．
（答）　20.9 %

問題 9-10　糖質

二糖類であるショ糖と麦芽糖の混合物がある．フェーリング液で調べたところ，混合物中の還元糖は 1.5 モルであった．希塩酸で完全に加水分解すると，10 モルの還元糖を得た．酵素インベルターゼでこの混合物を完全に加水分解すると還元糖は何モルになるか．

[解答と解説]

二糖類のうちショ糖は還元性を持たないが，希酸や酵素インベルターゼで単糖類に分解すると，生成したブドウ糖と果糖はいずれも還元性を示す．ショ糖のモル数を A とすると，

	ブドウ糖	果糖
ショ糖（A mol）	A	A
麦芽糖（1.5 mol）	3.0	0

より，ブドウ糖のモル数は (A + 3)，果糖のモル数は A である．合計で 10 モルであるから，2 A + 3 = 10 より，A = 3.5．酵素インベルターゼではショ糖のみが分解されるので，還元糖のモル数は，2 A + 1.5 = 7.5 モル．

問題 9-11 糖質のエネルギー換算係数，呼吸商

糖質のエネルギー換算係数およびその呼吸商は，一般式 $(C_6H_{10}O_5)_n$ で表わされる多糖類が燃焼したときの熱化学方程式から導くことができる．次の熱化学方程式を参考にして，以下の問に答えよ．ただし，H = 1, C = 12, O = 16 とする．

$6nC\ (s) + 5nH_2(g) + 2.5nO_2\ (g) = (C_6H_{10}O_5)_n + 256n\ (kcal\ /\ 1\ mol(C_6H_{10}O_5)_n)$　①

$C\ (s) + O_2\ (g) = CO_2\ (g) + 94\ (kcal\ /\ 1\ mol\ C)$　②

$H_2\ (g) + 0.5O_2\ (g) = H_2O\ (l) + 68\ (kcal\ /\ 1\ mol\ H_2)$　③

(ただし，s は固体，l は液体，g は気体の略称)

a 多糖類が燃焼するときの化学反応式の [　] 内に係数または数値を入れよ．
　　$(C_6H_{10}O_5)_n + [\quad] O_2 = [\quad] CO_2 + [\quad] H_2O + [\quad]$ (kcal/mol)

b 上の式から糖質の呼吸商（消費した酸素のモル数で発生した二酸化炭素のモル数を割った値，$CO_2\ /\ O_2$ (mol/mol)）を求めると [　] となる．

c 上の式から糖質のエネルギー換算係数（kcal/g）を求めると [　] となる．

[解答と解説]

a 炭素原子数は 6n であるから，CO_2 の係数は 6n となる．同様に水素原子数は 10n であるから，H_2O の係数は 5n となる．よって，O_2 の係数を x とすると，左辺と右辺の酸素原子数は同じであるから，5n + 2x = 12n + 5n となり，x = 6n となる．また，文中の 3 つの式を組み合わせて a の熱化学方程式をつくる．②×6n + ③×5n − ①より，燃焼熱は，94×6n + 68×5n − 256n = 648n (kcal/mol) である．

b $CO_2\ /\ O_2$ の比は，6n / 6n = 1 である．

c 多糖類の分子量は，(6×12 + 10 + 16×5)n = 162n であるので，その 1 mol は 162n g である．1 g 当たりの燃焼熱は，648n (kcal/mol) / 162n (g) = 4.0 となる．

（答）　a 6n, 6n, 5n, 904n　　b 1　　c 4.0

問題 9-12 カロリー計算

次の注射剤処方（高カロリー輸液）のカロリーについて計算するとき，最も近い値（単位：kcal）は次のどれか．ただし，炭水化物およびアミノ酸は 4.1 kcal/g，脂肪は 9.4 kcal/g とし，添加剤のカロリーは無視して計算するものとする．

	処方	
	50 w/v % ブドウ糖液	300 mL
	10 w/v % 脂肪乳剤	500 mL
	10 w/v % 総合アミノ酸液	400 mL

1　1150　　2　1250　　3　1350　　4　1450　　5　1550

[解答と解説]
ブドウ糖は 150 g, 脂肪は 50 g, アミノ酸は 40 g 含まれる.
したがって, 150×4.1 + 50×9.4 + 40×4.1 = 1249 (kcal/g) となる.
(答)　2

問題 9-13　エネルギー代謝

糖質や脂質はエネルギー源として体内で燃焼し二酸化炭素と水に分解される. このとき消費される酸素と発生する二酸化炭素のモル比は燃焼する物質によって一定の値を持つ. そのため, 一定時間内に呼吸により消費した酸素と, 出てきた二酸化炭素とのモル比により体内で燃焼した物質を推定できる.

a　糖質の一種であるグリコーゲン ($C_6H_{10}O_5$)$_n$ が燃焼するとき, CO_2 / O_2 のモル比は [　] となる.

b　脂質の一種であるトリステアリン ($C_{57}H_{110}O_6$) が燃焼するとき, CO_2 / O_2 のモル比は [　] となる.

c　グリコーゲン (分子量 162n) とトリステアリン (分子量 891) の両方が体内で燃焼するとき, 得られた CO_2 / O_2 のモル比は 0.85 であった. 体内に存在したグリコーゲン / トリステアリンの重量比は [　] (g / g) となる.

[解答と解説]
a　問題 9-11 と同じ. ($C_6H_{10}O_5$)$_n$ + $6nO_2$ = $6nCO_2$ + $5nH_2O$.　　6n / 6n = 1.
b　($C_{57}H_{110}O_6$) + $81.5O_2$ = $57CO_2$ + $55H_2O$.　　57 / 81.5 = 0.7.
c　グリコーゲンが x g (x / 162n mol), トリステアリンが y g (y / 891 mol) 燃焼したとする.
　　　　　　　　　　　　　グリコーゲン　　　　トリステアリン
消費した O_2 のモル数：　$6n×(x / 162n\ mol)$ + $81.5×(y / 891\ mol)$
発生した CO_2 のモル数：　$6n×(x / 162n\ mol)$ + $57×(y / 891\ mol)$
CO_2 / O_2 = [$(x / 27)$ + $57×(y / 891)$] / [$(x / 27)$ + $81.5×(y / 891)$] = 0.85
$A = x/y$ とおけば, [$(A / 27)$ + $(57 / 891)$] / [$(A / 27)$ + $(81.5 / 891)$] = 0.85 より,
A = 2.48 となる.
(答)　　a　1　　b　0.7　　c　2.48

問題 9-14　呼吸商

次の記述の [　] の中に入れるべき数字はどれか.

「栄養素が燃焼するにあたり, 消費した酸素のモル数で発生した二酸化炭素のモル数を割った値 (CO_2 / O_2) を呼吸商とよび, 糖質ではその値は 1 に近いが, 脂質では一般に 1 より小さく, トリパルミチン $C_{51}H_{98}O_6$ の完全燃焼を例にとると, その値はおよそ [　] である.」

[解答と解説]

トリパルミチン $C_{51}H_{98}O_6$ の完全燃焼の反応式は，
$C_{51}H_{98}O_6 + 72.5\ O_2 = 51\ CO_2 + 49\ H_2O$ である．$51 \div 72.5 = 0.70$ となる．

問題 9-15 ヘンリーの法則，DO，BOD，COD，過マンガン酸カリウム消費量

a 20℃，1 atm で水 1 L に酸素は 44 mg 溶ける．空気は酸素 20 v/v%，窒素 80 v/v% の混合気体であるとすれば，1 atm の空気に接している水 1 L に溶存する酸素の量（DO）は [　　] mg である．ただし，水蒸気圧は無視して計算せよ．

b ある河川水 50 mL をとり，それに溶けている酸素量を定量したところ，0.40 mg であった．この河川水の DO は [　　] である．

c 問 b の河川水 50 mL を容器に満たし，空気の入り込まないように密栓して，20℃で 5 日間放置した．そののち溶存酸素量を定量したところ，0.14 mg であった．この河川水の BOD は [　　] である．

d 硫酸酸性過マンガン酸法を用いて，同じ河川水の過マンガン酸カリウム消費量を求めた．その 50 mL を用いて，$KMnO_4$ の消費量を測定したところ 1.185 mg であった．この河川水の過マンガン酸カリウム消費量は [　　] である．

e 硫酸酸性では $KMnO_4$ の 1 mol（158 g）は 5 価の酸化剤となるので，その 1 mol の消費は 2.5 mol の酸素原子の消費に対応するとして計算すると，この河川水の COD は [　　] となる．したがって，COD を [　　] 倍すると過マンガン酸カリウム消費量となる．

[解答と解説]

a ヘンリーの法則によれば，「温度が一定のとき，一定量の液体に溶ける気体の質量（または mol 数）はその気体の体積に比例する」．混合気体では成分気体の分圧にたいしてヘンリーの法則が成り立つ．空気中における酸素の分圧は 0.2 atm であるので，水に溶ける酸素の量は，44×0.2 = 8.8 (mg/L) である．

b DO は水に溶存する酸素の量を mg/L で表したものである．0.40 mg / 50 mL = 8.0 mg/L である．

c 20℃で 5 日間放置したのちの溶存酸素量（mg/L）を処理前の溶存酸素量（mg/L）から差し引いた値が BOD である．0.14 mg / 50 mL = 2.8 mg/L であるので，その差（BOD）は 8.0 - 2.8 = 5.2 mg/L となる．

d 過マンガン酸カリウム消費量は検液 1 L 当たりの mg 数で表される．1.185 mg / 50mL = 0.0237 mg/mL より，この河川水の過マンガン酸カリウム消費量は 23.7 (mg/L) である．

e COD は硫酸酸性 $KMnO_4$（式量 158）の消費量を酸素の消費量（mg/L）で表したものである．$KMnO_4$ は硫酸酸性で，$2KMnO_4 + 3H_2SO_4 = K_2SO_4 + 2MnSO_4 + 3H_2O + 5O$ のように反応する．$KMnO_4$ の消費量 23.7 (mg/L) は 0.15 mmol/L となり，これは酸素原子の

0.15×2.5 = 0.375 mmol/L に対応する．その 1 L あたりの酸素消費量（COD）は 0.375×16 = 6.0 mg/L である．一般に，COD を過マンガン酸カリウム消費量に換算するためには，

COD を，$\dfrac{158\text{g}}{40\text{g}(=16\times2.5)}\left(=\dfrac{23.7\text{mg}}{6.0\text{mg}}\right)=3.95$ 倍すればよい．

（答） a 8.8　　b 8.0　　c 5.2　　d 23.7　　e 6.0, 3.95

問題 9-16　BOD

ある工場ではその排水をフィルターでろ過し，微生物を含まない状態で廃棄しているのでそのままでは BOD が測定できない．この排水（A）の BOD を測定するために，この排水（A）100 mL と，BOD 値が 50 mg/L の排水 100 mL との混合排水（B）をつくった．この混合排水（B）の 10 mL をとって BOD 値が 0 の希釈水で薄めて 200 mL とし，20℃で 5 日間放置した．この希釈排水（C）の混合直後の溶存酸素量は 1.4 mg / 200 mL であり，5 日後の溶存酸素量は 0.7 mg / 200 mL であった．

　a　希釈排水（C）の BOD は［　　］mg/L である．
　b　混合排水（B）の BOD は［　　］mg/L である．
　c　工場排水（A）の BOD は［　　］mg/L である．

[解答と解説]

a　希釈排水（C）の BOD は，(1.4 − 0.7) mg / 200 mL = 3.5 mg/L である．
b　混合排水（B）の BOD は，排水（C）の 20 倍であり，70 mg/L となる．
c　工場排水（A）の BOD を A mg/L とすれば，これと BOD 値が 50 mg/L の排水がそれぞれ 1/2 に希釈されたものが混合排水（B）の BOD (70 mg/L) であるから，

$\dfrac{1}{2}A + \dfrac{50}{2} = \dfrac{1}{2}A + 25 = 70$ が成り立つ．A は 90 mg/L である．

問題 9-17　COD

COD を求めるためには，通常，硫酸酸性過マンガン酸カリウム法，アルカリ性過マンガン酸カリウム法，二クロム酸カリウム法などがある．いま，ある排水の COD をこれらの 3 つの方法で測定した．$KMnO_4 = 158$，$K_2Cr_2O_7 = 294$ として以下の問に答えよ．

　a　硫酸酸性で過マンガン酸カリウムは酸化数 5 の酸化剤として働く．以下の化学反応式中の［　　］内に係数を入れよ．
　　　$2KMnO_4 + 3H_2SO_4 =$ ［　　］$K_2SO_4 +$ ［　　］$MnSO_4 +$ ［　　］$H_2O +$ ［　　］O
　b　硫酸酸性過マンガン酸カリウム法で消費した $KMnO_4$ の量は，79 mg/L であった．排水の COD は［　　］である．
　c　アルカリ性過マンガン酸カリウムは酸化数 3 の酸化剤として働く．以下の化学反応

式中の [ ] 内に係数を入れよ．
2KMnO₄ + 4H₂O = [ ] KOH + [ ] MnO₂ + [ ] H₂O + [ ] O

d アルカリ性過マンガン酸カリウム法で消費した KMnO₄ の量は，132 mg/L であった．排水の COD は [ ] である．

e 二クロム酸カリウムは酸化数 6 の酸化剤として働く．以下の化学反応式中の [ ] 内に係数を入れよ．
K₂Cr₂O₇ + 4H₂SO₄ = [ ] K₂SO₄ + [ ] Cr₂(SO₄)₃ + [ ] H₂O + [ ] O

f 二クロム酸カリウム法で消費した K₂Cr₂O₇ の量は，135 mg/L であった．排水の COD は [ ] である．

[解答と解説]

a 左から，1, 2, 3, 5 となる．

b COD 値を x (mg/L) とすれば，KMnO₄（酸化数 5），O（酸化数 2）であるから KMnO₄ 1 mol に対して酸素原子 O は 2.5 mol が反応する．158 g : (2.5×16) g = 79 (mg/L) : x (mg/L) となる．x = 20 (mg/L)．

c 左から，2, 2, 3, 3 となる．

d COD 値を x (mg/L) とすれば，KMnO₄（酸化数 3），O（酸化数 2）であるから KMnO₄ 1 mol に対して酸素原子 O は 1.5 mol が反応する．158 g : (1.5×16) g = 132 (mg/L) : x (mg/L) となる．x = 20 (mg/L)．

e 左から，1, 1, 4, 3 となる．

f COD 値を x (mg/L) とすれば，K₂Cr₂O₇（酸化数 6），O（酸化数 2）であるから K₂Cr₂O₇ 1 mol に対して酸素原子 O は 3 mol が反応する．294 g : (3×16) g = 135 (mg/L) : x (mg/L) となる．x = 22 (mg/L)．

（参考）硫酸酸性過マンガン酸法と二クロム酸カリウム法は Cl⁻ の妨害を受けるので，その妨害を除く処理が必要である．アルカリ性過マンガン酸カリウム法は Cl⁻ の妨害を受けないのでそのような処理を必要としない．これらの 3 つのうち二クロム酸カリウム法が最も酸化力が強く，検液中の有機物をほぼ完全に定量できる．

問題 9-18 BOD

ショウ油が排水に流れ込んだときの汚染度を調べるために，ある排水 A，およびこの排水 A にショウ油 1.0 mL を加えて 100 mL とした溶液 (B) の BOD を測定した．

a 排水 A から 10 mL をとり蒸留水を加えて 100 mL とした．この希釈検液 100 mL 中の溶存酸素量は 0.80 mg であった．この希釈検液を 20℃ で 5 日間放置した後，100 mL 中の溶存酸素量を測定したところ，その値は 0.55 mg であった．この希釈検液の BOD は [ ] であり，元の排水 A の BOD は [ ] である．

b ショウ油の混ざった排水 B の 1.0 mL をとり，蒸留水を加えて 1000 mL とした．こ

の希釈検液の溶存酸素量は 8.0 mg であった．この希釈検液を 20℃ で 5 日間放置した後，溶存酸素量を測定したところ，その値は 5.0 mg であった．この希釈検液の BOD は [ ] であり，元の溶液 B の BOD は [ ] である．
 c ショウ油の BOD は [ ] と計算される．
 d ショウ油を蒸留水で [ ] 倍に薄めると排水 A の汚染度と同じになる．

[解答と解説]
a 消費された酸素量は (0.80 − 0.55) mg / 100 mL より希釈検液の BOD は 2.5 mg/L である．排水 A の BOD は 25 mg/L である．
b 消費された酸素量は (8.0 − 5.0) mg / 1000 mL，希釈検液の BOD は 3.0 mg/L である．排水 B の BOD は 3,000 mg/L である．
c 排水 B はショウ油を 100 倍に薄めたものであり，希釈に用いた排水 A の BOD はショウ油に比べて充分小さいとすると，ショウ油の BOD は，300,000 mg/L である．
d ショウ油を 12,000 倍に薄めると排水 A と同じ汚染度になる．
（答）　a 2.5, 25　　b 3.0, 3,000　　c 300,000　　d 12,000

問題 9-19　過マンガン酸カリウム消費量，COD

ある汚染された飲料水の汚染度を知るため硫酸酸性過マンガン酸カリウム法を用いて還元性有機物質の定量を行った．「その 100 mL をとり，それに KMnO$_4$ 処理した硫酸 10 mL および 20% AgNO$_3$ 溶液 15 mL を加え振りまぜながら数分間放置する．次に，0.002 mol/L KMnO$_4$ 溶液 (f = 1.000) 20 mL を加え，沸騰水浴上で 30 分間加熱したのち，0.005 mol/L シュウ酸溶液 (f = 1.000) 20 mL を加え，60〜80℃ に保ちながら，0.002 mol/L KMnO$_4$ 溶液 (f = 1.000) で微紅色が消えずに残るまで滴定する．滴定に 13.00 mL を要し，空試験では 0.50 mL を要した」．ただし，KMnO$_4$ = 158 とする．
 a 硫酸酸性で過マンガン酸カリウムは酸化数 5 の酸化剤として働く．以下の化学反応式中の [ ] 内に係数を入れよ．
　　KMnO$_4$ + [ ] H$^+$ + [ ] e$^-$ = K$^+$ + Mn^{2+} + [ ] H$_2$O
 b シュウ酸は酸化数 2 の還元剤である．以下の化学反応式中の [ ] 内に係数を入れよ．
　　(COOH)$_2$ = [ ] CO$_2$ + [ ] H$^+$ + [ ] e$^-$
 c 過マンガン酸カリウムによる滴定によって測定された 0.005 mol/L シュウ酸溶液の量は [ ] mL であり，検液によって消費された 0.002 mol/L 過マンガン酸カリウム溶液の量は [ ] mL である．
 d 過マンガン酸カリウム消費量は [ ] mg/L である．
 e COD は [ ] mg/L である．

（参考）　硫酸を KMnO$_4$ 処理するのは，硫酸中に含まれる還元性物質を除くためである．

検液中に塩化物イオン（Cl⁻）が混入していると過マンガン酸カリウムの消費量が増えるので，事前に硝酸銀（AgNO₃）を加え，AgClの沈殿にして取り除いておく（二クロム酸カリウム法ではCl⁻の除去に硫酸銀 Ag₂SO₄ を用いる）．消費されずに残っている過マンガン酸カリウム量を過剰の還元剤で反応させ，残った還元剤の量を酸化剤で滴定する．通常，空試験によって検液以外の還元性成分によって消費される量を求めそれを補正す酸化数は反応の際に動く電子 e⁻ の数に等しい．

［解答と解説］

a 左から，8，5，4 となる．

b 左から，2，2，2 となる．

c 0.002 mol/L 過マンガン酸カリウム溶液（酸化剤）と 0.005 mol/L シュウ酸溶液（還元剤）は 5：2 で反応しファクターも等しいので，この組合せのときには滴定に要した容量は等しい．13.00 − 0.50 = 12.50 mL である．最初に加えた KMnO₄ の量と次に加えたシュウ酸の量は等しい（20 mL）ので，検液によって消費された過マンガン酸カリウムの量も 12.50 mL となる．

d 0.002 mol/L KMnO₄ の 12.50 mL 中に含まれる KMnO₄ の mg 数を求める．1.000×0.002 (mol/L)×0.01250 (L)×158 = 0.00395 g = 3.95 mg が検液 100 mL で消費されたことになる．したがって，1 L 中では，39.5 mg/L となる．

e KMnO₄ の 39.5 mg/L に相当する酸素の量 (mg/L) を求める．KMnO₄ の 1 mol は 2.5 mol の酸素原子に対応する．酸素の量を x とすると，158 g : (2.5×16) g = 39.5 (mg/L) : x (mg/L) となる．x = 10 (mg/L)．

（答） a 8, 5, 4   b 2, 2, 2   c 12.50, 12.50   d 39.5   e 10

第10章　溶液の物理的性質
（医薬品の物理的分析法）

10.1　融点，凝固点，沸点と沸点上昇，凝固点降下

【融点と凝固点】
　固体が1気圧のもとで融解する温度を融点，液体が1気圧のもとで沸騰する温度を沸点という．また，液体が1気圧のもとで凝固するときの温度を凝固点という．一般に，ある物質の凝固点と融点は等しい．

【沸点上昇】
　不揮発性の溶質を溶かした溶液の沸点は，純溶媒の沸点より高くなる．この現象を沸点上昇という．沸点上昇度はその溶液の重量モル濃度に比例する．モル沸点上昇は1 kgの溶媒に非電解1 molを溶かしたときの沸点の上昇度（K）で表わされる．モル沸点上昇は，溶媒に固有の定数で，溶けている溶質の種類によらない．非電解質を溶かすのは，電解質溶液では電解質が溶液中でイオンに電離し溶質粒子数が増加するのでその分だけ沸点上昇が大きくなるからである．

【凝固点降下】
　不揮発性の溶質を溶かした溶液の凝固点は，純溶媒の凝固点より低くなる．この現象を凝固点降下という．凝固点降下度はその溶液の重量モル濃度に比例する．モル凝固点降下は1 kgの溶媒に非電解質1 molを溶かしたときの凝固点の降下度（K）で表わされる．モル凝固点降下は溶媒に固有の定数であり，溶けている溶質の種類によらない．沸点上昇と同様に，非電解質を溶かして求めるのは，電解質溶液では電解質が電離するため溶質粒子数が増加し，凝固点降下が大きくなるからである．

10.2　浸透圧と等張化

【浸透圧】
　溶液と溶媒が半透膜（溶質分子は通さないが溶媒分子は通す膜）を隔てて接するとき，溶媒分子は半透膜を透過して溶液中に拡散する．このとき，溶液に一定の圧力を加えると浸透は止まる．この圧力を浸透圧という．薄い溶液では，浸透圧 π は溶液のモル濃度 C（$C = \dfrac{n}{V}$；n はモル数，V は体積 L）と絶対温度 T に比例する．

$$\pi = CRT \text{ または } \pi V = nRT \quad (R は気体定数：0.082 \text{ atm·L·mol}^{-1}\text{·K}^{-1})$$

　電解質溶液では，電解質が溶液中でイオンに電離し溶質粒子数が増加するので，その分だけ浸透圧も大きくなる．

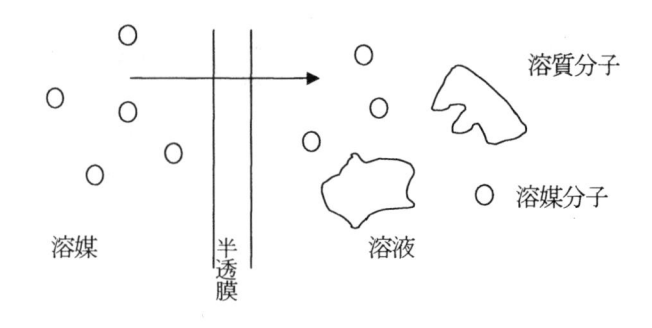

【等張化】

　注射液や点眼液は血液と同じ浸透圧を持つように調製する．この溶液を等張液，この操作を等張化という．血清や涙液は 0.9 w/v % 濃度の塩化ナトリウム溶液（解離度(電離度) = 0.85）と等張である．また，等張液の凝固点降下度は −0.52 K である．

　溶液の凝固点（氷点），沸点，蒸気圧，浸透圧などは希薄溶液では溶質の種類には関係なく，溶液中に含まれる溶質分子の数あるいはイオンの数によって定まる．これを溶液の束一性という．

10．3　旋光度

　自然光をプリズムに入射させて，1 つの振動方向しか持たない光を直線偏光または平面偏光という。偏光がある種の液体や溶液を透過したとき，その偏光面を回転させるものを光学活性物質といい，旋光性を持つという．光の入射方向に向き合って右に回転するとき右旋性，左に回転するとき左旋性といい，それぞれ＋ (または d)，−(または l)をつけて示す．

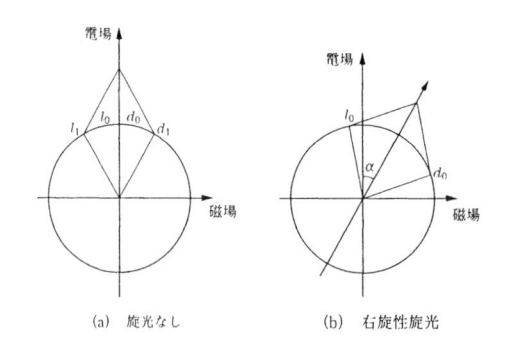

図 10-1　偏光の進行方向からみた合成直線偏光

　　　　d：右回りの偏光
　　　　l：左回りの偏光
　　　　α：旋光角

鮫島敬二郎編，"薬学で学ぶ定量分析化学"，p140，朝倉書店（2003）．

第10章　溶液の物理的性質（医薬品の物理的分析法）

旋光性の程度は比旋光度〔α〕で表され，通常，20℃でナトリウムスペクトルのD線（589.3 nm）を用いて，液体の厚さ（光路長）100 mmで測定する．

$$\alpha = [\alpha]_D^{20} \cdot \frac{l}{100} \cdot c$$

ただし，α：偏光面を回転した角度（°）
　　　　l：測定に用いた測定管の長さ（光路長）（100 mm (= 1 dm)）
　　　　c：溶液1 mL中に存在する溶質のg数

10.4　屈折率

光がある媒質から別の媒質に入るとき，境界面で一部は反射し，残りは屈折する．光の入射角を i（境界面に垂直な軸に対する入射角度），屈折角を r（境界面に垂直な軸にたいする屈折角度）とすると，屈折率 n は，$n = \dfrac{\sin i}{\sin r}$ で定義される．n は入射角 i によらず一定である．始めの媒質が真空であるとき，n は後の媒質の絶対屈折率といい，真空以外のとき，n は始めの媒質に対する後の媒質の相対屈折率または屈折率という．

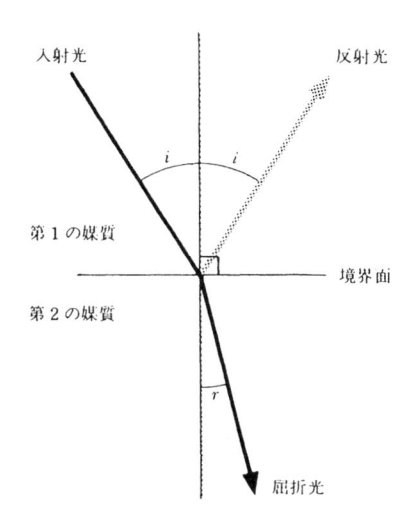

図10-2　光の反射と屈折
木下俊夫，西川隆編，"薬学生の機器分析"，p95，廣川書店（2002）．

屈折率は入射光の波長や温度により変化する．薬局方では20 ℃，ナトリウムのD線（589.3 nm）を用い，n_D^{20} で表す．乾燥空気の絶対屈折率 $n_D^{20} = 1.00027$ であり，ほとんど1に近いので，液体の屈折率は通常空気に対する相対屈折率で表される．

(参考) 屈折率 n は両媒質内の光の波長の比 $\left(\dfrac{\lambda_1}{\lambda_2}\right)$ および光の速さの比 $\left(\dfrac{v_1}{v_2}\right)$ に等しくなる．

10.5 吸光度

ある化合物の一定量を溶かした溶液が，ある特定の波長の光を吸収するとき，その光を吸収する度合は，溶液に溶けている化合物の濃度に比例する．ほとんどの化合物は水もしくは有機溶媒に溶けて，紫外部，可視部または赤外部に特有の吸収を持つので，この現象を利用して，化合物の定量を行うことができる．測定試料にあたる光の強度 I_0 とし，その光が試料溶液を透過した後の光強度を I とすれば，試料がその光の一部を吸収したとき $I_0 > I$ となる．ここで，$\dfrac{I}{I_0}$ を透過度 transmittance（t で表す）といい，$-\log\left(\dfrac{I}{I_0}\right)$ を吸光度 absorbance（A で表す）と呼ぶ．

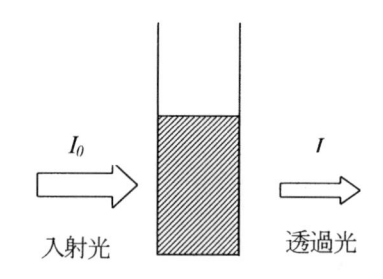

Lambert-Beer の法則では，吸光度（A）は次の式で表される．

$A = k \cdot c \cdot l$

　k：吸光係数（定数）
　c：溶液の濃度（モル濃度，もしくは w/v %）
　l：層長（cm）

溶液の濃度（c）が 1 mol/L，試料の厚さ（l）が 1 cm のときの吸光度（A）は k に等しく，これを特にモル吸光係数（ε）という．また，l を 1 cm，c を 1 w/v %溶液にしたときの吸光度を比吸光度（$E_{1cm}^{1\%}$）という．なお，実際の測定には，溶媒による吸収を補正するために，溶媒のみを用いたときの透過光強度 I_s を I_0 のかわりに用いる．

c, l が一定の試料を用いて波長を変えて吸光度を測定することにより，波長による吸光係数（k）の変化が測定できる．これをその化合物の吸収スペクトルと呼ぶ．多くの化合物はその物質に特有な吸収スペクトルを示し，その形から逆にどのような物質が試料に含まれているかを知ることができる．モル吸光係数や比吸光度は，吸収スペクトルのピーク値の波長で求めることが多い．

第10章 溶液の物理的性質（医薬品の物理的分析法）

演習問題

問題 10-1　沸点上昇と凝固点降下
20 g の水に 1.80 g のブドウ糖（分子量 180）を溶かした溶液について，次の □ 内に当てはまる数値を入れよ．ただし，水の凝固点は 0 ℃，沸点は 100 ℃，モル凝固点降下は 1.86，モル沸点上昇は 0.52 とする．
 a　この溶液の凝固点降下度は □，凝固点は □ ℃である．
 b　この溶液の沸点上昇度は □，沸点は □ ℃である．
 c　水 20 g に塩化ナトリウム（式量 58.5）□ g を溶かした溶液は，上記の溶液と同じ沸点および凝固点を持つ．ただし，塩化ナトリウムは水中で完全に電離しているものとする．

［解答と解説］
 a　1000 g の水に対してブドウ糖は，20 g : 1.80 g = 1000 g : x g より，90 g 溶けているから，これは 0.5 mol（0.5 mol/kg）に相当する．したがって，凝固点降下度は，1 mol : 1.86 ℃ = 0.5 mol : y ℃より，y = 0.93．凝固点は −0.93 ℃である．
 b　問 a と同様にして，沸点上昇度は，1 mol : 0.52 ℃ = 0.5 mol : y ℃ より，y = 0.26．沸点は 100.26 ℃である．
 c　溶けているイオンの全モル数が 0.5 mol/kg になればよい．塩化ナトリウム 1 mol から Na$^+$ が 1 mol，Cl$^-$ が 1 mol 生じるので，全モル数は 2 mol となる．したがって，塩化ナトリウム 0.25 mol が 1000 g に溶けていればよい．水 20 g に溶かすので，その g 数は，0.25 × 58.5 × 20 / 1000 = 0.2925 より，0.29 g となる．
（答）　　a　0.93, −0.93　　b　0.26, 100.26　　c　0.29

問題 10-2　沸点上昇と凝固点降下
20 g の二硫化炭素に 0.256 g の硫黄を溶解すると，沸点は 0.115 ℃上昇した．二硫化炭素のモル沸点上昇を 2.30，S = 32 として以下の問に答えよ．
 a　硫黄の分子量は □ である．
 b　硫黄の構造式は □ である．

［解答と解説］
 a　1000 g の二硫化炭素にたいして，硫黄は 12.8 g 溶けている．これが 0.115 / 2.30 = 0.05 mol に相当するので，硫黄の分子量は 256 である．
 b　256 / 32 = 8 より，構造式は S$_8$ となる．

問題 10-3　沸点上昇と凝固点降下

ブドウ糖（分子量180）とショ糖（分子量342）の混合物 65.25 g を，水 500 g に溶かした水溶液の凝固点降下度は 0.93 である．水のモル凝固点降下を 1.86 とすれば，この混合物のブドウ糖とショ糖のモル比は以下のどれか．

　　　　a　1:1　　b　1:2　　c　1:3　　d　2:1　e　2:3　　f　3:1

[解答と解説]

水 1000 g に混合物 130.5 g が溶けており，これが 0.5 mol（0.93 / 1.86 = 0.5）に相当する．130.5 g 中のブドウ糖のモル数を x，ショ糖のモル数を y として，連立方程式を立てると，$x+y=0.5$，$180x+342y=130.5$．これより，$x/y=1$ となる．

（答）　a

問題 10-4　浸透圧・等張化

分子量 242 の薬品を水に溶かして，血液と等張の（同じ浸透圧を持つ）注射液をつくりたい．この薬品 1 モルは水に溶けると，1 モルの陽イオンと 1 モルの陰イオンに解離する．その電離度が 0.8 であるとして，以下の問に答えよ．ただし，血清の凝固点降下度は 0.52，水のモル凝固点降下は 1.86 である．
a　血清は，1000 g の水に □ モルの非電解質の溶質が溶けている溶液に相当する．
b　この薬品 1 モルは水に溶けるとそのイオンを含めた全モル数が □ mol になる．
c　血液と等張の注射液をつくるためには，1000 g の水に □ モルの薬品を溶かせばよい．
d　したがって，水 100 g に，この薬品 □ g を溶かせばよい．

[解説と解答]

a　非電解質のモル数を x とすると，$0.52 : 1.86 = x : 1$ より，x は 0.28 mol となる．
b　薬品を AB とすると水中では，$AB = A^+ + B^-$ のように解離し各々のモル数は，$[AB](=1-0.8)=0.2$，$[A^+]=0.8$，$[B^-]=0.8$，全モル数は，1.8 mol となる．
c　全モル数が，0.28 mol となるためには y mol の薬品を必要とするとすれば，$1:1.8=y:0.28$ より，$y=0.156$ mol となる．
d　水 100 g に 0.0156 mol の薬品を溶かせばよいので，その g 数は 3.77 g となる．

（答）　a　0.28　　b　1.8　　c　0.156　　d　3.77

問題 10-5　浸透圧・等張化

ある医薬品の等張注射液をつくりたい．この医薬品は一塩基酸のナトリウム塩で，その分子量は 186，解離度は 0.9 である．血液と等張にするには，水 100 g に何 g 加えたらよいか．ただし，血清の氷点降下度（凝固点降下度と同義，水の凝固点を氷点ともいう）は 0.52，水のモル氷点降下（モル凝固点降下）は 1.86 である．

1	2	3	4	5
0.9	1.8	2.7	3.8	5.0

[解説と解答]

問題10-4と同様に計算すると、2.741 g となる。

(答) 3

問題 10-6　浸透圧・等張化

血液の浸透圧を 37℃で 7.5 atm として，以下の問に答えよ．ただし，R = 0.082 L·atm·mol^{-1}·K^{-1} とする．

a　血液と等張（浸透圧の等しい）のブドウ糖溶液を 100 mL つくるためには，ブドウ糖（分子量 180）☐ g を必要とする．

b　血液と等張（浸透圧の等しい）の食塩水溶液を 100 mL つくるためには，食塩（式量 58.5）☐ g を必要とする．ただし，食塩は水中で完全に電離しているものとする．

c　血液と等張（浸透圧の等しい）の塩化カルシウム水溶液を 100 mL つくるためには，塩化カルシウム（式量 111）☐ g を必要とする．ただし，塩化カルシウムは水中で完全に電離しているものとする．

[解説と解答]

$\pi V = nRT$ の式より，$\pi = 7.5$ atm，$V = 0.1$ L，$T = 310$ K，$R = 0.082$ L·atm·mol^{-1}·K^{-1} を代入し，100 mL の血液に溶けている溶質のモル数（n の値）を求める．n = 0.0295 mol となる．

a　ブドウ糖（分子量 180）0.0295 mol は，5.31 g である．

b　食塩（式量 58.5）1 モルからイオンが 2 モル生じるので，(0.0295 / 2) mol あればよい．(0.0295 / 2) × 58.5 = 0.863 g となる．

c　塩化カルシウム（式量 111）1 モルから 3 モルのイオンが生じる（$CaCl_2 = Ca^{2+} + 2Cl^-$ より）ので，(0.0295 / 3) mol あればよい．(0.0295 / 3) × 111 = 1.0915 g となる．

(答)　a　5.31　　b　0.863　　c　1.0915

問題 10-7　浸透圧・等張化

塩化ナトリウム（式量 58.5）9.36 g を水に溶かして 1 L とすると，ヒトの血液（血清）の浸透圧（7.5 atm，37℃）と等張になる．

a　この溶液中の塩化ナトリウムの電離度は ☐ である．

b　ブドウ糖（分子量 180）27 g と塩化ナトリウムで血液と等張な液を 1 L 作るとき，必要な塩化ナトリウムの量は ☐ g である．

[解説と解答]

問題 10-6 と同様に，$\pi V = nRT$ の式より，$\pi = 7.5$ atm，$V = 1$ L，$T = 310$ K，$R = 0.082$ L·atm·mol^{-1}·K^{-1} を代入し，n の値を求める． $n = 0.295$ mol となる．

a 塩化ナトリウムのモル濃度を C (mol/L)，電離度を α とすると，

電離式 ： NaCl ⇄ Na$^+$ ＋ Cl$^-$

モル濃度： $C(1-\alpha)$ $C\alpha$ $C\alpha$

溶液中の総モル数は，$C(1-\alpha) + C\alpha + C\alpha = C(1+\alpha)$ であり，これが 0.295 mol に等しい．$C = 9.36 / 58.5 = 0.16$ より，$\alpha = 0.84$ となる．

b ブドウ糖（分子量180）27 g は，0.15 mol である．これと，塩化ナトリウムの総モル数 $C(1+\alpha)$ の和が 0.295 mol に等しい．$\alpha = 0.84$ より，$0.15 + C(1+0.84) = 0.295$ から，$C = 0.0788$ mol となる．したがって，必要な g 数は，4.61 g となる．

(答) a 0.84 b 4.61

問題 10-8 浸透圧・等張化

塩化ナトリウムの 0.9 (w/v)%水溶液は血清や涙液と等張である．いま，数種の薬品を含む液を体液と等張にしたいとき，各々の薬品の示す浸透圧が塩化ナトリウムの何 (w/v)%水溶液に対応しているかが判れば，各々の和が 0.9 になるように互いの濃度を調整すればよい．このような等張化の方法を**食塩当量法**といい，**食塩当量 (a)** とは，ある薬品の 1.0 (w/v)%水溶液が塩化ナトリウムの a (w/v)%水溶液と同じ浸透圧を持つことを示している．食塩当量 (a) は，ある薬品の 1.0 (w/v)%水溶液 1 L 中のイオンと分子を含めた総モル数 (A) と塩化ナトリウムの 1.0 (w/v)%水溶液 1 L 中の総モル数 (B) との比 (A / B) に等しい．

a 塩化ナトリウム(式量：58.5)の電離度を 0.85 としたとき，その 1.0 (w/v)%水溶液 1 L 中に存在する分子とイオンを含めた全モル数は ☐ mol になる．

b ブドウ糖（分子量：180）の 1.0 (w/v)%水溶液 1 L 中に存在する分子のモル数は，☐ mol になる．食塩当量は ☐ である．

c 無水亜硫酸ナトリウム（式量：126）の電離度を 0.83 としたとき，その食塩当量は，☐ である．

d 塩酸テトラサイクリン（分子量：481）は水中で一部分がイオンに解離し，1 mol の分子が 2.13 mol に相当する浸透圧を示す．その食塩当量は ☐ である．

e 100 mL 中に，塩酸テトラサイクリン 0.5 g，無水亜硫酸ナトリウム 0.2 g，ブドウ糖 ☐ g を溶かした溶液は体液と等張になる．

[解説と解答]

a 塩化ナトリウムの 1.0 (w/v)%水溶液 1 L 中には食塩が 10 g 含まれるので，そのモル数は 0.171 mol となる．塩化ナトリウム 1 mol を水に溶かすと分子とイオンの総モル数は 1.85 mol となる（問題10-7 参照）．総モル数は 1.85 mol × 0.17 mol = 0.316 mol となる．

b ブドウ糖の 1.0 (w/v)% 1 L 中には 10 g 存在するので，分子のモル数は 0.0556 mol になる．食塩当量は 0.0556 mol ÷ 0.316 mol = 0.176 である．

c 無水亜硫酸ナトリウムは1分子が3分子のイオンに解離する．無水亜硫酸ナトリウムを1 mol 水に溶かすと分子とイオンの総モル数は $(1 + 2\alpha)$ (α は電離度) となり，2.66 mol となる．1.0 (w/v)%水溶液1 L 中に含まれる総モル数は，$10 \div 126 \times 2.66 = 0.211$ となる．食塩当量は0.668である．

d 塩酸テトラサイクリンの1.0 (w/v)%水溶液1 L 中に含まれる総モル数は，$10 \div 481 \times 2.13 = 0.0443$ となる．食塩当量は0.140 である．

e ブドウ糖を x g とすると，b, c, d で得た食塩当量の値をつかって，$0.5 \times 0.140 + 0.2 \times 0.668 + x \times 0.176 = 0.9$ より，$x = 3.96$ g となる．

(答) a 0.316　　b 0.0556, 0.176　　c 0.668　　d 0.140　　e 3.96

問題 10-9　浸透圧・等張化

次の処方の点眼液を涙液と等張にするためには，塩化ナトリウムを何 g 添加すればよいか．次の値のうち，最も近い数値はどれか．ただし，硫酸アトロピンの食塩当量を0.13 とする．

処方
硫酸アトロピン　　　　1.0 g
塩化ナトリウム　　　　□ g
滅菌精製水　　　　　　適量
全量　　　　　　　　　200.0 mL

1　0.8　　2　1.7　　3　2.5　　4　3.4　　5　5.1

[解説と解答]

塩化ナトリウムの g 数を x とすると，その濃度は $x/2$ (w/v)%．硫酸アトロピンの濃度は 0.5 (w/v)% となる．これは，食塩濃度にすると，0.5×0.13 (w/v)% に相当する．両者の和が0.9になればよいので，$x = 1.67$ となる．

(式)　$\dfrac{x}{2} + 0.5 \times 0.13 = 0.9$ (%)

(答)　2

問題 10-10　旋光度

コレステロール0.2 g をジオキサンに溶かして10 mL とした液の旋光度を層長1 dm，20℃ でナトリウムのD線（589.3 nm）を用いて測定したところ，$-0.72°$ であった．比旋光度を求めよ．

[解説と解答]

まず，溶液1 mL 中の薬品の g 数を求め，式 $\alpha = [\alpha]_\mathrm{D}^{20} \cdot \dfrac{l}{100} \cdot c$ に代入する．コレステロール0.2 g が溶液10 mL に溶けているので，濃度 c は，$c = 0.2 / 10 = 0.02$ (g) となり，$\alpha = -0.72°$，$l = 100$ を代入

すると, $[\alpha]_D^{20} = \dfrac{\alpha}{c} = \dfrac{-0.72}{0.02} = -36°$ となる.

[答] $-36°$

問題 10-11 旋光度

分子の構造に非対称性があるような物質は旋光性を示す. 一般式: R·CH(NH$_2$)·COOH で表されるアミノ酸は, R が H−であるグリシン以外は, 分子内に不整炭素原子 (4 本の手がすべて異なった原子や原子団を持つ炭素原子: 上記の一般式中で下線をつけた C) を持つ. そのため分子の構造に非対称性が生じ, 4 つの置換基の立体配置により互いに鏡像の関係にある 2 つの立体 (光学) 異性体が存在する. アミノ酸の一種であるアラニン (R は CH$_3$−) では 2 つの異性体はそれぞれ, L−アラニン, D−アラニンと呼ばれ, 生体中では L−アラニンのみが利用されている. 各々の異性体は旋光性を示し, L−アラニンの比旋光度 $[\alpha]_D^{20}$ は水中では +2.7, D−アラニンでは値は同じで正負の符号が逆になる ($[\alpha]_D^{20} = -2.7$).

a L−アラニン水溶液の濃度を知るため, その水溶液を長さ 20 cm の管にいれ, ナトリウムの D 線を用いて 20 ℃で旋光度を測定したところ +0.27° であった. この溶液 1 L 中には L−アラニンが ☐ g 含まれる.

b D−アラニンと L−アラニンの混合物 10 g を水 100 mL に溶かした溶液がある. その混合比を知るため問 a と同じ条件で旋光度を測定したところ −0.108° あった. D−アラニン / L−アラニンの比 (g/g) は ☐ である.

[解説と解答]

a 旋光度を求める式 $\alpha = [\alpha]_D^{20} \cdot \dfrac{l}{100} \cdot c$ に値を代入する. $\alpha = +0.27°$, $[\alpha]_D^{20} = +2.7$, $l = 200$ mm より, $c = 0.05$ (g/mL) $= 50$ (g/L) となる.

b 10 g 中の D−アラニンの g 数を x g とすると, D−アラニンの示す旋光度は, $\alpha_D = [\alpha]_D^{20} \cdot \dfrac{l}{100} \cdot c$ より, $\alpha_D = -2.7 \times 2 \times (x/100)$ ··· (1). また, L−アラニンの示す旋光度は, $\alpha_L = [\alpha]_D^{20} \cdot \dfrac{l}{100} \cdot c$ より, $\alpha_L = +2.7 \times 2 \times (10-x)/100$ ··· (2). 観測した旋光度は, −0.108° でこれは $(\alpha_D + \alpha_L)$ に等しい. これから, $x = 6$ (g) となる. 求めるものは, D−アラニン / L−アラニンの比 (g/g) であるから, $6/4 = 1.5$ である.

(答) a 50　　b 1.5

問題 10-12　旋光度

示性値の項に（乾燥後，1 g，水 20 mL，100 mm）と規定されている日本薬局方医薬品について，その医薬品各条の乾燥減量の項の条件で乾燥した後，1.00 g をとり，これについて一般試験法旋光度測定法の規定のとおりに測定したところ，旋光度 α は −1.76° であった．この医薬品の比旋光度 $[α]_D^{20}$ はどれか．

　　1　−0.88°　　2　−1.76°　　3　−3.52°　　4　−8.80°　　5　−17.6°　　6　−35.2°

[解説と解答]

旋光度を求める式 $α = [α]_D^{20} \cdot \dfrac{l}{100} \cdot c$ に値を代入する．α = −1.76°，l = 100 mm，c = 1 / 20 = 0.05 (g/mL) より，$[α]_D^{20} = -35.2°$ となる．

（答）　6

問題 10-13　旋光度

ショ糖（$C_{12}H_{22}O_{11}$：分子量 342）は D−グルコース（ブドウ糖）（$C_6H_{12}O_6$：分子量 180）と D−フルクトース（果糖）（$C_6H_{12}O_6$：分子量 180）が脱水縮合した二糖類である．ショ糖を希酸やインベルターゼで分解すると等量のブドウ糖と果糖が生成し，旋光性が右から左に転じるので，このようにしてできたブドウ糖と果糖の等量混合物は転化糖と呼ばれる．ショ糖，D−グルコース，D−フルクトースの比旋光度 $[α]_D^{20}$ を，それぞれ，+66.5°，+52.5°，−92.5°として，以下の問に答えよ．

　a　ショ糖 10 g を含む水溶液 100 mL を，長さ 20 cm の管にいれ，ナトリウムの D 線を用いて 20 ℃で旋光度を測定すると，その値は □ となる．

　b　問 a のショ糖水溶液を希酸を用いて完全に分解した．溶液の体積は変化しないとして計算するとこの転化糖水溶液の旋光度は問 a と同じ測定条件下で □ となる．

　c　問 b の溶液（転化糖）の比旋光度は □ となる．

[解説と解答]

　a　旋光度を求める式 $α = [α]_D^{20} \cdot \dfrac{l}{100} \cdot c$ に値を代入する．

　　$[α]_D^{20} = +66.5$，l = 200 mm，c = 10 / 100 = 0.1 (g/mL) より，α = 13.3° となる．

　b　100 mL 中に存在する D−グルコースと D−フルクトースの g 数を求める．ショ糖 342 g よりそれぞれが 180 g ずつ生じるので，10 : 342 = x : 180 の比例関係が成り立ち，x = 5.26 g となる．D−グルコースと D−フルクトースの旋光度を問 a と同様にして求めると，α_{D−グルコース} = +52.5 × 2 × 0.0526 = +5.52，α_{D−フルクトース} = −92.5 × 2 × 0.0526 = −9.73 となる．混合溶液の α は両者の和となるので，

−4.21°となる.

c　旋光度を求める式　$\alpha = [\alpha]_D^{20} \cdot \dfrac{l}{100} \cdot c$　に値を代入する．$\alpha = -4.21°$, $l = 200$ mm, $c = 10.52 / 100 = 0.1052$ (g/mL) より，$[\alpha]_D^{20} = -20.0°$　となる．

（答）　a　13.3°　　b　−4.21°　　c　−20.0°

一般に転化糖の比旋光度は −20.0°(左旋性) とされている．

問題 10-14　旋光度

次の記述は，日本薬局方イソソルビドの定量法に関するものである．□の中に入れるべき数値はどれか．ただし，イソソルビドの比旋光度は +45.5° とする．

「本品の換算した脱水物約 10 g を精密に量り，水に溶かし，正確に 100 mL とする．この液につき，層長 100 mm で 20 ±1° における旋光度 α を測定する．

　　　　イソソルビド ($C_6H_{10}O_4$) の量 (g) ＝ α × □ 」

1　0.2198　　2　2.1978　　3　4.55　　4　21.978　　5　45.5　　6　455

[解説と解答]

$[\alpha]_D^{20} = +45.5°$，$l = 1$ を，式 $\alpha = [\alpha]_D^{20} \cdot \dfrac{l}{100} \cdot c$ に代入すると，$c = \alpha / 45.5$. c は試料溶液 1 mL 中の g 数なので，測定用試料溶液 100 mL 中のイソソルビドの量 (g) は $(\alpha / 45.5) \times 100 = \alpha \times 2.1978$

（答）　2

問題 10-15　旋光度

比旋光度 $[\alpha]_D^{20} = +50 \sim 52°$（乾燥後，0.5 g，水，25 mL，200 mm）と規定されている日本薬局方医薬品につき，乾燥後，その 0.5000 g を量り，規定の条件で測定するとき，その測定値の範囲を求めよ．

[解説と解答]

医薬品 0.5 g を水 25 mL に溶解しているので，濃度 $c = 0.5 / 25 = 0.02$，200 mm の測定管を使用しているので，$l = 200$，これらの値を式 $\alpha = [\alpha]_D^{20} \cdot \dfrac{l}{100} \cdot c$ に代入すると，

　　　$[\alpha]_D^{20} = +50°$　のとき，$\alpha = 50 \times 2 \times 0.02 = +2.00$

　　　$[\alpha]_D^{20} = +52°$　のとき，$\alpha = 52 \times 2 \times 0.02 = +2.08$

（答）　+2.00 〜 +2.08

問題 10-16 旋光度

日本薬局方において，ブドウ糖の純度検定は旋光度測定によってなされ，その比旋光度（$[\alpha]_D^{20}$）は +52.6 から +53.2° の間になくてはならないと定められている．いま，ブドウ糖の 10.00 g を正確に量り，水を加えて正確に 100 mL とする．この液を用いて層長 100 mm で旋光度を測定するとき，以下の問に答えよ．

a 旋光度が +5.36° の値を持つブドウ糖の比旋光度は □ である．したがって，日本薬局方の基準に［①適している．②不適である．］
b いま，比旋光度 +52.6° の値を持つブドウ糖を用いたとき，その旋光度は □ となる．
c 同様に，比旋光度 +53.2° の値を持つブドウ糖を用いたとき，その旋光度は □ となる．
d したがって，ブドウ糖が日本薬局方に適となるためには，旋光度の測定値は □ の範囲になければならない．

[解説と解答]

a 旋光度を求める式，$\alpha = [\alpha]_D^{20} \cdot \dfrac{l}{100} \cdot c$ に値を代入する．$\alpha = +5.36°$，$l = 100$ mm，$c = 0.1$ (g/mL)

より，$[\alpha]_D^{20} = +53.6°$ となる．したがって，日本薬局方の基準に不適である．

b 問 a と同様に旋光度を求める式に値を代入する．$[\alpha]_D^{20} = +52.6°$，$l = 100$ mm，$c = 0.1$ (g/mL)

より，$[\alpha]_D^{20} = +5.26°$ となる．

c 問 b と同様に旋光度を求める式に値を代入する．$[\alpha]_D^{20} = +53.2°$，$l = 100$ mm，$c = 0.1$ (g/mL)

より，$\alpha = +5.32°$ となる．
d α は，+5.26° 〜 +5.32° の範囲になくてはならない．
（答）　a　+53.6°　　b　+5.26°　　c　+5.32°　　d　+5.26° 〜 +5.32°

問題 10-17 旋光度

次の記述は日本薬局方におけるブドウ糖の旋光度測定に関するものである．いま，ブドウ糖 10.00 g を量り，旋光度を測定するとき，このブドウ糖が日本薬局方に適となるためには，旋光度の測定値はどの範囲になければならないか．

「旋光度 $[\alpha]_D^{20}$：+52.6〜+53.2°　本品を 105℃で 6 時間乾燥し，その約 10 g を精密に量り，アンモニア試液 0.2 mL および水を加えて溶かし，正確に 100 mL とし，この液につき層長 100 mm で測定する」．
　　1　1.04-1.06　　2　2.09-2.13　　3　5.26-5.32　　4　10.4-10.6　　5　20.9-21.3

[解説と解答]
問題 10-15 と同様に考える．
(答) 3

(参考) D-ブドウ糖には二つの互変異性体があり，水に溶かした直後と平衡に達したときではその割合が異なる．その比旋光度も時間とともに変化し，次第に平衡に達する（この現象を変旋光という）．アンモニア試液を加える理由は，はやく平衡に達し，安定した旋光度を得るようにするためである．

問題 10-18　屈折率

三つの媒質 A, B, C において，媒質 A から B への屈折率 $n^{20}_{D(A \to B)}$ および媒質 A から C への屈折率 $n^{20}_{D(A \to C)}$ から，媒質 B から C への屈折率 $n^{20}_{D(B \to C)}$ が

$$n^{20}_{D(B \to C)} = n^{20}_{D(A \to C)} / n^{20}_{D(A \to B)}$$

により求められる．空気に対する相対屈折率が，$n^{20}_{D(水)} = 1.3330$，$n^{20}_{D(ベンゼン)} = 1.5011$，$n^{20}_{D(クロロホルム)} = 1.4467$ であるとき，以下の問に答えよ．

a　クロロホルムの水に対する相対屈折率，$n^{20}_{D(水 \to クロロホルム)}$ は $\boxed{}$ である．

b　ベンゼンの水に対する相対屈折率，$n^{20}_{D(水 \to ベンゼン)}$ は $\boxed{}$ である．

[解説と解答]

式 $n^{20}_{D(B \to C)} = n^{20}_{D(A \to C)} / n^{20}_{D(A \to B)}$ に値を代入する．

a　$n^{20}_{D(水 \to クロロホルム)} = n^{20}_{D(空気 \to クロロホルム)} / n^{20}_{D(空気 \to 水)} = \dfrac{1.4467}{1.3330} = 1.0853$ となる．

b　$n^{20}_{D(水 \to ベンゼン)} = n^{20}_{D(空気 \to ベンゼン)} / n^{20}_{D(空気 \to 水)} = \dfrac{1.5011}{1.3330} = 1.1261$ となる．

(答)　a　1.0853　　b　1.1261

問題 10-19　屈折率

液体の屈折率は通常空気に対する値で示される．水に溶質が溶けているとき，その屈折率は溶液の濃度が増すと大きくなり，水溶液の濃度とその屈折率との関係は以下の式が成り立つ．

第10章 溶液の物理的性質（医薬品の物理的分析法）　　139

$$n_{D(溶液)}^{20} - n_{D(溶媒)}^{20} = kC \quad (ただし，kは定数，Cは濃度 (g/100\,mL))$$

ここで，溶媒は水であるので，$n_{D(水)}^{20} = 1.333$ である．

a　20 g の食塩を含む食塩水 100 mL の屈折率は，1.368 である．これから k の値を求めると □ となる．

b　濃度未知の食塩水の屈折率を測定したところ，1.354 であった．この食塩水 100 mL 中に食塩は □ g 含まれる．

[解説と解答]

a　$n_{D(溶液)}^{20} - n_{D(溶媒)}^{20} = kC$ に値を代入する．$n_{D(溶液)}^{20} = 1.368$，$n_{D(溶媒)}^{20} = 1.333$，$C = 20$ より，k = 0.00175 となる．

b　問 a で求めた k の値を用いて C を計算する．$n_{D(溶液)}^{20} = 1.354$ より，$C = 12$ (g/100 mL)

（答）　a　0.00175　　b　12

問題 10-20　屈折率

屈折率は血清総タンパクの迅速，簡便な定量法として利用されている．血清中のタンパク濃度（g/100 mL）は，その血清の屈折率とタンパクを含まないときの血清の屈折率（1.336）の差に比例する．したがって，以下の式が成り立つ．

$$kx = n_{D(血清)}^{20} - 1.336 \quad (ただし，xはタンパク濃度 (g/100\,mL)，kは定数)$$

a　タンパク濃度が 7.56 g/100 mL の血清の屈折率 $n_{D(血清)}^{20}$ は 1.349 である．したがって，定数 k は □ となる．

b　成人の血清タンパク質の正常値は 6.7 ～ 8.3 (g/dL) である．正常な成人の血清の屈折率はおよそどの範囲にはいるか．

　　1　1.346-1.348　　2　1.347-1.349　　3　1.348-1.350　　4　1.349-1.351　　5　1.350-1.352

[解説と解答]

a　式に値を代入する．k = 0.00172 となる．

b　k = 0.00172 の値を用いて，x が 6.7 のとき，$n_{D(血清)}^{20} = 1.336 + 0.00172 \times 6.7 = 1.3475$ となり，x が 8.3 のとき，$n_{D(血清)}^{20} = 1.336 + 0.00172 \times 8.3 = 1.3503$ となる．

（答）　a　0.00172　　b　3

(参考) 式 $n^{20}_{D(血清)} = 1.336 + 0.00172 \times x$ は血清の総タンパク濃度を求める Reiss の式という.

問題 10-21　吸光度

ジアゼパム 2 mg に硫酸の無水エタノール溶液（3→1000）を加えて溶かし，200 mL とした液の吸光度を波長 285 nm，層長 1 cm で測定したとき，0.44 であった．この条件におけるジアゼパムの比吸光度 $E^{1\%}_{1cm}$ は次のどれか．

　　1　110　　2　220　　3　440　　4　880　　5　1760

[解説と解答]

比吸光度 $E^{1\%}_{1cm}$ を求めるには，まず，溶液 100 mL 中の薬品の g 数，すなわち w/v %を計算し，式 $A = k \cdot c \cdot l$ を使用する．ジアゼパム 0.002 g を溶かして 200 mL にしているので，

濃度 C (w/v %) = 0.002 g / 200 × 100 = 0.001 w/v % となる．$A = 0.44$，$c = 0.001$，$l = 1$ を代入すると

$k = E^{1\%}_{1cm} = 0.44 / 0.001 = 440$

(答)　3

問題 10-22　吸光度

分子量 250.00 である医薬品の波長 352 nm における $E^{1\%}_{1cm}$ (352nm) の値は 5.5 であるとき，この医薬品のモル吸光係数 ε の値はいくらか．

[解説と解答]

$E^{1\%}_{1cm}$ は濃度 c が 1 w/v %のときの吸光度を示し，ε は濃度 c が 1 mol/L のときの吸光度を示す．分子量が 250.0 であるから，1 mol/L = 250.0 g/L = 25 g/100 mL = 25 w/v % となる．

したがって，5.5 × 25 = 137.5 がモル吸光係数 ε になる．

(答)　137.5

問題 10-23　吸光度

日本薬局方トコフェロール（分子量：430.71）には示性値として吸光度 $E^{1\%}_{1cm}$ (292nm)：71.0〜76.0 (0.01 g, 無水エタノール, 200 mL) と記載されている．トコフェロールの 292 nm における吸光度 A

第10章 溶液の物理的性質（医薬品の物理的分析法）　　*141*

およびモル吸光係数 ε の範囲を求めよ．

[解説と解答]

c (w/v %) は，トコフェロール 0.01 g に無水エタノールを加えて溶かし 200 mL としているので，c (w/v %) = (0.01 / 200) × 100 = 0.005 (w/v %)．式 $A = k \cdot c \cdot l$ に，$k = E_{1cm}^{1\%} = 71.0 \sim 76.0$，$c = 0.005$，$l = 1$ を代入すると，$A = (71.0 \sim 76.0) \times 0.005 \times 1 = 0.355 \sim 0.380$．また，200 mL 中に 0.01 g 含むので，試料液 1000 mL には 0.01 g × 5 = 0.05 g 含むことになる．したがって，そのモル濃度（mol/L）は，(溶液 1 L 中に含まれる溶質の重量) / (分子量) = 0.05 / 430.71 = 1.1610 × 10^{-4} mol/L となる．$A = 0.355 \sim 0.380$，c (mol/L) = 1.16 × 10^{-4}，$l = 1$ を代入すると，$\varepsilon = \dfrac{A}{c \cdot l} = \dfrac{0.355 \sim 0.380}{1.16 \times 10^{-4} \times 1} = 3.06 \times 10^3 \sim 3.276 \times 10^3$

（答）　　$A = 0.355 \sim 0.380$，　　$\varepsilon = 3.06 \times 10^3 \sim 3.276 \times 10^3$

問題 10-24　吸光度

分子量 360.45 である日本薬局方医薬品の波長 242 nm におけるモル吸光係数 ε の値は 1.49 × 10^4 であるとき，この医薬品の $E_{1cm}^{1\%}$ (242nm) の値はいくらか．

[解説と解答]

式 $A = k \cdot c \cdot l$ に $\varepsilon = 1.49 \times 10^4$，M = 360.45 を代入する．

$$E_{1cm}^{1\%} = \dfrac{1.49 \times 10^4 \times 10}{360.45} = 413.37$$

（答）　　413.37

問題 10-25　吸光度

日本薬局方のある医薬品について，乾燥後，5.000 mg を量り，水を加えて溶かし，正確に 1000 mL とし，層長 1 cm，波長 354 nm で吸光度を測定したとき，その値は 0.527〜0.565 の範囲に入り，規格に適合した．この医薬品の比吸光度 $E_{1cm}^{1\%}$ (354nm) の規格値は次のどれか．

1　1054〜1130　　2　741〜798　　3　527〜565　　4　214〜233　　5　105〜113

[解説と解答]

c (w / v %) = (5 × 10^{-3} / 1000) × 100 = 5 × 10^{-4}

$A = 0.527$ のとき，$E_{1cm}^{1\%} = \dfrac{0.527}{5 \times 10^{-4} \times 1} = 1054$

$A = 0.565$ のとき，$E_{1cm}^{1\%} = \dfrac{0.565}{5 \times 10^{-4} \times 1} = 1130$

(答)　1

問題 10-26　吸光度

次の記述は，日本薬局方ニフェジピンの定量法に関するものである．□の中に入れるべき数値はどれか．

「本操作は直射日光を避け，遮光した容器を用いて行う．本品約 0.12 g を精密に量り，メタノールに溶かし，正確に 200 mL とする．この液 5 mL を正確に量り，メタノールを加えて正確に 100 mL とする．この液につき，吸光度測定法により試験を行い，350 nm 付近の吸収極大の波長における吸光度 A を測定する．

　　ニフェジピン（$C_{17}H_{18}N_2O_6$）の量（mg）$= A / 142.3 \times \boxed{}$」

ただし，142.3 はニフェジピンの付近の吸収極大波長における比吸光度 $E_{1cm}^{1\%}$ の値である．

[解説と解答]

まず，測定試料のニフェジピンの濃度（w/v %）を求める．量り取った量を x g とすると，この x g をメタノールに溶かし 200 mL とし，この 5 mL を取ってさらに 100 mL としている（20 倍に希釈したことになる）ので，x g は $200 : 5 \times 100 = 4000$ mL に溶けていることになる．

吸光度は，層長が一定のとき，溶液の濃度に比例するので，

$1\,(g) / 100\,(mL) : x\,(g) / 4000\,(mL) = 142.3 : A$ が成立し，$x\,(g) = A / 142.3 \times 40$．

$x\,(mg) = A / 142.3 \times 40 \times 1000 = A / 142.3 \times 40000$

(答)　40000

第 11 章　化学反応速度

この章では反応物質が変化する速さについて取り扱う．化学反応の速度だけでなく，放射性物質の壊変速度，薬物の崩壊速度，薬物の血中濃度の変化なども同様に扱うことができる．

15．1　反応速度

いま，溶液中の反応物 A の濃度 C（mol/L）の時間変化が次の式

$$-\frac{dC}{dt} = kC^n \qquad \cdots(11\text{-}1)$$

で表されるとき，この反応物の濃度 C は n 次反応にしたがって変化するという（反応速度が濃度の n 乗に比例するので n 次反応という）．濃度 C が時間とともに減少するので，反応速度 v は $\left(-\frac{dC}{dt}\right)$ で表される．ここで，k は速度定数と呼ばれ，温度その他の条件が変化しなければ一定である．反応開始時（t = 0）における反応物の濃度を初濃度 C_0 という．

0 次反応： 0 次反応は式 11-1 で n = 0 とおいた式で表され，反応速度 v が反応物濃度 C に関係しない（C の 0 乗に比例する）．

$$v = -\frac{dC}{dt} = k \qquad \cdots(11\text{-}2)$$

時間 t = 0 のとき濃度は C = C_0，時間が t になるときの濃度が C であるから，式 11-2 の両辺に dt をかけ，時間 t について 0〜t まで，濃度 C について C_0〜C で積分すれば，

$$-\int_{C_0}^{C} dC = \int_{t_0}^{t} k\,dt$$

となる．これより，0 次反応式 11-2 の解として

$$C = C_0 - kt \qquad \cdots(11\text{-}3)$$

が得られる．

　反応または分解が進んで濃度 C が初濃度 C_0 の $\frac{1}{2}$ に減少するまでの時間を**半減期 $t_{1/2}$** という．$C = \frac{C_0}{2}$，$t = t_{1/2}$ を式 11-3 に代入すれば 0 次反応の半減期として

$$t_{1/2} = \frac{C_0}{2k} \quad \cdots(11\text{-}4)$$

が得られる．0次反応では反応速度が一定なので，濃度Cは時間とともに直線的に減少し，半減期の2倍の時間が過ぎると反応物の量が0になり，反応は完了する（図11-1）．

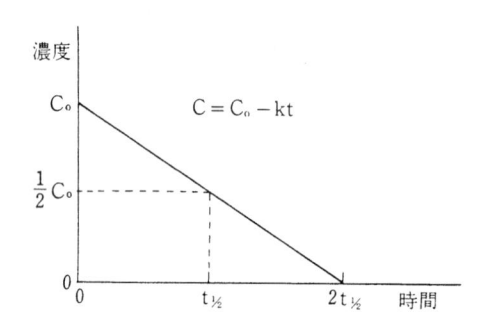

図11-1　0次反応のグラフ．傾きが $-k$ の直線である．

1次反応： 1次反応は式11-1で $n = 1$ とおいて得られ，反応速度 v が反応物濃度C（Cの1乗）に比例する．

$$v = -\frac{dC}{dt} = kC \quad \cdots(11\text{-}5)$$

この方程式の両辺に $\frac{dt}{C}$ をかけ，時間 t について $0\sim t$ まで，濃度Cについて $C_0\sim C$ まで積分すれば

$$-\int_{C_0}^{C}\frac{dC}{C} = \int_{t_0}^{t} k\,dt$$

となるから，1次反応式11-5の解として，

$$\ln C = \ln C_0 - kt \quad \cdots(11\text{-}6)$$

が得られる（参考）．この式を変形すれば

$$\ln\left(\frac{C}{C_0}\right) = -kt \quad \cdots(11\text{-}7)$$

となるから，両辺の指数をとって変形すると次の式になる．

$$C = C_0\, e^{-kt} \quad \cdots(11\text{-}8)$$

また，$\ln(a) = 2.303 \log(a)$ の関係を代入すれば，式11-6は常用対数を用いて次のように書くことができる．

$$\log C = \log C_0 - \left(\frac{k}{2.303}\right)\times t \quad \cdots(11\text{-}9)$$

第11章　化学反応速度

(参考)　積分によって得られる対数は自然対数である．以下では a の自然対数を ln (a)，常用対数を log (a) で表す．指数関数は e^a または exp(a) と書き，対数関数とは互いに逆関数になっている．すなわち，$\ln(e^a) = a$, $e^{\ln(a)} = a$ である．方眼紙にグラフを書いたり，数値を求めるときには常用対数の方が便利なことが多い．

式 11-6 または式 11-9 から分かるように，縦軸に C の対数（lnC または logC），横軸に時間 t をとると，右下がりの直線のグラフが得られ，その勾配から速度定数 k が求められる（図 11-2）．

0 次反応と同様に $C = \dfrac{C_0}{2}$, $t = t_{1/2}$ を式 11-6 に代入すれば，1 次反応の半減期として，

$$t_{1/2} = \frac{\ln 2}{k} = \frac{0.693}{k} \qquad \cdots (11\text{-}10)$$

が得られる．1 次反応の半減期は初濃度 C_0 に関係しない．このため，1 次反応では半減期から速度定数 k が直接計算できる．また，このことから，濃度が C_1 になった時間 t_1 から半減期だけ経過した時間 $t_2 (= t_1 + t_{1/2})$ における濃度は $\dfrac{1}{2}C_1$ になることがわかる．例えば，半減期の 2 倍の時間が経過すれば濃度は $\dfrac{1}{4}C_0$, 3 倍の時間が経過すれば $\dfrac{1}{8}C_0$, 4 倍では $\dfrac{1}{16}C_0$, 等である（図 11-2）．

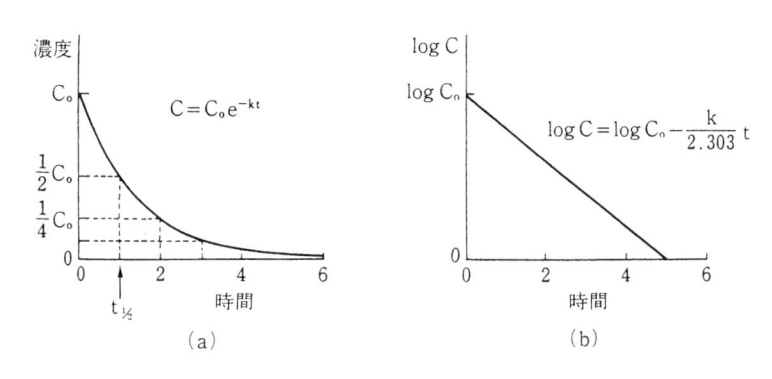

図 11-2　1 次反応のグラフ．(a) 縦軸は濃度 C．(b) 縦軸を対数目盛（logC）にとると，傾きが $-\dfrac{k}{2.303}$ の直線になる．

放射性壊変：　放射性壊変は典型的な 1 次反応の例である．放射性同位体の核子（陽子と中性子の総称）数を N，壊変定数を λ とすれば，壊変速度および半減期は次のようになる．

$$-\frac{dN}{dt} = \lambda N \qquad \cdots (11\text{-}5')$$

$$\ln N = \ln N_0 - \lambda t \qquad \cdots (11\text{-}6')$$

$$t_{1/2} = \frac{\ln 2}{\lambda} = \frac{0.693}{\lambda} \qquad \cdots (11\text{-}10')$$

放射能（放射線の強さ）は放射性同位体の核子数 N に比例するから，放射能もまた 1 次反応にしたがって減少する．放射線の強さは放射性の核子数と壊変定数との積に比例するから，半減期の短い核子ほど強い放射能を示す．

2 次反応： 2 次反応は次の 2 分子反応（A と B が等モルで反応する場合）に対応する．

A + B = P（生成物）

今，A の濃度を C_A，B の濃度を C_B とすれば，反応速度 v は次の式で与えられる．

$$v = -\frac{dC_A}{dt} = -\frac{dC_B}{dt} = kC_A C_B \qquad \cdots (11\text{-}11)$$

最初に，A と B の初濃度が等しい（つまり，$C_A = C_B = C$）場合を考えると，式 11-11 は，式 11-1 で n = 2 とおいた式に等しくなる．

$$v = -\frac{dC}{dt} = kC^2 \qquad \cdots (11\text{-}11a)$$

この方程式の両辺に $\frac{dt}{C^2}$ をかけ，時間 t について 0〜t まで，濃度 C について C_0〜C まで積分すれば，

$$-\int_{C_0}^{C} \frac{dC}{C^2} = \int_{t_0}^{t} k dt$$

となるから，2 次反応式 11-11a の解として次の式が得られる．

$$\frac{1}{C} = \frac{1}{C_0} + kt \qquad \cdots (11\text{-}12)$$

縦軸に $\left(\frac{1}{C}\right)$，横軸に t をとってグラフを書けば，式 11-12 は勾配が k の直線になる（図 11-3）．

2 次反応の半減期は次の式で表される．

$$t_{1/2} = \frac{1}{kC_0} \qquad \cdots (11\text{-}13)$$

A の初濃度 a と B の初濃度 b が等しくない（a ≠ b）ときには，式 11-11 から次の式が求められる．

$$\left(\frac{1}{b-a}\right) \ln\left(\frac{C_B}{C_A}\right) = \left(\frac{1}{b-a}\right) \ln\left(\frac{b}{a}\right) + kt \qquad \cdots (11\text{-}14)$$

したがって，$\left(\dfrac{1}{b-a}\right)\ln\left(\dfrac{C_B}{C_A}\right)$ を t に対してプロットすれば，勾配が k の直線になる．

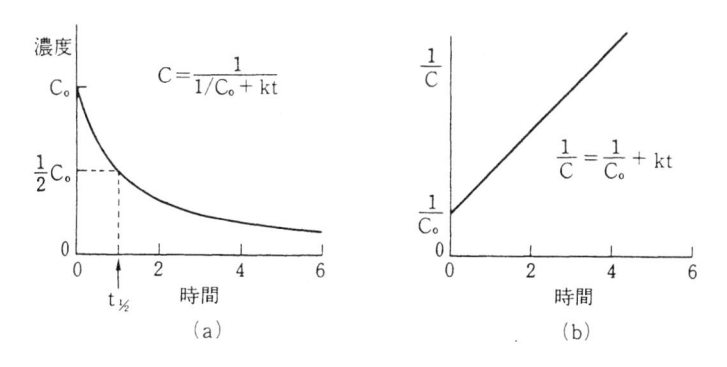

図 11-3 2 次反応のグラフ．(a) 縦軸は濃度 C．(b) 縦軸を 1/C にとれば，傾きが k の直線になる．

15．2 反応速度の温度依存性

アレニウスの式： 反応速度は速度定数 k と反応物濃度 C によって表されるが，速度定数は一般に温度の関数である．普通の化学反応では，速度定数の温度依存性は次のアレニウスの式で表される．

$$k = A \cdot \exp\left(-\frac{E_a}{RT}\right) \qquad \cdots (11\text{-}15)$$

あるいは，対数をとれば

$$\log k = \log A - \frac{E_a}{2.303RT} \qquad \cdots (11\text{-}16)$$

となる．ここで，A は頻度因子（単位は k の単位と同じ），E_a（単位：J/mol）は活性化エネルギーと呼ばれ，それぞれ反応ごとに決る定数である．また，R = 8.314 J/(mol·K) は気体定数，T = t°C + 273 は絶対温度（単位は K：ケルビン）である．このほかにも，爆発型（ある温度から急激に反応速度が大きくなる），酵素反応型（ある最適温度で反応速度が最大になる），表面吸着を伴う反応，反アレニウス型（温度上昇につれて反応速度が低下する）などの温度依存性がある．

活性化エネルギー： 速度定数がアレニウス型の温度依存性にしたがうときには，絶対温度 T_0 のときの速度定数を k_0，温度 T（T = T_0 + ΔT とする）のときの速度定数 k は温度の増分 ΔT の指数関数に比例して増加する（図 11-4a）．また，縦軸に log k，横

軸に $\frac{1}{T}$ をとってプロットすれば，直線のグラフが得られる（図 11-4b）．

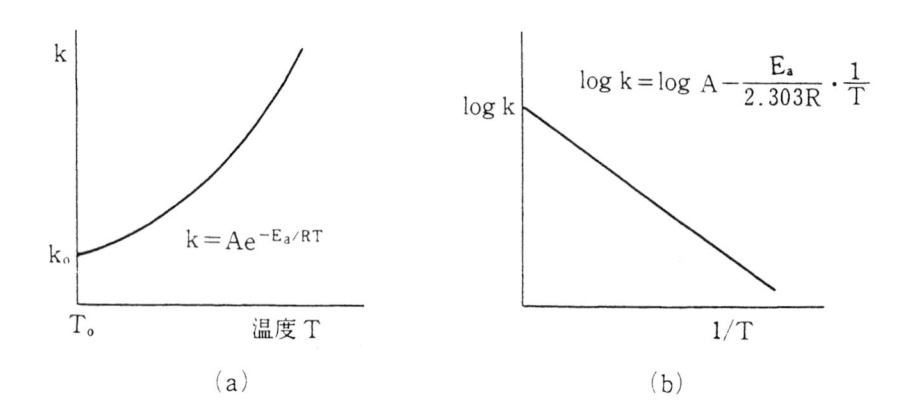

図 11-4 アレニウスの式のグラフ．(a) 速度定数 k は指数関数的に増加する．(b) 縦軸を log k，横軸を 1/T にとると，傾きが $-E_a/2.303R$ の直線になる．

したがって，いくつかの温度で速度定数を測定すれば，この直線の勾配から活性化エネルギーが求められる．逆に，活性化エネルギーと頻度因子が求まれば，任意の温度での速度定数が計算できる．このことは薬品の安定性を推定するための有効な手段となる．ある薬品の速度定数を高温度の数点で測定すれば，比較的短時間に活性化エネルギーと頻度因子が決定でき，常温（あるいは低温）での薬品の有効期限を計算することができる．

一般に，化学反応はエネルギーの高い中間状態（活性錯体，遷移状態）を経由して進行すると考えられている（図 11-5）．

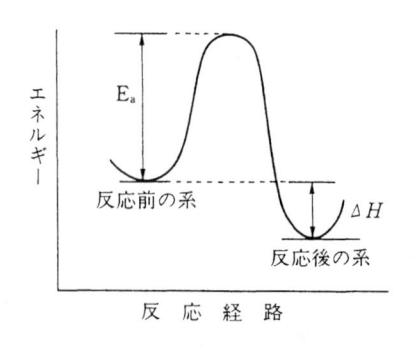

図 11-5 反応のポテンシャル障壁と活性化エネルギー E_a

このとき，活性錯体と初期状態とのエネルギー差が活性化エネルギーである．活性化エネルギーは活性錯体をつくるために必要なエネルギーで，分子の運動エネルギーから供給される．反応物が高温になると，活性化エネルギーよりも大きな運動エネルギーを持ち，反応に関与する分子の割合が増えるので，反応速度（速度定数の値）が大きくなる．このことは，アレニウスの式の指数因子（式 11-15）に反映されている．また，エネルギーの条件が満たされても，分子の反応部位が適当な位置にないと反応は起こらない．この確率的な効果は頻度因子に含まれている．

（参考）　触媒が存在すると，活性化エネルギーが小さくなるか頻度因子が大きくなることによって，反応速度（速度定数）が大きくなる．これを正触媒あるいは単に触媒という．反対に反応速度を小さくするものを負触媒あるいは阻害剤という．しかし，いずれの場合も触媒は反応熱あるいは平衡などには影響を与えない．

15.3　反応速度に及ぼすその他の影響

酸と塩基の影響：　薬品の分解が水素イオンまたは水酸化物イオンによって触媒されるときには見かけの速度定数 k_{obs} は，

$$k_{obs} = k_{H_3O^+}[H_3O^+] + k_{OH^-}[OH^-] + k_{H_2O}[H_2O]$$

と表すことができる．ここで，$k_{H_3O^+}$，k_{OH^-}，k_{H_2O} はそれぞれ水素イオン，水酸化物イオン，H_2O に対する触媒定数である．各触媒定数の相対的な大きさによって種々の pH 依存性が現れる．

複合体生成：　化合物が複合体（分子化合物）を生成すると，溶解度の増加，反応速度の減少などが起こる．今，化合物 A と B とが溶液中で 1：1 のモル比で複合体 AB をつくるとする．

$$A + B \rightleftarrows AB$$

平衡におけるそれぞれの濃度は複合体生成の平衡定数 K によってきまる．A と B のそれぞれ a モルが複合体をつくるとき，平衡定数は次の式で与えられる．

$$K = \frac{a}{(A-a)(B-b)}$$

化合物 A の分解を考えるとき，溶液中の A の分解速度定数を k_A，AB の速度定数を k_{AB} とすれば，A の分解反応速度は

$$-\frac{dA}{dt} = k_{obs} \times A = k_A \times (A-a) + k_{AB} \times (a)$$

これから，分解のみかけの速度定数 k_{obs} は

$$k_{obs} = k_A \times \left(\frac{A-a}{A}\right) + k_{AB} \times \left(\frac{a}{A}\right)$$

となる．つまり，複合体の分解定数 k_{AB} が A の分解定数 k_A よりも小さければ，複合体を生成したために A の分解速度は遅くなる．

第 11 章　化学反応速度

演習問題

問題 11-1　速度定数の単位
　速度定数は反応の次数によって異なる単位を持つ．速度定数の単位を，時間の単位 min（分），濃度の単位 mol/L を用いて表せ．

[解答と解説]
　式 11-4，式 11-10，式 11-13 より速度定数は半減期と初濃度で表されるから，速度定数の単位は次のようになる（k の単位を [k] で表す）．

$$0 次反応：k_0 = \frac{C_0}{2t_{1/2}},\ [k_0] = \frac{(mol/L)}{min} = (mol/L) \cdot min^{-1}$$

$$1 次反応：k_1 = \frac{0.693}{t_{1/2}},\ [k_1] = \frac{1}{min} = min^{-1} \qquad \cdots(11\text{-}17)$$

$$2 次反応：k_2 = \frac{1}{t_{1/2} \cdot C_0},\ [k_2] = \frac{1}{(min \cdot mol/L)} = (min \cdot mol/L)^{-1}$$

　この結果を利用すれば，速度定数の単位から反応の次数を求めることができる．
（答）　0 次反応：$(mol/L) \cdot min^{-1}$，1 次反応：min^{-1}，2 次反応：$(min \cdot mol/L)^{-1}$

問題 11-2　みかけの 0 次反応（国試問題）
　ある薬物を 1.3 g 含む懸濁剤 10 mL がある．この薬物は水溶液中で 1 次反応にしたがって分解し，その速度定数は $2 \times 10^{-3}\ hr^{-1}$ である．また，この薬物の飽和溶解度は 0.33 %，溶解速度は分解速度に比べて充分速いとするとき，この薬物の含量が 90％以上に保たれる期間を求めよ．

[解答と解説]
　分解は 1 次反応で，分解速度は kC と表されるが，懸濁剤中の薬品濃度 C は飽和濃度で一定であるから，この分解反応は見かけ上 0 次反応のように振舞う．
　この懸濁剤 10 mL に含まれる薬品が 1 時間当たり分解する g 数は，

$$2 \times 10^{-3} \times 0.33 \times \left(\frac{10}{100}\right) = 0.66 \times 10^{-4}\ g/hr$$

である．この薬品 1.3 g の 10％（= 0.13 g）が分解するのに要する時間は，

$$\frac{0.13}{0.66 \times 10^{-4}} = 0.20 \times 10^4\ hr$$

（答）　約 83 日．

問題 11-3　0次反応

ある薬物の水溶液での安定性を検討して次の結果を得た．

初濃度（mg/ml）	半減期（hr）
40	12
60	18
80	24

この薬物の速度定数を求めよ．

[解答と解説]

式 11-4　$t_{1/2} = \dfrac{C_0}{2k}$　に表のいずれかの数値を代入する．

$$12 \text{ (hr)} = \dfrac{20 \text{ (mg/mL)}}{2k}$$

$$k = \dfrac{20 \text{ (mg/mL)}}{12 \text{ (hr)}} = 1.67 \text{ (mg/mL)}(\text{hr}^{-1})$$

（答）　$1.67 \text{ mg} \cdot \text{mL}^{-1} \cdot \text{hr}^{-1}$

問題 11-4　1次反応（国試問題）

1次反応で分解する薬物の注射剤がある．一定温度で2年にわたって最初の含量の90%以上を保つためには，その薬物の半減期は何年以上でなければならないか．ただし，$\log 2 = 0.301$，$\log 3 = 0.477$ とする．

[解答と解説]

薬物の初濃度を C_0 とする．$t = 2$（年）のとき，$c = 0.9\, C_0$ を式 11-9 に代入すれば，速度定数 k は，

$$\log C = \log(0.9 C_0) = \log C_0 - \left(k \times \dfrac{2}{2.303}\right)$$

より，$k = -\dfrac{2.303}{2} \times \log 0.9$　となる．ここで，

$$\log 0.9 = \log\left(\dfrac{9}{10}\right) = 2\log 3 - 1 = -0.046$$

を用いると，$k = 0.053$（年$^{-1}$）となる．これより，半減期は次の値よりも大きくなくてはいけない（式 11-10 を使用）．

$$t_{1/2} = \dfrac{0.693}{0.053} = 13.0$$

（答）　13 年以上．

問題 11-5 1次反応

次の図はある薬品の安定性実験の結果である．これについて各問に答えよ．ただし，C はこの薬品の濃度 mol/L である．

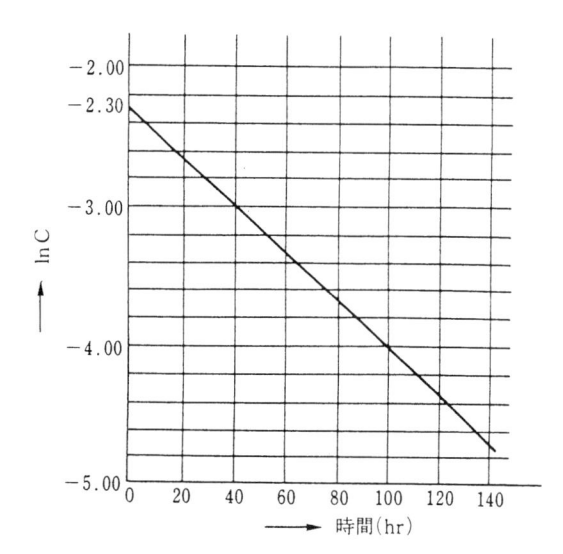

a この薬品の分解速度定数を求めよ．
b この薬品の初濃度を求めよ．
c この薬品の半減期を求めよ．

[解答と解説]

a 式 11-6 $\ln C = \ln C_0 - kt$ に表の値を代入する．
  $\ln C_0 = -2.30$, $t = 100$ (hr) のとき $\ln C = -4.00$
  $-4.00 = -2.30 - k \times 100$
b 表より，$\ln C_0 = -2.30$, $C_0 = e^{-2.30} = 0.100$
c 1次反応の半減期を求める式 11-10 $t_{1/2} = \dfrac{0.693}{k}$ に $k = 0.017$ を代入する．

（答） a $0.017 \, \text{hr}^{-1}$　　b $0.1 \, \text{mol/L}$　　c $40.8 \, \text{hr}$

問題 11-6 1次反応（国試問題）

ある一定温度で加熱滅菌する時，細菌の死滅過程は，1次速度式で表されることが知られている．生菌数を $\dfrac{1}{10}$ にまで減少させるのに必要な時間 $t_{1/10}$ を死滅速度定数 k を用いて表せ．

[解答と解説]

式 11-9 $\log C = \log C_0 - \left(\dfrac{k}{2.303}\right) \times t$ に $t_{1/10}$ のとき $C = \dfrac{1}{10} C_0$ を入れる．

$$\log\left(\frac{1}{10}C_0\right) = \log C_0 - \left(\frac{k}{2.303}\right) \times t_{1/10}$$

$$-1 + \log C_0 = \log C_0 - \left(\frac{k}{2.303}\right) \times t_{1/10}$$

(答)　$t_{1/10} = \dfrac{2.303}{k}$

問題 11-7　1次反応

　ある薬物の水溶液中における分解の1次速度定数を求めたところ，0.02 hr^{-1}であった．また，同一条件下において測定したこの薬物の溶解度は 1 w/v %であり，その溶解速度は分解速度に比べて十分に速かった．次の問に答えよ．
　a　この薬物が完全に溶解した 0.5 w/v %水溶液の半減期を求めよ．
　b　水溶液 5 mL 中にこの薬物 480 mg を含む懸濁液を調製したとき，この薬物の含量が 90 %以上である期間を求めよ．

[解答と解説]

a　式 11-10　$t_{1/2} = \dfrac{0.693}{k}$　に k = 0.02 を代入する．

b　問題 11-2 と同様，飽和しているときは見かけ上 0 次反応としてふるまう．
　この懸濁剤 5 mL に含まれる薬品が 1 時間当たり分解する g 数は，

$$0.02 \times 1 \times \left(\frac{5}{100}\right) = 1 \times 10^{-3} \text{ g/hr}$$

である．この薬品 480 mg の 10%（= 0.048 g）が分解するのに要する時間は，

$$\frac{0.048}{1 \times 10^{-3}} = 48 \text{ hr}$$

(答)　懸濁粒子の形の薬物は分解しない．　a　34.7 hr　b　48 hr

問題 11-8　0，1次反応（国試問題）

　初濃度 10 mg/mL の医薬品 A, B の分解過程は，各々下のグラフⅠ，Ⅱで表される．初濃度を 5 mg/mL に変えたとき，A 及び B の半減期はそれぞれいくらになるか．ただし，保存条件は全て同じである．

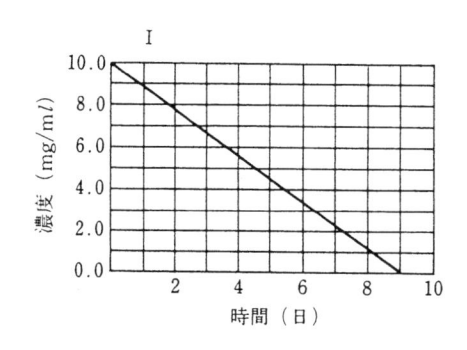

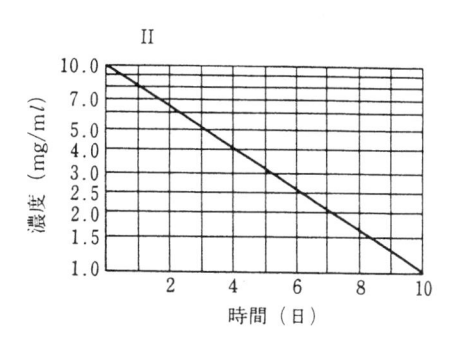

第 11 章　化学反応速度

[グラフ I: 濃度(mg/ml)対 時間(日)、線形減少]
[グラフ II: 濃度(mg/ml)対 時間(日)、片対数]

[解答と解説]

図 I において A は 0 次反応にしたがって分解している．

半減期を求める式 11-4　$t_{1/2} = \dfrac{C_0}{2k}$　の k は図 I より　k = 10/9 (mg·mL^{-1}·day^{-1})

C_0 = 5 (mg/mL)のとき，　$t_{1/2} = \dfrac{C_0}{2k} = \dfrac{5}{2 \times \dfrac{10}{9}} = 2.25$ (day)

図 II において B は 1 次反応にしたがって分解している．1 次反応では半減期は C_0 によらず一定なので，10 mg/mL のとき（図 II）の $t_{1/2}$ と 5 mg/mL のときの $t_{1/2}$ は等しい．

（答）　A　2.25 日，　B　3.0 日

問題 11-9　1 次反応（国試問題）

ある薬物を静注後，経時的に血中濃度を測定し，次のグラフを得た．この薬物の消失速度定数を求めよ．

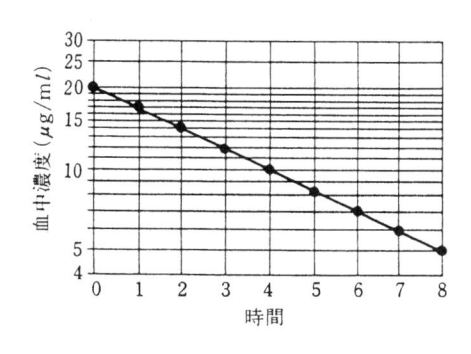

[グラフ: 血中濃度(μg/ml)対 時間、片対数プロット]

[解答と解説]

この反応は1次反応なので，半減期の式 11-10 $t_{1/2} = \dfrac{0.693}{k}$ に図から読み取った値 $t_{1/2}$ = 4 (hr) を代入する．

（答）　0.173 hr^{-1}

問題 11-10　1次反応

最低有効血中濃度が 2 μg/mL の抗生物質を静脈注射した．この抗生物質は1次反応にしたがって血液中から消失するものとする．静脈注射後の血中濃度が 10 μg/mL のとき，この抗生物質の効果は何時間続くか．ただし，この抗生物質の消失に対する半減期は6時間である．

[解答と解説]

半減期の式 11-10 $t_{1/2} = \dfrac{0.693}{k}$ から k を算出し，式 11-9 $\log C = \log C_0 - \left(\dfrac{k}{2.303}\right) \times t$ に代入する．k = 0.693/6 (hr^{-1})，log C = 0.301 (C = 2)，log C$_0$ = 1 (C$_0$ = 10)

$t = -(\log C - \log C_0) \times \left(\dfrac{2.303 \times 6}{0.693}\right) = 13.94$ (hr)

（答）　13.9 hr

問題 11-11　放射性壊変

甲状腺の治療に使用されるヨウ素 131（^{131}I）は放射性同位体で，半減期（物理的半減期，T$_p$）8.04 日で ^{131}Xe に壊変する．また，生体内のヨウ素は1次反応にしたがって半減期（生物学的半減期，T$_b$）180 日で体外に排泄される．したがって，体内に投与されたヨウ素 131 の量はこの2つの効果によって減少する（いわゆる平行反応）．

　a　ヨウ素 131 の物理的半減期，生物学的半減期に対応する速度定数を求めよ．
　b　生体内のヨウ素 131 の半減期（有効半減期，T$_{eff}$）を求めよ．

[解答と解説]

ヨウ素 131（^{131}I）は質量数 131 のヨウ素の放射性同位体で，β$^-$崩壊をして，原子番号が1多い ^{131m}Xe になる（131m は励起状態にある核異性体であることを示している）．

a　速度定数と半減期との関係式 11-10' より，

　　　　壊変定数は　　　　　　λ_p = 0.693 / T$_p$ = 0.0862（日$^{-1}$）
　　　　排泄の速度定数は　　　k_b = 0.693 / T$_b$ = 0.00385（日$^{-1}$）

b　生体内ではヨウ素 131 の放射性壊変と体外への排泄が同時に（平行して）進行するから，有効半減期に対応する速度定数 k_{eff} は，

第 11 章　化学反応速度

$$k_{eff} = \lambda_p + k_b$$

で与えられ，再び式 11-10 を用いると，

$$T_{eff} = \frac{0.693}{(0.0862 + 0.00385)} = 7.70 \text{ 日}$$

また，

$$\frac{1}{T_{eff}} = \frac{1}{T_p} + \frac{1}{T_b} \qquad \cdots (11\text{-}18)$$

の関係が成立する．

（答）　a　$\lambda_p = 0.0862$（日$^{-1}$），$k_b = 0.00385$（日$^{-1}$）　　b　$T_{eff} = 7.70$ 日

問題 11-12　放射性壊変（国試問題）

放射性医薬品である過テクネチウム酸ナトリウム（^{99m}Tc）を購入したが，未使用のまま 24 時間経過した．この時点での本品の残存放射能はいくらか．ただし，本品の検定日時における放射能は 1.85 GBq（50 mCi），^{99m}Tc の半減期は 6 時間とする．

[解答と解説]

半減期が経過すると元の放射能量の $\frac{1}{2}$ になるので，24 時間では半減期の 4 倍，放射能量は $\left(\frac{1}{2}\right)^4 = \frac{1}{16}$ となっている．

（答）　0.116 GBq（3.1 mCi）

（参考）放射能の国際単位として現在用いられている単位は，ベクレル（Bq）である（1975 年にキューリー（Ci）から変更された）．1 Bq は 1 秒間の崩壊数が 1 個のときの放射能の強さである．1 キューリー(1 Ci)は，1 秒間に 3.7×10^{10} 個の原子が崩壊するときの放射能の強さであり，ほぼ 1 g のラジウムの壊変数に相当する．G はギガ（10^9）を示す．

問題 11-13　2 次反応

薬物 A の水溶液を 25℃に保つとある速度で分解した．薬物 A の初濃度 C_0 を変えて半減期を測定すると次のようになった．この反応の速度定数を求めよ．

C_0 (mM)	0.5	2.0	4.0
$t_{1/2}$ (hr)	10.0	2.5	1.25

[解答と解説]

まず，半減期が初濃度に反比例しているので，式 11-13 よりこの反応は 2 次反応であることが分かる．速度定数 k は次のようになる．

$$k = \frac{1}{t_{1/2} \times C_0} = \frac{1}{10.0} \times 0.5 = 0.2 \text{ mM}^{-1}\text{hr}^{-1}$$

初濃度が 2.0，4.0 mM のときも速度定数 k は同じ値になることを確かめよ．

（答）　0.2 mM^{-1}hr^{-1}

問題 11-14　2 次反応

初濃度 C_0 の薬物が 2 次反応にしたがって分解し，その半減期は 18 時間であるという．10 % 分解するまでの時間を求めよ．

[解答と解説]

2 次反応の半減期を求める式 11-13　$t_{1/2} = \dfrac{1}{kC_0}$　に t1/2 = 18 (hr) を代入し k を求める．

$$18 = \frac{1}{kC_0}, \quad k = \frac{1}{18 \times C_0}$$

式 11-12　$\dfrac{1}{C} = \dfrac{1}{C_0} + kt$　に $C = 0.9C_0$ と k を代入し t を求める．

$$\frac{1}{0.9C_0} = \frac{1}{C_0} + \frac{1}{18 \times C_0} \times t$$

（答）　2 hr

問題 11-15　2 次反応

ある薬品が 2 次反応で分解し，分解の半減期が 7 時間であったという．薬品の残存量が 10 % になるまでには分解を始めてから何時間かかるか．

[解答と解説]

2 次反応の半減期の式 11-13　$t_{1/2} = \dfrac{1}{kC_0}$　から $k = \dfrac{1}{7 \times C_0}$ を導き，式 11-12　$\dfrac{1}{C} = \dfrac{1}{C_0} + kt$ に代入する．

$$\frac{1}{0.1 \times C_0} = \frac{1}{C_0} + \frac{1}{7 \times C_0} \times t$$
$$t = (10 - 1) \times 7 = 63$$

（答）　63 時間

問題 11-16 反応速度の時間変化

3種類の医薬品 A，B，C はそれぞれ 0 次，1 次，2 次反応にしたがって分解する．始めは 3 種類の薬品とも同じ濃度 C_0 であったとき，分解の半減期は 3 種類の薬品とも 1 年であったという．

　a　分解反応開始直後及び 1 年後の反応速度を求め，それぞれの大きさを比較せよ．
　b　濃度の経時変化の概略を図示し，各薬品の残存率を比較せよ．

[解答と解説]

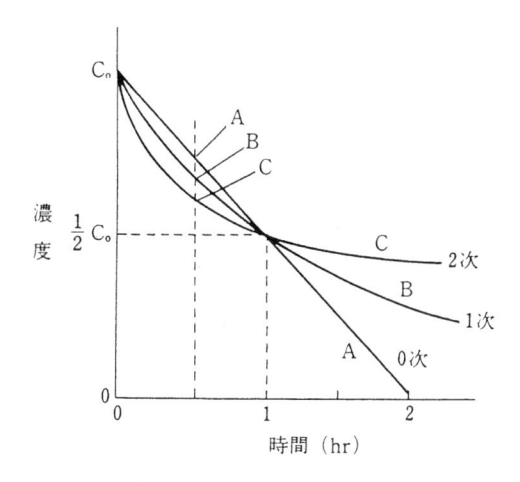

a　薬品 A，B，C の分解速度定数をそれぞれ k_0，k_1，k_2 とすると，半減期が 3 種類とも 1 年だから，次の等式が成立する．

$$\frac{C_0}{2k_0} = \frac{\ln 2}{k_1} = \frac{1}{k_2 C_0} = 1$$

これより，速度定数は $k_0 = \dfrac{C_0}{2}$，$k_1 = 0.693$，$k_2 = \dfrac{1}{C_0}$ となる．

反応開始時（$t = 0$）の反応速度はそれぞれ，

$k_0 = \dfrac{C_0}{2}$　　　　　　　　（薬品 A，0 次反応）

$k_1 C_0 = 0.693 C_0$　　　　　　（薬品 B，1 次反応）

$k_2 C_0^2 = C_0$　　　　　　　　（薬品 C，2 次反応）

となり，2 次，1 次，0 次反応の順に大きい．

1 年後の濃度は $C = \dfrac{C_0}{2}$ であるから，反応速度は

$k_0 = \dfrac{C_0}{2}$　　　　　　　　（薬品 A，0 次反応）

$k_1 C = 0.347 C_0$　　　　　　　（薬品 B，1 次反応）

$$k_2 C^2 = 0.25 C_0 \qquad \text{（薬品 C, 2 次反応）}$$

となるから，0 次，1 次，2 次反応の順に大きい．

b 濃度の経時変化の概略を上図に示す．この曲線の（接線の）傾きがその時間における反応速度を表している．グラフの縦軸が残存濃度であるから，反応開始直後は 0 次，1 次，2 次反応の順（反応速度の遅い順）に残存率が大きい．分解が進んで残存濃度が小さくなると反応速度の大きさが逆転するので，3 種類の薬品の濃度が同じになった後は 2 次，1 次，0 次反応の順に残存率は大きい．

問題 11-17 併発反応（国試問題）

ある薬物 A は 25℃ に保存されているとき，図に示されているように 2 種の分解物 B，C を同時に生成する．

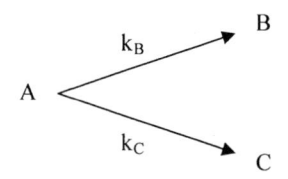

```
              kB
         ┌───────→ B
     A ──┤
         └───────→ C
              kC
```

分解は 1 次反応にしたがい，それぞれの分解速度定数は $k_B = 5 \times 10^{-4}$ hr^{-1}，$k_C = 5 \times 10^{-5}$ hr^{-1} であるとする．A の残存率が 90 % になるまで有効とされているとすると，25℃ で保存するときの有効期限は何日になるか．ただし，$\ln 10 = 2.3$，$\ln 9 = 2.2$，$\ln 2 = 0.69$ とする．

[解答と解説]

薬物 A が別個の反応で B と C に変わる反応を併発反応という．A の初濃度を A_0 で表し，$k = k_B + k_C$ とすれば，A の濃度変化は

$$-\frac{dA}{dt} = (k_B + k_C)A = kA, \quad A = A_0 \times e^{-kt}$$

で表される．$A = 0.9 A_0$, $k = k_B + k_C = 5 \times 10^{-4} + 5 \times 10^{-5} = 5.5 \times 10^{-4}$ (hr^{-1}) を代入する．

$0.9 A_0 = A_0 \times e^{-kt}$

$-kt = \ln 0.9 = \ln 9 - \ln 10 = 2.2 - 2.3 = -0.1$

$t = -\dfrac{-0.1}{k} = \dfrac{0.1}{5.5 \times 10^{-4}} = 181.8$ (hr) $= 7.6$ (日)

（答）　7.6 日

問題 11-18 併発，逐次，平衡反応（国試問題）

Ⅰ～Ⅲに示す反応における反応物A，生成物B及びCの時間に対する濃度変化について次の問いに答えよ．ただし，k_1とk_2はそれぞれ1次反応速度定数である．

a　Ⅰで示される反応（併発反応）で，B及びCの生成濃度比を求めよ．
b　Ⅱで示される反応（逐次反応）ではBの生成濃度は極大値を持つことを示せ．
c　Ⅱの反応において，Cの濃度はある誘導期の後増加を始め，k_1の値が小であるほど誘導期が長いことを示せ．
d　Ⅲに示す反応（平衡反応）において，平衡におけるAとBの濃度比を求めよ．

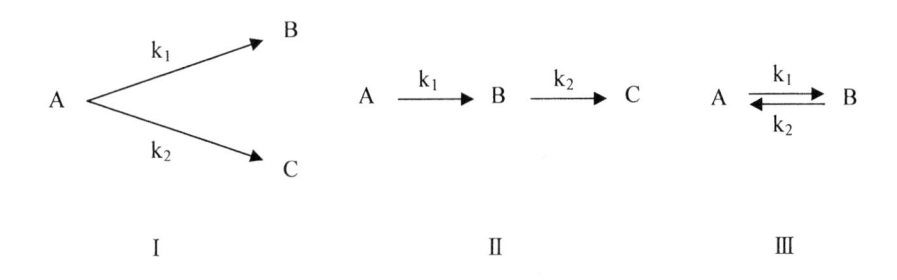

$$\text{I}: A \xrightarrow{k_1} B,\ A \xrightarrow{k_2} C \qquad \text{II}: A \xrightarrow{k_1} B \xrightarrow{k_2} C \qquad \text{III}: A \underset{k_2}{\overset{k_1}{\rightleftharpoons}} B$$

[解答と解説]

a　（併発反応）それぞれの濃度をA，B，Cで，Aの初濃度をA_0で表し，$k = k_1 + k_2$とすれば，Aの濃度変化は

$$-\frac{dA}{dt} = (k_1 + k_2)A = kA, \quad A = A_0 \times e^{-kt}$$

で与えられる．また，BとCの濃度変化は

$$\frac{dB}{dt} = k_1 A = k_1 A_0 \times e^{-kt}$$

$$\frac{dC}{dt} = k_2 A = k_2 A_0 \times e^{-kt}$$

となるから，$t = 0$のとき，$B = C = 0$とおいて積分すれば，

$$B = \left(\frac{k_1}{k}\right) A_0 (1 - e^{-kt})$$

$$C = \left(\frac{k_2}{k}\right) A_0 (1 - e^{-kt})$$

で表され，濃度比は時間に関係なく $\dfrac{B}{C} = \dfrac{k_1}{k_2}$ となる．

b, c　（逐次反応）A，B，Cの濃度変化は次の式で与えられる．

$$-\frac{dA}{dt} = k_1 A$$

$$\frac{dB}{dt} = k_1 A - k_2 B$$

$$\frac{dC}{dt} = k_2 B$$

これから，問 a と同様の条件で濃度を求めれば次のようになる（$k_1 \neq k_2$ のとき）．

$$A = A_0 \times e^{-k_1 t}$$

$$B = \frac{A_0 k_1}{(k_2 - k_1)} (e^{-k_1 t} - e^{-k_2 t})$$

$$C = A_0 \left[1 + \frac{1}{(k_1 - k_2)} (k_2 e^{-k_1 t} - k_1 e^{-k_2 t}) \right]$$

この濃度変化をプロットしたグラフを下図に示す．グラフからも分かるように B は $t = \frac{\ln(k_1/k_2)}{k_1 - k_2}$ において極大値を持つ．

また，$t = 0$ では $B = 0$ であるから，$\frac{dC}{dt} = 0$，つまり，反応の初期では C の増加はゆっくりである．これを誘導期という．k_1 が k_2 に比べて小さいと，B の濃度が大きくならないので，C の増加も遅く，誘導期が長くなる．

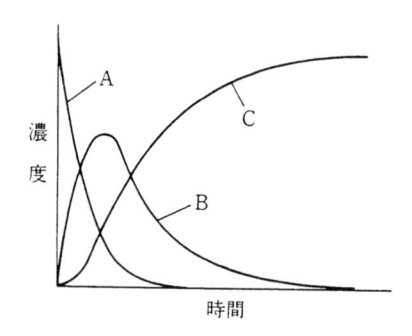

d （平衡反応） A と B の濃度変化は次の式で与えられる．

$$\frac{dA}{dt} = k_1 A - k_2 B$$

$$\frac{dB}{dt} = k_2 B - k_1 A$$

ここで，$t = 0$ のときの A の初濃度を A_0，B の初濃度を 0 とすると，$A + B = A_0$ の関係が成立するから，A と B の濃度は次のようになる（$k = k_1 + k_2$）．

$$A = \frac{A_0}{k}(k_2 + k_1 e^{-kt})$$

$$B = \frac{A_0}{k}(k_1 - k_1 e^{-kt})$$

これより，平衡（t → ∞）において，濃度比は $\frac{A}{B} = \frac{k_2}{k_1}$ となることが分かる．この結果は上の式で $\frac{dA}{dt} = 0$ とおいて求めたものと同じである．

問題 11-19　アレニウスの式の微分形
アレニウスの式は微分形でも表される．どのような式が成立するか．

[解答と解説]
アレニウスの式 11-15' の自然対数をとれば，

$$\ln k = \ln A - \left(\frac{E_a}{RT}\right) \qquad \cdots (11\text{-}16)$$

となる．この両辺を絶対温度 T で微分すれば，次の式が得られる．

$$\frac{d(\ln k)}{dT} = \frac{E_a}{RT^2} \qquad \cdots (11\text{-}19)$$

これが微分形で表したアレニウスの式である．

問題 11-20　アレニウスの式－有効期限の決定
ある薬品の分解速度定数を測定したら 100℃ では 0.5 年$^{-1}$，120℃ では 1 年$^{-1}$ であった．
a　活性化エネルギーと頻度因子を求めよ．
b　この薬品の有効期間を薬品の含量が 90% 以上の期間とすれば，常温（25℃）における有効期間はいくらになるか．

[解答と解説]
a　温度 T_1 のときの速度定数 k_1，T_2 のときの k_2 をそれぞれ式 11-16 に代入して差をとれば，

$$\log\left(\frac{k_2}{k_1}\right) = -\left(\frac{E_a}{2.303R}\right)\frac{(T_2 - T_1)}{T_2 T_1} \qquad \cdots (11\text{-}20)$$

となるから，それぞれの値を代入すると活性化エネルギーは次のようになる．

$$E_a = \log\left(\frac{0.5}{1}\right)\frac{2.303 \times 8.314 \times 373 \times 393}{(393 - 373)} = 42200 \text{ J/mol}$$

この値を式 11-16 に代入すると，logA = 5.614，A = 4.11×10⁵ 年⁻¹ になる．
b　25℃での速度定数は，再び式 11-16 から，

$$\log k = 5.614 - \frac{42200}{2.303 \times 8.314 \times 298} = -1.79$$

つまり，k = 0.016 年⁻¹ である．C = 0.9C₀ を式 11-9 に代入すれば有効期限は次のようになる．

$$t = -\frac{2.303 \log 0.9}{k} = \frac{0.105}{0.016} = 6.6 \text{ 年}$$

温度を低くすれば速度定数は小さくなる．つまり，低温で保存すれば有効期限を延ばすことができる．

（答）　　a　 E_a = 42200 J/mol，A = 4.11×10⁵ 年⁻¹　　b　t = 6.6 年

問題 11-21　アレニウスの式－薬品分解速度と温度（国試問題）

擬 1 次反応で加水分解する薬物 A と B の等モルを含む水溶液がある．A，B の加水分解反応の活性化エネルギーはそれぞれ 26，12 (kcal/mol) であり，加熱滅菌の温度条件 (121℃) では，両者の分解速度は等しかった．これについて，次の記述の正誤を判定せよ．
　a　25℃では，B の方が A よりも速やかに分解する．
　b　25℃でも，A と B は同じ速度で分解する．
　c　水のイオン積は温度により変化せず，121℃でも，25℃と同じ値である．
　d　50℃では，A の方が B より半減期が小である．
　e　頻度因子の値が不明であり，これだけでは，A と B の分解速度を比較するとき，25℃ではどちらが速いかを論ずることはできない．

［解答と解説］
速度定数と温度との関係はアレニウスの式で表される．縦軸に logk，横軸に 1/T をとれば，活性化エネルギーの大きな A の方が勾配の大きい直線で表され，下図のようになる．121℃では A と B の速度定数が同じ値であるから，それより低温では B の速度定数の方が大きい．

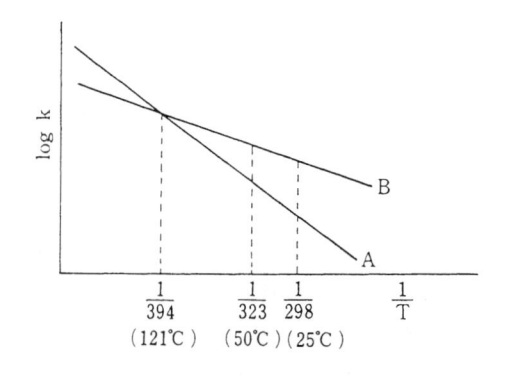

第 11 章　化学反応速度

(答)
a　正
b　誤　25℃ では B の方が速度定数が大きく，分解が速い．
c　誤　水のイオン積は温度が上昇すると増加する．
d　誤　50℃ では A の方が速度定数が小さく，半減期は長い．
e　誤　121℃ で分解速度が等しいことから，頻度因子の比が与えられているので，温度が与えられればどちらが速いかは分かる．

問題 11-22　アレニウスの式－薬品分解速度と温度

2 種の薬物 A，B はともに擬 1 次反応にしたがって水溶液中で分解する．この分解速度定数がアレニウスの式にしたがって温度により変化するとし，A，B の活性化エネルギーの値をそれぞれ 10 kcal/mol，30 kcal/mol とするとき，A，B の混合水溶液の加水分解に関する記述の正誤を判定せよ．ただし，A，B は相手の分解速度に影響を与えず，20℃ における分解速度定数は等しいものとする．

a　5℃ で保存するとき A は B より分解率が小さい．
b　120℃ で加熱滅菌するとき，B は A より残存率が小さい．
c　30℃ で分解速度定数を比較するとき，B は A より 2 倍大きい．
d　30℃ で分解速度定数を比較するとき，B は A の 1/2 である．
e　頻度因子の値を知らなければ分解速度の傾向は分からない．

[解答と解説]

問 a, b は問題 11-21 と同様に考える．

アレニウスの式 11-16　$\log k = \log A - \dfrac{E_a}{2.303R} \cdot \dfrac{1}{T}$　において，$\log k$ と $\dfrac{1}{T}$ をプロットすると右下がりの直線となり，活性化エネルギー E_a の大きな B の方が傾きが大きく $\dfrac{1}{T} = \dfrac{1}{293}$（20℃）のとき交わる．（例題 9 の図参照）．

a　5℃（$\dfrac{1}{T}$ が 20℃ より大きい）では分解速度定数 k は A のほうが大きい．

b　120℃（$\dfrac{1}{T}$ が 20℃ より小さい）では，問 a とは逆に k は B の方が大きい．

問 c, d は式 11-15　$k = A \cdot \exp\left(-\dfrac{E_a}{RT}\right)$ に値を代入する．ただし，20℃ のときの分解速度定数 k_{A20} と k_{B20} は等しいので，それぞれ 30℃ の k_{A30}，k_{B30} との比を比較する．

R = 8.314 J/(mol·K)，1 cal = 4.18 J，を用いる．

$$\frac{k_{A30}}{k_{A20}} = \frac{A_A \cdot \exp\left(-\dfrac{Ea_A}{R \cdot 303}\right)}{A_A \cdot \exp\left(-\dfrac{Ea_A}{R \cdot 293}\right)} = \exp\left(-\frac{Ea_A}{R}\right)\left(\frac{1}{303} - \frac{1}{293}\right) = \exp\left(-\frac{10 \times 1000 \times 4.18}{8.314}\right)\left(\frac{1}{303} - \frac{1}{293}\right)$$

$$= \exp(0.568) = 1.765$$

$$\frac{k_{B30}}{k_{B20}} = \frac{A_B \cdot \exp\left(-\dfrac{Ea_B}{R \cdot 303}\right)}{A_B \cdot \exp\left(-\dfrac{Ea_B}{R \cdot 293}\right)} = \exp\left(-\frac{Ea_B}{R}\right)\left(\frac{1}{303} - \frac{1}{293}\right) = \exp\left(-\frac{30 \times 1000 \times 4.18}{8.314}\right)\left(\frac{1}{303} - \frac{1}{293}\right)$$

$$= \exp(1.704) = 5.496$$

$k_{B30}/k_{A30} \fallingdotseq 3$

問 e については，問 a，b で用いた表を利用したり，問 c，d で用いた比に計算を利用したりすることで，頻度因子の値によらないで分解速度の傾向を知ることはできる．

（答）　a 誤　b 正　c 誤（3倍になる）　d 誤　e 誤

問題 11-23　アレニウスの式－薬品分解速度と温度

ある医薬品の分解の活性化エネルギーは約 20 kcal/mol，微生物の死滅速度の温度変化に対する活性化エネルギーは約 50 kcal/mol である．
a　薬品の分解と微生物の死滅に対する速度定数の比は温度の上昇とともに小さくなることを示せ．
b　この微生物を滅菌するときには，低温度で長時間かけるのと，高温度で短時間で滅菌するのとではどちらの方が薬品の分解が少ないか．

[解答と解説]

a　アレニウスの式　$k = A \cdot \exp\left(-\dfrac{E_a}{RT}\right)$ に代入して比をとればよい．b → 分解，m → 滅菌．

$$\frac{k_b}{k_m} = \frac{A_b}{A_m} \times e^{(E_m - E_b)/RT}$$

T が大きくなれば $e^{(E_m - E_b)/RT}$ の項が小さくなり，k_b / k_m の比も小さくなる．

b　上の結果より，高温の方（T が大きい）が分解する割合（k_b / k_m の比）が小さく，有利になる．

問題 11-24　アレニウスの式－薬品分解温度と半減期（国試問題）

ある薬物は 1 次反応で分解し，その半減期 $t_{1/2}$ と絶対温度 T との関係をプロットすると下図のようになった．温度が 13℃ から 30℃ に上昇した時，反応速度は何倍に増加するか．ただし，必要があれば $10^{1/2} = 3.16$ として計算せよ．

第 11 章　化学反応速度

[解答と解説]

1次反応の半減期の式 11-10 とアレニウスの式 11-16 を組合わせると，

$$\log(t_{1/2}) = \log\left(\frac{\ln 2}{A}\right) + \frac{E_a}{2.303R} \cdot \frac{1}{T}$$

つまり，図に示されるように $\log(t_{1/2})$ と $\frac{1}{T}$ とは直線関係にある．

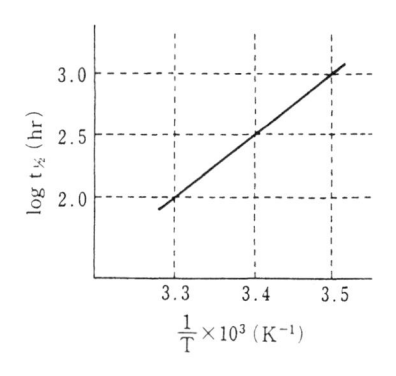

温度が 13℃，30℃ のとき，$\frac{1}{T}$ はそれぞれ，0.0035 K^{-1}，0.0033 K^{-1} になるから，$\log(t_{1/2})$ はグラフからそれぞれ 3.0 hr, 2.0 hr であることが分かる．反応速度の比は速度定数 k の比に等しいから，

$$\frac{k(30℃)}{k(13℃)} = \left(\frac{\ln 2}{t_{1/2}(30℃)}\right) \cdot \left(\frac{t_{1/2}(13℃)}{\ln 2}\right) = \frac{10^3}{10^2} = 10$$

(答)　10 倍

問題 11-25　薬品分解速度と pH

ある薬品が水溶液中で1次反応にしたがって分解し，その見かけの速度定数 k_{obs} が次の式で表されるとき，この薬物を最も安定に保存できる pH を求めよ．ただし，水のイオン積を K_W とする．

$$k_{obs} = k_0 + k_H [H^+] + k_{OH} [OH^-]$$

[解答と解説]

$[OH^-] = \dfrac{K_W}{[H^+]}$ を代入すると，

$$k_{obs} = k_0 + k_H[H^+] + \frac{k_{OH} \times K_W}{[H^+]}$$

となるから，最小の k_{obs} を与える水素イオン濃度はこの式を $[H^+]$ で微分して0とおけば得られる．

$$[H^+] = \left(\frac{k_{OH} \times K_W}{k_H}\right)^{1/2}$$

この式の対数をとり，マイナス（－）をつけることにより pH の値が得られる．

（答）　pH = 1/2 (logk_H − logk_{OH} + pK_W)

問題 11-26　薬品の安定性と pH（国試問題）

薬物のみかけの分解1次定数（k）と H_3O^+ による触媒定数（k_H）との間には次の関係があり，pH = 3 における半減期は 20 時間であった．pH = 2 のときの半減期を求めよ．

$$k = k_H[H_3O^+]$$

［解答と解説］

1次反応の半減期を求める式 11-10 $t_{1/2} = \dfrac{0.693}{k}$ に上記の式を入れて，

$$t_{1/2} = \frac{0.693}{k_H[H_3O^+]}$$

pH = 3 のとき $t_{1/2}$ = 20 (hr) から，$k_H = \dfrac{0.693}{t_{1/2} \times [H_3O^+]} = \dfrac{0.693}{20 \times 10^{-3}} = 34.65$

pH = 2 のときは，$t_{1/2} = \dfrac{0.693}{k_H[H_3O^+]} = \dfrac{0.693}{34.65 \times 10^{-2}} = 2$ (hr)

（答）　2 時間

問題 11-27　薬品の安定性と pH（国試問題）

pH 7 以上でもっぱら水酸イオン（OH^-）の触媒作用を受けて加水分解される医薬品がある．この医薬品の pH 7.7 での加水分解速度定数は 0.05 min^{-1} であった．この温度における水のイオン積を $K_W = 10^{-14}$ として，この医薬品の水酸イオン触媒による触媒定数を求めよ．ただし，log2 = 0.3 とする．

[解答と解説]

$$k = k_{OH}[OH^-]$$
$$0.05 = k_{OH} \times \frac{K_w}{[H^+]} = k_{OH} \times \frac{10^{-14}}{10^{-7.7}} = k_{OH} \times 5.01 \times 10^{-7}$$

（答）　$k_{OH} = 1 \times 10^5$ L/(mol·min)

問題 11-28　薬品の安定性と pH（国試問題）

水酸イオン触媒のみによって分解する医薬品がある．このものの 37℃，pH 12 における分解速度定数は 0.1 min^{-1} であるという．37℃，pH 8 における分解速度定数を求めよ．ただし，pK$_w$ = 14 とする．

[解答と解説]

pH12 のとき水のイオン積から，[OH$^-$] = 10^{-2}，k = 0.1 だから，

$$k = k_{OH}[OH^-], \quad 0.1 = k_{OH} \times 10^{-2}, \quad k_{OH} = 10$$

pH8 のとき，[OH$^-$] = 10^{-6}，

$$k = k_{OH}[OH^-] = 10 \times 10^{-6}$$

（答）　1×10^{-5} min^{-1}

問題 11-29　薬品分解速度と複合体生成（国試問題）

1 次反応にしたがって分解する薬物 A を安定化させるため，(1 : 1) のモル比で A と複合体を形成する添加剤 B を加えたところ，A の 40%が複合体を形成した．この時の A の分解速度定数はいくらになるか．ただし，複合体を形成していない A のみが存在するときの加水分解定数を 0.01 h^{-1} とし，B 及び複合体は分解しないものとする．

[解答と解説]

複合体を形成していない A の割合は 60%，複合体中の A は分解しないから，見かけの分解速度定数は 0.01×0.6 = 0.006 h^{-1} となる．

第 12 章　薬品の投与と体内濃度
（ファーマコキネティクス）

　薬物速度論は薬学生にとって重要であり，必ず上級学年で学習する．ここでは，薬物速度論で取り扱う重要な数式について数学的取り扱いを重点的に練習することにする．その数式の意味（内容）等は上級学年で生物薬剤学の成書を参考に，今後引き続き十分勉強されることを望む．

12. 1　線形モデルと非線形モデル

　薬物速度論では複雑な薬物の生体内動態を単純化し，時間的推移から見て，同一の推移を示す体内の区画部分をコンパートメントという．最も基本的で簡単なモデルは身体を一つのコンパートメント（すべての組織を含め体内の薬物の濃度推移を血中の濃度推移で表すことができる）と考える，1－コンパートメントモデルである．この血中濃度の推移と生体内に濃度平衡の異なるいくつかのコンパートメントが存在すると考えられる場合，その数に応じて2－コンパートメントモデルや3－コンパートメントモデルで薬物の生体内の動きを解析する．
　コンパートメント間の薬物移動をすべて一次速度過程で取り扱うことのできるモデルを線形コンパートメントモデルという．一方，生体内での薬物移動を一次速度過程で取り扱うことのできない場合，非線形モデルと呼ばれ，この解析には一般にミハエリス－メンテン式が使われている（第14章を参照）．

12. 2　1－コンパートメントモデル

静注の場合のモデル概念：

$$D \longrightarrow \boxed{X = V_d \cdot C} \xrightarrow{k_e}$$

D：薬物投与量（mg），　X：体内薬物量（mg），　V_d：分布容積（L）
C：血中濃度（mg/L），　k_e：消失速度定数（hr^{-1}）
このモデルでの薬物の血中濃度と時間の間には次の消失速度式が成立している．

$$\frac{dC}{dt} = -k_e C \qquad \cdots (12\text{-}1)$$

　式 12-1 は微分方程式であり，これを解くと次の式が得られる．

指数関数式で示すと， $C = C_0 e^{-k_e t}$ ・・・(12-2)

自然対数式で示すと， $\ln C = \ln C_0 - k_e t$ ・・・(12-3)

常用対数式で示すと， $\log C = \log C_0 - \dfrac{k_e}{2.303} t$ ・・・(12-4)

ただし，C_0：投与直後の血中濃度， C：t 時間後の血中濃度

式 12-2〜12-4 をグラフで示すと次のようになる．

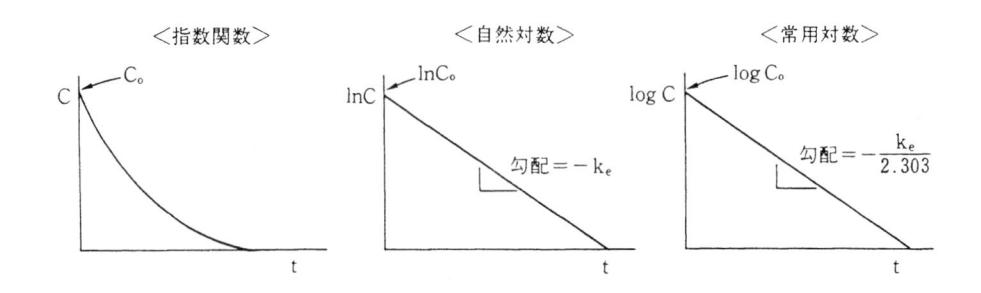

図 12-1

経口投与の場合のモデル概念（吸収過程を含む場合）：

$$D \longrightarrow X_a \xrightarrow[F]{k_a} \boxed{X = V_d \cdot C} \xrightarrow{k_e}$$

D：薬物投与量（mg）， X_a：消化管内の薬物量（mg）， X：体内薬物量（mg），
k_a：吸収速度定数（hr^{-1}）， k_e：消失速度定数（hr^{-1}）， F：吸収率

このモデルでの体内薬物量と時間との間には次の関係式が成立している．

$$\dfrac{dX}{dt} = k_a X_a - k_e X \qquad \cdots(12\text{-}5)$$

式 12-5 を解くと，次の式が得られる．

$$X = D \cdot \dfrac{k_a}{k_e - k_a}(e^{-k_a t} - e^{-k_e t}) \qquad \cdots(12\text{-}6)$$

式 12-6 を吸収率 F を考慮し，さらに $X = V_d \cdot C$ の関係を利用して血中濃度と時間の関係式に整理すると，次の式が得られる．

$$C = \dfrac{F \cdot D}{V_d} \times \dfrac{k_a}{k_e - k_a} = \dfrac{k_a}{k_e - k_a}(e^{-k_a t} - e^{-k_e t}) \qquad \cdots(12\text{-}7)$$

式 12-7 をグラフで示すと次のようになる．

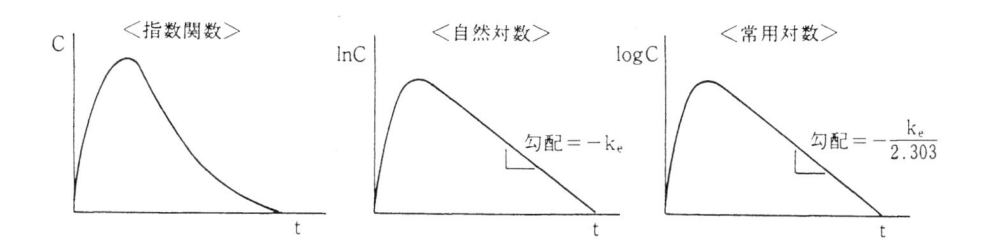

第12章 薬品の投与と体内濃度（ファーマコキネティクス）   *173*

図12-2

（参考） 上のグラフでは $k_a > k_e$ の一般的場合にはグラフのピーク後の勾配から消失速度定数 k_e が得られることを示した．$k_a < k_e$ の場合はとんぼ返り現象（flip-flop現象）が生じるため吸収速度定数 k_a が算出される．詳細は生物薬剤学の成書を参考にすること．

12.3 生物学的半減期

薬物を生体に投与した場合，その血中濃度が半分になるのに要する時間と定義される．体内からの薬物消失を見る目安として便利である．消失速度定数の大小も消失の目安となりうるが，半減期の方が直感的に理解しやすいため繁用されている．

消失速度定数 k_e と半減期 $t_{1/2}$ の間には記憶すべき次の関係式が知られている（第11章を参照）．

$$t_{\frac{1}{2}} = \frac{0.693}{k_e} \qquad \cdots (12\text{-}8)$$

12.4 分布容積

薬物が血液以外の組織へも血中と同じ濃度（平衡となる）で分布したと仮定したときの薬物が分布する全体の容積を分布容積 V_d と定義している．

薬物の体内動態を調べる際，実際に測定できるのは投与量などの物質量と血中濃度など体液中の濃度である．したがって次式からも分かるように，体内薬物量と血中濃度との関係を表す比例定数ともとらえることができる．

$$V_d = \frac{X_t}{C_t} \qquad \cdots (12\text{-}9)$$

X_t：t時間後の体内薬物量，C_t：t時間後の血中濃度

静注の場合，薬物が瞬時に体内に入るため，投与直後 t = 0 の場合，体内薬物量 = 投与

量（D）と考えられるので次の式が考えられる．

$$V_d = \frac{D}{C_0} \qquad \cdots(12\text{-}10)$$

C_0：$t = 0$ における血中濃度（薬物の体内分布が瞬時に平衡になることを考えた仮想的血中濃度であり，実測はできない）

12.5 AUCとクリアランス

血中濃度−時間曲線下面積（AUC）は血中濃度を時間に対してプロットした曲線と時間を示す横軸によって囲まれた面の面積である．

グラフを示すと次のようである．

(a) 静脈注射のAUC　　(b) 経口投与のAUC

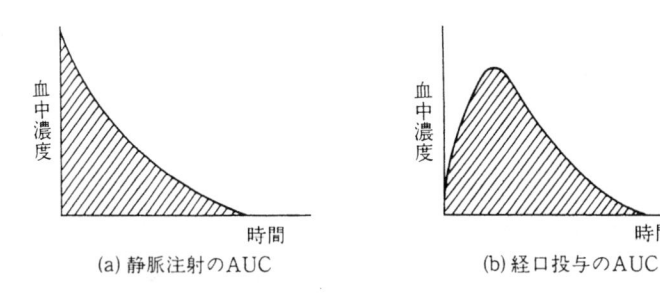

図 12-3

数学的にはグラフ (a) の静注の AUC は次の式で示される．

血中濃度曲線は前述の式 12-2　$C = C_0 e^{-k_e t}$　で表されるので，

$$\text{AUC} = \int_0^\infty C dt = \int_0^\infty C_0 e^{-k_e t} dt = \frac{C_0}{k_e} \qquad \cdots(12\text{-}11)$$

クリアランスは薬物を全身から除去（Clear）する能力を示している．全身による薬物の処理速度 $\frac{dX}{dt}$ は血中濃度 C，分布容積 V_d 及び消失速度定数 k_e の積で与えられ，全身クリアランス Cl_t は $k_e \cdot V_d$ に等しい．この関係を式で示すと次のようになる．

$$\frac{dX}{dt} = k_e \cdot X = k_e \cdot V_d \cdot C = Cl_t \cdot C \qquad \cdots(12\text{-}12)$$

AUC とクリアランスの関連を知るために式 12-12 に式 12-10 と式 12-11 を入れると，

$$Cl_t = k_e \cdot V_d = \frac{D \cdot k_e}{C_0} = \frac{D}{\text{AUC}} \qquad \cdots(12\text{-}13)$$

第12章　薬品の投与と体内濃度（ファーマコキネティクス）

12.6　定速注入（点滴静注）

一定速度（k_0）で薬物を投与すると徐々に血中濃度は上昇し，体内からの消失速度と投与速度（k_0）が等しくなると血中濃度は一定値を示し，図12-4のように定常状態が得られる．

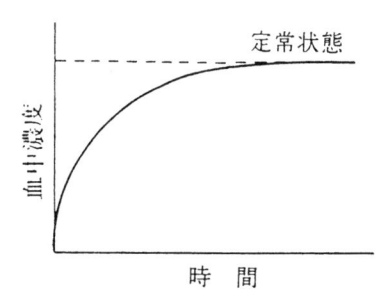

図 12-4

モデルの概念：

$$D \xrightarrow[(0 次)]{k_0} \boxed{X} \xrightarrow[(1 次)]{k_e}$$

k_0：薬物注入速度（mg/hr）
k_e：消失速度定数（hr^{-1}）

このモデルでの薬物の体内薬物量と時間の間には次の関係式が成立している．

$$\frac{dX}{dt} = k_0 - k_e \cdot X \qquad \cdots(12\text{-}14)$$

式12-14を解くと，次の式が得られる．

$$X = \frac{k_0}{k_e}(1 - e^{-k_e t}) \qquad \cdots(12\text{-}15)$$

式12-15を $X = V_d \cdot C$ の関係を利用して血中濃度と時間の関係式に整理すると次の式が得られる．

$$C = \frac{k_0}{V_d \cdot k_e}(1 - e^{-k_e t}) \qquad \cdots(12\text{-}16)$$

定常状態では $t \to \infty$ であるから，式12-16は次式に整理される．

$$C_{ss} = \frac{k_0}{V_d \cdot k_e} = \frac{k_0}{Cl_t} \qquad \cdots(12\text{-}17)$$

C_{ss}：定常状態の血中濃度

12.7 連続投与

薬物を一定量（D）ずつ一定の投与間隔で投与していくと，血中濃度は図12-5のように次第に上昇し，やがて定常状態に達する．これは投与量と消失する薬物量が等しいためである．ここでは静脈注射の場合を示し，投与量をDとしているが，経口投与の場合は（投与量×吸収率）よりD×Fとして考えればよい．

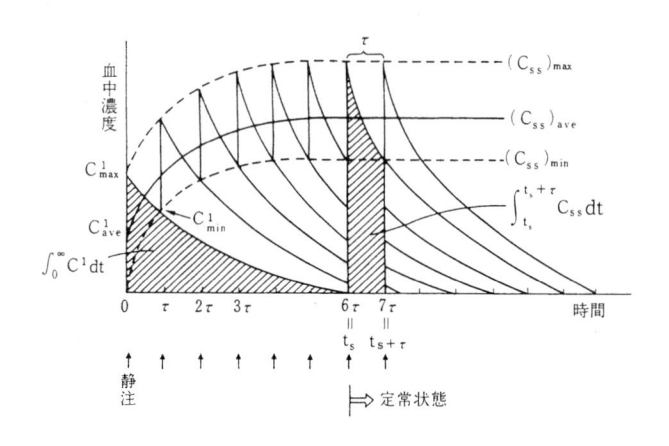

図 12-5

静注による連続（反復）投与のモデルの概念：

$$D \xrightarrow{\frac{n}{\tau}} \boxed{X = V_d \cdot C} \xrightarrow{k_e}$$

D：薬物投与量，　　n：投与回数，　　τ：投与間隔（注，時間の単位を代入）
X：体内薬物量，　　V_d：分布容積，　　C：血中濃度，　　k_e：消失速度定数
注）τはタウと読む．

このモデルでの薬物の血中濃度と時間の間に成立する速度式は，例題で詳述するが，最終結果として次の諸式が得られている．

n回投与後の血中濃度 C_n は，

$$C_n = \frac{D}{V_d} \cdot \left(\frac{1 - e^{-nk_e\tau}}{1 - e^{-k_e\tau}} \right) e^{-k_e t} \qquad \cdots (12\text{-}18)$$

ただし，$0 \leq t \leq \tau$

n→∞のとき定常状態に達するので，そのときの血中濃度 C_{SS} は，

$$C_{SS} = \frac{D}{V_d} \cdot \left(\frac{1}{1 - e^{-k_e\tau}} \right) e^{-k_e t} \qquad \cdots (12\text{-}19)$$

定常状態の血中濃度は，定常状態になった直後 t = 0 のとき最高血中濃度 $(C_{SS})_{max}$ が得られる．

$$(C_{SS})_{max} = \frac{D}{V_d} \cdot \left(\frac{1}{1-e^{-k_e\tau}}\right) \quad \cdots (12\text{-}20)$$

$t = \tau$ のとき，すなわち投与直前が最低血中濃度 $(C_{SS})_{min}$ である．

$$(C_{SS})_{min} = \frac{D}{V_d} \cdot \left(\frac{1}{1-e^{-k_e\tau}}\right) e^{-k_e\tau} \quad \cdots (12\text{-}21)$$

定常状態における平均血中濃度 $(C_{SS})_{ave}$ は次の関係式が成立している．

$$(C_{SS})_{ave} = \frac{\int_0^\infty C_{SS}\,dt}{\tau} = \frac{AUC}{\tau} = \frac{D}{Cl \cdot \tau} = \frac{D}{k_e \cdot V_d \cdot \tau} = \frac{C_0}{k_e \cdot \tau} \quad \cdots (12\text{-}22)$$

蓄積率： 定常状態における血中濃度が薬物 1 回投与後の血中濃度に比べてどのくらい高くなっているかを表すために，蓄積率 R というパラメーターが考え出されている．

$$R = \frac{1}{1-e^{-k_e\tau}} \quad \cdots (12\text{-}23)$$

演習問題

問題 12-1　線形コンパートメントモデル

次の図の様な薬物の体内挙動モデルが考えられた．このモデルを表す速度式（微分方程式）を書け．（計算の必要はない．）

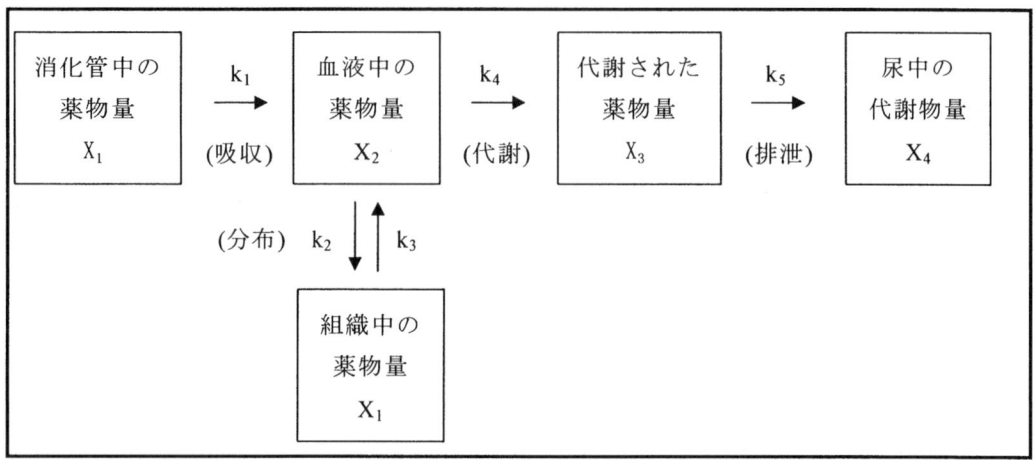

```
┌─────────┐  k₁   ┌─────────┐  k₄   ┌─────────┐  k₅   ┌─────────┐
│消化管中の│ ───→ │血液中の  │ ───→ │代謝された│ ───→ │尿中の    │
│薬物量    │(吸収)│薬物量    │(代謝)│薬物量    │(排泄)│代謝物量  │
│  X₁      │      │  X₂      │      │  X₃      │      │  X₄      │
└─────────┘      └─────────┘      └─────────┘      └─────────┘
                   (分布) k₂ ↓↑ k₃
                   ┌─────────┐
                   │組織中の  │
                   │薬物量    │
                   │   X₁     │
                   └─────────┘
```

ここで，k_n ($n = 1, 2, \cdots, 5$) は各コンパートメント間の薬物移動を示す一次速度定数であり，X_n ($n = 1, 2, \cdots, 5$) は各コンパートメント中の薬物量である．

［解答と解説］

5個のコンパートメントからなるモデルであり，全部で5個の微分方程式でこれらの関係を表すことができる．

消化管中の薬物量 X_1 に関しては，k_1 の速度定数で減少することが理解されるので，

$$\frac{dX_1}{dt} = -k_1 X_1 \text{ が成立する．}$$

次に血液中の薬物量 X_2 に関しては，$k_1 X_1$ で入ってくる量（増加量）と組織中への分布のため減少する $k_2 X_2$ の，さらに組織中から返ってくる量（増加量）$k_3 X_5$，血液中から代謝のため出て行く減少量 $k_4 X_2$ の4項を考慮しなければならないので，

$$\frac{dX_2}{dt} = k_1 X_1 - k_4 X_2 - k_2 X_2 + k_3 X_5 \text{ が成立する．}$$

以下同様に各コンパートメントへの薬物の出入りを考えて速度式を書き下せばよい．これらの微分方程式を解くにはラプラス変換（微分方程式が簡単な初等演算で解ける方法）を使用するのが便利である．学部学生にはこれらを解くことは実際は要求されない．コンパートメントモデルの数学的式の成立の概念を理解すればよい．

第12章　薬品の投与と体内濃度（ファーマコキネティクス）　　*179*

（答）

$$\frac{dX_1}{dt} = -k_1X_1 \quad , \quad \frac{dX_2}{dt} = k_1X_1 - k_4X_2 - k_2X_2 + k_3X_5 \quad ,$$

$$\frac{dX_3}{dt} = k_4X_2 - k_5X_3 \quad , \quad \frac{dX_4}{dt} = k_5X_3 \quad , \quad \frac{dX_5}{dt} = k_2X_2 - k_3X_5$$

問題 12-2　1-コンパートメントモデル

重要事項で記述した静注の場合に示されたモデルでの薬物と時間の間に成立した消失速度式 12-1 を解いて，重要事項で示した式 12-2，式 12-3，式 12-4 の各式を導け．

[解答と解説]

第 11 章（化学反応速度）参照．$\dfrac{dC}{dt} = -k_e C$　（式 12-1）は代表的変数分離型の微分方程式であるから，

$$\int \frac{dC}{C} = \int -k_e dt + A \quad \text{となる．（A は積分定数）}$$

左辺は　$\int \dfrac{dC}{C} = \log_e C$　（公式より），

右辺は　$\int -k_e dt = -k_e \int dt = -k_e t$

（∵ 定数 $-k_e$ は $\int$ の前へ出せるから $\int dt$ を計算すればよい）　したがって，

$$\log_e C = -k_e t + A \qquad \cdots (12\text{-}24)$$

これで微分方程式の一般解が得られた．

次に問題の意味を考え，A に特別な値を与えた特殊解を求める．

$t = 0$ での血中濃度 C は投与された薬物初濃度 C_0（投与量 D を分布容積 V_d で除した値）と考えてよいので，

$\log_e C_0 = -k_e \times 0 + A$　より

$A = \log_e C_0$　となり，式 12-24 の A に代入し整理すると，

$$\log_e C = \log_e C_0 - k_e t \qquad \cdots (12\text{-}3)$$

この式 12-3 が求める特殊解である．（$\log_e$ はしばしば ln で表示するので，自在に使用できることが望ましい．）

式 12-2 の指数形を求めるには，式 12-3 を変形すればよい．

$$\log_e C - \log_e C_0 = -k_e t \quad , \quad \log_e \left(\frac{C}{C_0}\right) = -k_e t$$

（なぜなら，　$\log_a \left(\dfrac{A}{B}\right) = \log_a A - \log_a B$

ここで対数をはずすと，$\dfrac{C}{C_0} = e^{-k_e t}$

よって，$C = C_0 \cdot e^{-k_e t}$ 式12-2 が求まる．

式12-4 を求めるには，自然対数（e を底とする対数，$e = 2.7182\cdots$）を常用対数（10 を底とする対数）にすればよいのだから，底変更の公式を利用して，

$$\dfrac{\log_{10} C}{\log_{10} e} = \dfrac{\log_{10} C_0}{\log_{10} e} - k_e t \qquad \cdots(12\text{-}25)$$

となる．

$$\log_{10} e = 0.43429\cdots \text{ であり，} \dfrac{1}{\log_{10} e} = 2.3025\cdots \fallingdotseq 2.303$$

反応速度論，ファーマコキネティクスなどの計算では底の 10 は省略されることが多いので，今後 10 を省略して，$\log C$, $\log C_0$ と表示する．

したがって，$\log_e C = 2.303 \cdot \log C$, $\log_e C_0 = 2.303 \cdot \log C_0$ であるから式12-25 は

$$2.303 \cdot \log C = 2.303 \cdot \log C_0 - k_e t \qquad \cdots(12\text{-}26)$$

式12-26 の両辺を 2.303 で割ると，式12-4 が得られる．

注）底変更の公式： $\log_a b = \dfrac{\log_c b}{\log_c a}$ ただし，$c > 0$, $c \neq 1$

問題 12-3 1-コンパートメントモデル

ある薬物 250 mg を急速静注した後，1.0 及び 4.0 時間後の血中濃度がそれぞれ 9.65 及び 4.20 µg/mL であった．一次反応にしたがうとして消失の速度定数 k_e, 半減期 $t_{1/2}$, 初濃度 C_0, 分布容積 V_d を求めよ．（対数の数値計算のため，必要に応じて電卓を使用すること．）

[解答と解説]

式12-4 を応用し，

$$k_e = \dfrac{2.303}{t_2 - t_1}(\log C_1 - \log C_2) \text{ を導き，数値を代入すると，}$$

$$k_e = \dfrac{2.303}{4-1}(\log 9.65 - \log 4.20) = 0.278 \text{ (hr}^{-1})$$

$$t_{1/2} = \dfrac{0.693}{0.278} = 2.49 \text{ (hr)}$$

式12-4 を利用し，

$$\log C_0 = \left(\frac{0.278}{2.303}\right) \times 1 + \log 9.65 = 1.1057$$

$C_0 \approx 12.76\ (\mu g/mL)$

$$V_d = \frac{D}{C_0} = \frac{250 \times 10^3\ (\mu g)}{12.76\ (\mu g/mL)} = 19.6 \times 10^3\ (mL) = 19.6\ (L)$$

（答）　　k_e：0.278 (hr^{-1})，$t_{1/2}$：2.49 (hr)，C_0：12.76 ($\mu g/mL$)，V_d：19.6 (L)

問題 12-4　1-コンパートメントモデル

経口投与の場合に示されたモデルでの薬物と時間の間に成立した速度式 12-5 を解いて，式 12-6 を導け．

[解答と解説]

$$\frac{dX}{dt} = k_a X_a - k_e X \qquad \cdots (12\text{-}5)$$

式 12-5 の微分方程式を解くには種々の方法があるが，ここではオーソドックスな Johanm Bernoulli の方法を示す．

式 12-5 の右辺の第 1 項には X_a があるのでこれを投与量 D と $\frac{dX_a}{dt} = -k_a X_a$ の関係で変換すると，$X_a = D \cdot e^{-k_a t}$ の関係より，式 12-5 は次のようになる．

$$\frac{dX}{dt} = k_a \cdot D \cdot e^{-k_a t} - k_e X \qquad \cdots (12\text{-}27)$$

を解けばよい．

Johanm Bernoulli の示した一階線形微分方程式の一般解は

$\dfrac{dC}{dt} + P(t) \cdot C = Q(t)$　　の場合,

$C = e^{-\int P(t)dt} (\int e^{\int P(t)dt} \cdot Q(t)dt + C_1)$　　（ただし，C_1 は積分定数）で示される．

式 12-27 を上の式と比較すれば，

$P(t):k_e, Q(t):k_a D e^{-k_a \cdot t}$　とすればよいことが分かる．したがって，

$$X = e^{-\int k_e dt}\left\{\int e^{\int k_e dt} \times k_a D e^{-k_a t} dt + C_1\right\}$$

$$= e^{-k_e t}\left\{\int e^{k_e t} \times k_a D e^{-k_a t} dt + C_1\right\}$$

$$= e^{-k_e t}\left\{k_a D \int e^{(k_e - k_a)t} dt + C_1\right\}$$

$$= e^{-k_e t}\left\{k_a D \times \left(\frac{1}{k_e - k_a}\right) e^{(k_e - k_a)t} + C_1\right\}$$

$$= k_a D \left(\frac{1}{k_e - k_a}\right) e^{-k_a t} + e^{-k_e t} \times C_1$$

$$= \left(\frac{-k_a}{k_a - k_e}\right) \times D \times e^{-k_a t} + e^{-k_e t} \times C_1$$

初期条件 t = 0 の場合，X = 0 であるから，

$$0 = \left(\frac{-k_a}{k_a - k_e}\right) \times D \times e^0 + e^0 \times C_1$$

よって，$C_1 = \dfrac{D \cdot k_a}{k_a - k_e}$

$$\therefore \quad X = D \cdot \left(\frac{k_a}{k_e - k_a}\right)(e^{-k_e t} - e^{-k_a t}) \qquad \cdots (12\text{-}6)$$

計算途中での下線部分は指数関数の積分公式

$$\int e^{ax} dx = \left(\frac{1}{a}\right) e^{ax} \qquad \text{を使用した．}$$

問題 12-5　1-コンパートメントモデル

吸収過程を含む経口投与モデルでの血中濃度の時間に関する変化は式 12-7 で示され，グラフでは一つの極大値を有する様子が理解できる．式 12-7 を使用して，グラフの極大値，すなわち最大血中濃度とそれに到達するまでの時間を求めよ（図 12-2 を参照）．

［解答と解説］

C が最大となる時間 T_{max} を最初に求める．グラフから関数 C は上に凸であるから，$\dfrac{dC}{dt} = 0$ の点が最大値である．（∵ 一般に関数の微分値を 0 とした場合が，その関数の極大，極小を示す．）

式 12-7 は，

$$C = \frac{F \cdot D}{V_d} \times \frac{k_a}{k_e - k_a} = \frac{k_a}{k_e - k_a}(e^{-k_a t} - e^{-k_e t}) \qquad \cdots (12\text{-}7)$$

であるから，

第12章 薬品の投与と体内濃度（ファーマコキネティクス）

$$\frac{dC}{dt} = 0 = \frac{F \cdot D}{V_d} \times \frac{k_a}{k_e - k_a}(-k_a e^{-k_a t} + k_e e^{-k_e t})$$

ここで

$$\frac{F \cdot D}{V_d} \times \frac{k_a}{k_e - k_a} \neq 0$$

であるから，（もちろん $k_e \neq k_a$）

$(-k_a e^{-k_a t} + k_e e^{-k_e t}) = 0$ となる t を求めればよい．

$k_e e^{-k_e t} - k_a e^{-k_a t} = 0$ より

$$k_e e^{-k_e t} = k_a e^{-k_a t} \qquad \cdots (12\text{-}28)$$

式 12-28 の両辺の対数を取り整理すると，T_{max} が求まる．

$$\ln k_e e^{-k_e t} = \ln k_a e^{-k_a t}$$

$$\ln k_e + \ln e^{-k_e t} = \ln k_a + \ln e^{-k_a t}$$

$$\ln k_e - k_e t = \ln k_a - k_a t$$

$$(k_a - k_e)t = \ln k_a - \ln k_e$$

$$= \ln\left(\frac{k_a}{k_e}\right)$$

$$\therefore \quad t = T_{max} = \left(\frac{1}{k_a - k_e}\right) \ln \frac{k_a}{k_e} \qquad \cdots (12\text{-}29)$$

C_{max} は式 12-7 に上で求めた T_{max} を代入して計算すればよい．指数・対数の計算問題であるから各自で試みられるとよい．

最終結果は次の式である．

$$C_{max} = \frac{F \cdot D}{V_d}\left(\frac{k_a}{k_e}\right)^{\left(\frac{k_e}{k_e - k_a}\right)} \qquad \cdots (12\text{-}30)$$

問題 12-6　生物学的半減期

式 12-3，$\ln C_0 - \ln C = k_e t$ より，消失速度定数 k_e と半減期 $t_{1/2}$ の間の重要な関係式 12-8 を導け．さらに式 12-2 より式 12-8 を利用して，$C = C_0\left(\frac{1}{2}\right)^{\frac{t}{t_{1/2}}}$ の式を導け．

[解答と解説]

第11章（化学反応速度）参照．式12-3を変形すると，次式となる．

$$\log_e\left(\frac{C_0}{C}\right) = k_e t$$

半減期 $t_{1/2}$ での濃度は初濃度の半分であるから，

$$C = \frac{1}{2}C_0 \quad \text{を上の式に代入，整理すると，}$$

$$\log_e 2 = k_e \cdot t_{1/2}$$

ここで，$\log_e 2 = 2.303 \cdot \log 2 = 0.693$

$$\therefore \quad 0.693 = k_e \cdot t_{1/2}$$

したがって，

$$t_{1/2} = 0.693 / k_e \quad \text{式12-8が求まる．}$$

次に $\quad C = C_0 \exp(-k_e t)$ $\quad\quad\quad\quad\quad\quad\quad\quad\quad\quad\quad\quad$ ⋯(12-2)

ここで式12-8，$t_{1/2} = \dfrac{0.693}{k_e}$ を利用する．

$$C = C_0 \exp\left\{\frac{-0.693}{t_{1/2}} \cdot t\right\}$$

$$= C_0 \exp\left\{(-0.693) \cdot \frac{t}{t_{1/2}}\right\}$$

$$= C_0 \left(\frac{1}{2}\right)^{\frac{t}{t_{1/2}}}$$

注1) $\log 2 = 0.3010$，$\log 3 = 0.4771$ は記憶することが望ましい．

注2) $\exp(\triangle\square\bigcirc)$ は $e^{(\triangle\square\bigcirc)}$ の意味であり，しばしばこの exp で式が表示されることもある．exp は指数（exponent）の略．

$$C = C_0 \left(\frac{1}{2}\right)^{\frac{t}{t_{1/2}}}$$ は一次反応で半減期が既知の場合の t 時間経過後の濃度を知る上

で便利であり，よく利用される．

注3) $e^{-0.693} = 0.5 = 1/2$ は覚えておく．

次の指数法則は理解しておくこと．① $a^m \cdot a^n = a^{m+n}$，② $(a^m)^n = a^{mn}$，③ $(ab)^m = a^m b^m$，ただし，m，n は正の整数．

問題12-7 生物学的半減期

ある薬物を人に投与した場合，その血中濃度半減期は4時間であった．投与直後の初濃度が 100 μg/mL の場合，投与後2時間，12時間後の血中濃度を計算せよ．

第12章 薬品の投与と体内濃度（ファーマコキネティクス）   185

[解答と解説]

問題 12-6 で解説した $C_t = C_0 \left(\dfrac{1}{2}\right)^{\frac{t}{t_{1/2}}}$ を使用すると便利である．

$$C_2 = 100\left(\dfrac{1}{2}\right)^{\frac{2}{4}} = 100\left(\dfrac{1}{2}\right)^{\frac{1}{2}} = 100 \times \left(\dfrac{\sqrt{2}}{2}\right)$$

$$100 \times \dfrac{1.414}{2} = 70.7 \ (\mu g/mL)$$

$$C_{12} = 100\left(\dfrac{1}{2}\right)^{\frac{12}{4}} = 100\left(\dfrac{1}{2}\right)^3 = 12.5 \ (\mu g/mL)$$

（答） 2 時間後 70.7（μg/mL），12 時間後 12.5（μg/mL）

問題 12-8　AUC

静注時の AUC が式 12-11 で表されることを計算で示せ．

[解答と解説]

AUC は定義より血中濃度を時間に対してプロットした曲線と時間を示す横軸によって囲まれる面積であるから，数学的には積分すればよく，

$$AUC = \int_0^\infty C dt \quad \text{で示される．}$$

ここで C は正確には任意各時間（$t_0, \cdots, t_\infty$）での血中濃度であるから血中濃度曲線 C(t) である．式 12-11 中では C(t) を省略し，C と示していただけである．

さらに，この $C(t) = C = C_0 \cdot e^{-k_e t}$ （式 12-2）であることは明らかなのでこの上の式は，$AUC = \int_0^\infty C_0 e^{-k_e t} dt$ である．

ここで実際にこの式について計算を行うと，

$$\int_0^\infty C_0 e^{-k_e t} dt = C_0 \int_0^\infty e^{-k_e t} dt = C_0 \left[-\dfrac{1}{k_e} e^{-k_e t}\right]_0^\infty$$

$$= C_0 \left\{-\dfrac{1}{k_e} e^{-\infty} - \left(-\dfrac{1}{k_e} e^{-0}\right)\right\} = \dfrac{C_0}{k_e}$$

$$(\because e^{-\infty} = \dfrac{1}{e^\infty} = \dfrac{1}{\infty} \fallingdotseq 0 \ , \quad e^{-0} = \dfrac{1}{e^0} = 1 \ )$$

問題 12−9　AUCとクリアランス

式 12-12 $\dfrac{dX}{dt} = Cl_t \cdot C$ から，AUCとクリアランスの関係を知るための式 12-13

$Cl_t = k_e \cdot V_d = \dfrac{D \cdot k_e}{C_0} = \dfrac{D}{AUC}$ が得られることを説明せよ．

[解答と解説]

$\dfrac{dX}{dt} = Cl_t \cdot C$　の式を $Cl_t =$ の形に変形すると，

$Cl_t = \dfrac{dX}{Cdt}$　となる．

ここで右辺の分子分母それぞれを時間 0 → ∞ の間について積分を行うと，

$$Cl_t = \dfrac{\int_0^\infty dX}{\int_0^\infty Cdt} \quad \cdots (12\text{-}31)$$

が得られる．

ここで $\int_0^\infty dX$ について考えると，コンパートメント中の薬物量の総量を示しているので，これは投与量 D に等しいことが分かる．

また $\int_0^\infty Cdt$ は前の例題で示したように AUC である．そこで上の式は，

$$Cl_t = \dfrac{D}{AUC} \quad \cdots (12\text{-}32)$$

と変形できる．

さらに，$AUC = \dfrac{C_0}{k_e}$ を式 12-32 へ代入すると，

$$Cl_t = \dfrac{D \cdot k_e}{C_0} \quad \cdots (12\text{-}33)$$

が得られる．

さらに，（分布容積と投与量そして初濃度の関係式の）式 12-10 より

$Cl_t = k_e \cdot V_d$　が得られる．

これは全身クリアランス Cl_t は $k_e \cdot V_d$ に等しいことを示している．

問題 12−10　クリアランス

ある薬物を D（μg）を静注したところ，薬物血中濃度 C（μg/ml）が経過時間 t（min）とともに次の式にしたがって減少するものとするとき，全身クリアランス Cl_t（mL/min）を示す式を導け．

$$C = Ae^{-\alpha t} + Be^{-\beta t}$$

[解答と解説]

AUC の定義より，与えられた式 $AUC = \int_0^\infty Cdt$ について，0から∞までの時間で積分を行い，AUC を求める．

$$AUC = \int_0^\infty (Ae^{-\alpha t} + Be^{-\beta t})dt = A\int_0^\infty e^{-\alpha t}dt + B\int_0^\infty e^{-\beta t}dt$$

$$= A\left[-\left(\frac{1}{\alpha}\right)e^{-\alpha t}\right]_0^\infty + B\left[-\left(\frac{1}{\beta}\right)e^{-\beta t}\right]_0^\infty$$

$$= \frac{A}{\alpha} + \frac{B}{\beta}$$

$$Cl_t = \frac{D}{AUC} = \frac{D}{\left(\dfrac{A}{\alpha} + \dfrac{B}{\beta}\right)} = \frac{D \cdot \alpha\beta}{A\beta + B\alpha}$$

注）2－コンパートメントモデルの全身クリアランスの計算を行った．類題が国家試験に数回出題されている．

問題 12－11　定速注入

点滴静注（定速注入）の場合について成立した速度式 12-14 $\dfrac{dX}{dt} = k_0 - k_e \cdot X$ を解いて，式 12-15 $X = \dfrac{k_0}{k_e}(1 - e^{-k_e t})$ を導け．

[解答と解説]

$$\frac{dX}{dt} = k_0 - k_e \cdot X \qquad \cdots (12\text{-}14)$$

を移項変形して，

$$\frac{dX}{dt} + k_e \cdot X = k_0 \qquad \cdots (12\text{-}34)$$

(12-34) × $e^{k_e t}$ とする．

$$\left(\frac{dX}{dt}\right) \cdot e^{k_e t} + k_e \cdot X \cdot e^{k_e t} = k_0 \cdot e^{k_e t} \qquad \cdots (12\text{-}35)$$

式 12-35 を t について積分を行うと，

$$X \cdot e^{k_e t} = \left(\frac{k_0}{k_e}\right)e^{k_e t} + A \qquad (\mathbf{A}：積分定数) \qquad \cdots (12\text{-}36)$$

式 12-36 を変形（実際には $e^{k_e t}$ で割る）し，X = 0 の形にすると，

$$X = \frac{k_0}{k_e} + A \cdot e^{-k_e t} \qquad \cdots (12\text{-}37)$$

式 12-37 で初期条件，t = 0 では X = 0 を代入して，積分定数 A を求めると

$$A = -\frac{k_0}{k_e}$$ であるから，これを式 12-37 に代入，整理すれば，

$$X = \frac{k_0}{k_e}(1 - e^{-k_e t}) \qquad \cdots (12\text{-}15)$$

が得られる．

注） 式に $e^{k_e t}$ を掛けたのは，積の微分法の公式
 $(f(x)g(x))' = f'(x)g(x) + f(x)g'(x)$ を使用するためである．
 すなわち，式 12-35 の左辺の各項に着目すると $f(x) = X$, $g(x) = e^{k_e t}$ と考えれば，

$$f'(x) = \frac{dX}{dt}, \; g'(x) = k_e \cdot e^{k_e t}$$ であり，公式の左辺の形に合致していることに気が付くはずである．そこで微分法の逆である $f'(x)g(x) + f(x)g'(x)$ の積分をすれば $f(x)g(x)$ となることを利用できるわけである．

問題 12－12 定速注入

点滴静注の場合，定常状態の血中濃度を得るためには投与薬物の生物学的半減期の約 5〜6 倍の時間を要することを計算上で示せ．

[解答と解説]

点滴時の血中濃度と時間の関係式は式 12-16 であるから，これを用いる．$t \to \infty$ の場合，式 12-16 は式 12-17 となることは学んだ．そこで式 12-16 $C = \frac{k_0}{V_d \cdot k_e}(1 - e^{-k_e t})$ の （ ） 内の挙動を見ればよい．

すなわち時間経過とともに $(1 - e^{-k_e t}) \fallingdotseq 1$ が示せればよい．

$$k_e = \frac{0.693}{t_{1/2}}$$ の関係より，上の部分は次の式に変形できる．

$$\left(1 - e^{-\left\{\frac{0.693}{(t_{1/2})}\right\}t}\right) = \left(1 - e^{-0.693 \times \left\{\frac{t}{(t_{1/2})}\right\}}\right) = \left\{1 - \left(\frac{1}{2}\right)^{\frac{t}{(t_{1/2})}}\right\}$$

したがって，

第 12 章　薬品の投与と体内濃度（ファーマコキネティクス）

$$\text{半減期の 5 倍} = \left\{1-\left(\frac{1}{2}\right)^5\right\} = 0.968$$

$$\text{半減期の 6 倍} = \left\{1-\left(\frac{1}{2}\right)^6\right\} = 0.984$$

すなわち，半減期の 5〜6 倍の時間経過により定常状態の 96〜98 %の濃度となる．

注）点滴静注では血中濃度が定常状態となるには，投与薬物の半減期の 5〜6 倍の時間を要することは知っておいた方が望ましい．

問題 12-13　定速注入

体重 70 kg の心筋梗塞の患者に，リドカイン 200 mg をリンゲル液 500 mL に溶解した注射液を点滴静注した．リドカイン 4 μg/mL の血中濃度を得るための静注速度（mL/min）を計算せよ．ただし，リドカインの全身クリアランスは 10 mL/min/kg である．

[解答と解説]

点滴静注による定常状態での血中濃度が 4 μg/mL であるから，式 12-17

$C_{ss} = \dfrac{k_0}{V_d \cdot k_e} = \dfrac{k_0}{Cl_t}$ を用いて，k_0 を計算する．

$k_0 = C_{ss} \times Cl_t = 4 \text{ (μg/mL)} \times 10 \text{ (mL/min/kg)} \times 70 \text{ (kg)}$

$= 2800 \text{ (μg/min)} = 2.8 \text{ (mg/min)}$ （μg/min）

注射液濃度 $= \dfrac{200 \text{ mg}}{500 \text{ mL}} = 0.4 \text{ (mg/mL)}$

$k_0 = \dfrac{2.8 \text{ (mg/min)}}{0.4 \text{ (mg/mL)}} = 7 \text{ (mL/min)}$

（答）　7（mL/min）

問題 12-14　連続投与

静注による連続（反復）投与の際に成立する各速度式 12-18　$C_n = \dfrac{D}{V_d} \cdot \left(\dfrac{1-e^{-nk_e\tau}}{1-e^{-k_e\tau}}\right) e^{-k_e t}$，

式 12-19　$C_{SS} = \dfrac{D}{V_d} \cdot \left(\dfrac{1}{1-e^{-k_e\tau}}\right) e^{-k_e t}$ を導け

[解答と解説]

モデルの概念図と血中濃度の推移曲線を参考に考えると，薬物量 D を投与間隔 τ で反復静注する場合，投与直後の体内薬物量は第 1 回目の最大値 $(X_1)_{max}$ とすると式 12-38 で示される．

$$(X_1)_{max} = D \qquad \cdots(12\text{-}38)$$

時間 τ が経過した後，すなわち第 2 回目投与直前の体内薬物量は第 1 回目の最小値 $(X_1)_{min}$ とすると

$$(X_1)_{min} = De^{-k_e\tau} \qquad \cdots(12\text{-}39)$$

第 2 回目の投与を行うと，体内には第 1 回目投与の薬物が残っているので

$$(X_2)_{max} = (X_1)_{min} + D = D(1 + e^{-k_e\tau}) \qquad \cdots(12\text{-}40)$$

また第 1 回目と同様に，第 2 回目の最小値 $(X_2)_{min}$ は次のように表される．

$$(X_2)_{min} = (X_a)_{max}e^{-k_e\tau} = D(e^{-k_e\tau} + e^{-2k_e\tau}) \qquad \cdots(12\text{-}41)$$

したがって，投与量 D を時間 τ での間隔で投与していくと n 回目には，

$$(X_n)_{max} = D(1 + e^{-k_e\tau} + e^{-2k_e\tau} + e^{-3k_e\tau} + \cdots + e^{-(n-1)k_e\tau}) \qquad \cdots(12\text{-}42)$$

式 12-42 は初項を D，公比を $e^{-k_e\tau}$ とする等比級数であるから

$$(X_n)_{max} = D\left(\frac{1-e^{-nk_e\tau}}{1-e^{-k_e\tau}}\right) \qquad \cdots(12\text{-}43)$$

最小値は，同様に次の式で表される．

$$(X_n)_{min} = D\left(\frac{1-e^{-nk_e\tau}}{1-e^{-k_e\tau}}\right)e^{-k_e\tau} \qquad \cdots(12\text{-}44)$$

したがって，n 回投与後，次回までの t 時間の体内薬物量は，

$$(X_n) = D\left(\frac{1-e^{-nk_e\tau}}{1-e^{-k_e\tau}}\right)e^{-k_e\tau} \qquad \cdots(12\text{-}45)$$

ここで t は $0 \leq t \leq \tau$ で t = 0 では最大値を，t = τ で最小値を示すこととなる．
式 12-45 を式 12-10 を使用して，血中濃度との関係に整理すると，式 12-18 が得られる．

$$C_n = \frac{D}{V_d} \cdot \left(\frac{1-e^{-nk_e\tau}}{1-e^{-k_e\tau}}\right)e^{-k_e t} \qquad \cdots(12\text{-}18)$$

投与回数を多く，n → ∞ 回の場合，血中濃度は定常状態に到達して，式 12-18 の左辺の（ ）の中の $e^{-nk_e\tau} \to e^{-\infty k_e\tau} \to e^{-\infty} = 0$ より式 12-19 が成り立つ．

$$C_{SS} = \frac{D}{V_d} \cdot \left(\frac{1}{1-e^{-k_e\tau}}\right)e^{-k_e t} \qquad \cdots(12\text{-}19)$$

注）　等比級数の和について
初項 a，公比 r（r ≠ 1）の等比級数の第 n 項までの和を S_n とすると，

$$S_n = a + ar + ar^2 + \cdots + ar^{n-1} \qquad \cdots(\text{i})$$

第 12 章 薬品の投与と体内濃度（ファーマコキネティクス）

(i) の両辺に r を掛けると，
$$rS_n = ar + ar^2 + ar^3 + \cdots + ar^n \qquad \cdots(ii)$$
(i) 式から (ii) 式を引くと，
$$S_n(1-r) = a(1-r^n) \qquad \cdots(iii)$$
$$S_n = \frac{a(1-r^n)}{1-r} \qquad \cdots(iv)$$

問題 12−15　連続投与と AUC

定常状態における $t = 0$ から τ までの血中濃度下面積（AUC）と 1 回投与における AUC が等しいことを計算上で示せ．

[解答と解説]

式 12-19 より定常状態下の AUC を求めると，

$$\int_0^\tau C_{SS}dt = \int_0^\tau \frac{D}{V_d}\left(\frac{1}{1-e^{-k_e\tau}}\right)e^{-k_e t}dt$$

$$= \left[-\frac{D}{V_d \cdot k_e}\left(\frac{1}{1-e^{-k_e\tau}}\right)e^{-k_e t}\right]_0^\tau$$

$$= \left[-\frac{D}{V_d \cdot k_e}\left(\frac{1}{1-e^{-k_e\tau}}\right)e^{-k_e\tau} + \frac{D}{V_d \cdot k_e}\left(\frac{1}{1-e^{-k_e\tau}}\right)e^{-k_e 0}\right]$$

$$= \frac{D}{V_d \cdot k_e}\left(\frac{-e^{-k_e\tau}}{1-e^{-k_e\tau}} + \frac{1}{1-e^{-k_e\tau}}\right)$$

$$= \frac{D}{V_d \cdot k_e}\left(\frac{1-e^{-k_e\tau}}{1-e^{-k_e\tau}}\right)$$

$$= \frac{D}{V_d \cdot k_e}$$

1 回投与後の AUC は式 12-13 の

$$\frac{D}{AUC} = k_e \cdot V_d \quad \text{の関係式より，} \quad AUC = \frac{D}{V_d \cdot k_e}$$

∴　両者は等しいことが示された．

問題 12−16　連続投与

静注による連続投与においても，定常状態に到達するまで長時間有することが，図 12-5 からも理解できるであろう．そこで第 1 回目の投与から直ちに定常状態となり，適切な血中薬物濃度を得るため，初回量は別に設定することが多い．初回量を求める式を誘導せよ．さらに投与薬物の半減期に一致する投与間隔で薬物を投与する場合の初回量を算出せ

よ．

[解答と解説]

$$(C_1)_{max} = \frac{D^*}{V_d} \quad \text{（ただし } D^* \text{は特に設定した初回投与量）} \quad \cdots(12\text{-}46)$$

これが定常状態における濃度 $(C_{SS})_{max}$，すなわち式 12-20 と等しければよいので，$\{\because (C_1)_{max} = (C_{SS})_{max}\}$ ならば 1 回目より定常状態となるはずである．

$$\frac{D^*}{V_d} = \left(\frac{D}{V_d}\right)\left(\frac{1}{1-e^{-k_e\tau}}\right) \quad \cdots(12\text{-}47)$$

これを D^* について整理すると，

$$D^* = D\left(\frac{1}{1-e^{-k_e\tau}}\right) \quad \cdots(12\text{-}48)$$

ここで示した式 12-48 は，通常の投与量（維持量 D）に式 12-23 の蓄積率 R を掛けたものを一般には初回投与量として投与すればよいことを示している．無論，以下 τ 時間ごとに維持量 D を投与しなければ一定の血中濃度は得られない．

ここで投与間隔の τ 時間を薬物の半減期に一致させて投与した場合を考えると，式 12-48 に式 12-9 から の $t_{1/2} = \dfrac{0.693}{k_e} = \tau$ を代入すると，

$$D^* = D\left(\frac{1}{1-e^{-k_e \times (0.693/k_e)}}\right)$$

$$= D\left(\frac{1}{1-e^{-0.693}}\right)$$

$$= D\left(\frac{1}{1-0.5}\right)$$

$$= 2D$$

結論として，初回量を維持量の 2 倍投与すればよいことが示された．

問題 12−17 連続投与

ある薬物 100 mg を静注したところ，その生物学的半減期が 3 時間であることが推定された．この薬物を 6 時間おきに 100 mg 与える場合，定常状態での最高及び最低薬物濃度を求めよ．ただし，患者の見かけの分布容積 20 L であるとする．

[解答と解説]

式 12-20 $(C_{SS})_{max} = \dfrac{D}{V_d} \cdot \left(\dfrac{1}{1-e^{-k_e\tau}}\right)$，式 12-21 $(C_{SS})_{min} = \dfrac{D}{V_d} \cdot \left(\dfrac{1}{1-e^{-k_e\tau}}\right)e^{-k_e\tau}$ を用いれ

ばよい．

初めに k_e を求める． $t_{1/2} = \dfrac{0.693}{k_e}$ より，

$$k_e = \dfrac{0.693}{3} = 0.231 \,(\text{hr}^{-1})$$

$$(C_{SS})_{max} = \dfrac{100 \times 10^3 \,(\mu g)}{20 \times 10^3 \,(mL)} = \left(\dfrac{1}{1-e^{-0.231 \times 6}}\right) = 6.6 \,(\mu g/mL)$$

$$(C_{SS})_{min} = \dfrac{100 \times 10^3 \,(\mu g)}{20 \times 10^3 \,(mL)} = \left(\dfrac{1}{1-e^{-0.231 \times 6}}\right) e^{-0.231 \times 6} \fallingdotseq 1.7 \,(\mu g/mL)$$

（答）　$(C_{SS})_{max} = 6.6 \,(\mu g/mL)$, $(C_{SS})_{min} = 1.7 \,(\mu g/mL)$

問題 12–18　連続投与

ある薬物 1 g を次の投与間隔で連続投与（静注）した場合の定常状態における平均血中濃度を算出せよ．さらに，この薬物のクリアランスを計算せよ．

　　a. 4 時間ごと，　b. 8 時間ごと，　c. 12 時間ごと
　　ただし，この薬物の AUC は 100（μg·hr/mL）であった．

［解答と解説］

平均血中濃度 $(C_{SS})_{ave} = \dfrac{AUC}{\tau}$ の式 12-22 を使用すればよい．

a.　　$(C_{SS})_{ave} = \dfrac{100 \,(\mu g \cdot hr \cdot mL^{-1})}{4 \,(hr)} = 25 \,(\mu g/mL)$

b.，c. も同様に，12.5（μg/mL），8.3（μg/mL）が得られる．

クリアランスも式 2-13 に示した $\dfrac{AUC}{\tau} = \dfrac{D}{Cl \cdot \tau}$ を使用すればよく，

$$Cl = \dfrac{D}{AUC} = \dfrac{1 \times 10^6 \,(\mu g)}{100 \,(\mu g \cdot hr \cdot mL^{-1})} = 1 \times 10^4 \,(hr^{-1} \cdot mL)$$

（答）　25（μg/mL），12.5（μg/mL），8.3（μg/mL），クリアランス 10（L/hr）

問題 12–19　連続投与

生物学的半減期が 6 時間のある薬物の初回投与量は 400 mg がよいとされている．8 時間おきに投与を続けるとして，維持投与量はどれくらいにすべきか計算せよ．

[解答と解説]
初回投与量＝維持投与量×蓄積率　の関係を利用すればよい．

$$維持投与量\ (D) = 400 \times \left(1 - e^{\frac{-0.693}{6} \times 8}\right) \fallingdotseq 241.2$$

（答）240 mg

第13章 医薬品の形状と性質

13.1 固形および半固形剤の性質

1. 製剤からの拡散・放出

溶液中の溶媒分子及び溶質分子は絶えず熱運動し，その位置をランダムに変えている．そのため，濃度勾配のある溶液でも，長い時間たつと均一な溶液になる．このように溶質が熱運動によって，均一に分布する変化の過程を**拡散 diffusion** という．拡散は，錠剤や粉体からの医薬品の溶解，医薬品の吸収や分布を検討するとき重要な現象の一つである．拡散に関する基本数式としては上述のように濃度勾配に関連した個々の分子の物質移動の過程として定義される **Fickの第一法則**が重要である．

$$J = -D\frac{dC}{dx} \qquad \cdots(13\text{-}1)$$

ここでJは拡散流（流束）であり，単位時間tに，単位断面積Sを通って，移動する物質量Mとで $J = \dfrac{dM}{Sdt}$ で定義できる．Dは拡散物質の拡散定数（厳密には一定値をとらない．濃度が高くなると変化するし，温度や圧力，溶媒の性質，拡散物質の化学的性質にも影響を受ける．したがって，Dは定数というよりも，拡散係数と呼ぶほうが正しいといえる．）．$\dfrac{dC}{dx}$ は濃度勾配であり，xは距離を表す．

このFickの第一法則は，単位時間に単位断面積を通って拡散する物質量を意味している．Fickの第一法則を示す式は拡散の定常状態の条件のみを与えるものであるが，溶液内部の任意の部分において濃度の時間変化がある場合は，もう一つのFickの第二法則と呼ばれている重要な式が知られている．**Fickの第二法則**はある特定の場所における濃度の時間変化を示す物質移動に関する式と考えられ，次式で定義される．

$$\frac{\partial C}{\partial t} = D\frac{\partial^2 C}{\partial x^2} \qquad \cdots(13\text{-}2)$$

式13-2は，系のある領域における濃度の時間変化が，その場所の濃度勾配の変化率（二次微分）に比例することを示している．

2. 崩壊

錠剤・顆粒剤，カプセル剤などの内用固形製剤の崩壊は，医薬品の溶解を速める重要な過程であり，崩壊により固体の表面積が増大し，溶解が速まる．

固体の表面積と崩壊そして溶解の現象をモデルとして図示すると次のような関係となる．

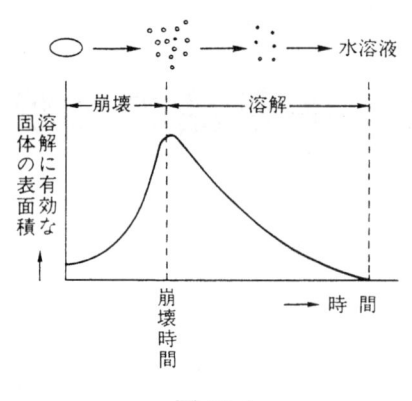

図 13-1

錠剤の崩壊現象を数式で取り扱ったものとして，**Washburn** の式が知られている．

$$L^2 = \left[\frac{(R\gamma\cos\theta)}{2\eta}\right]t \qquad \cdots(13\text{-}3)$$

L：ぬれた毛細管の長さ　　η（イータ）：液体（崩壊液）の粘度
t：時間　　　　　　　　　γ（ガンマ）：液体（崩壊液）の表面張力
R：錠剤の毛細管径　　　　θ（シータ）：錠剤内壁と液体（崩壊液）の接触角

錠剤の崩壊は式 13-3 の左辺 L^2 が大きいほど速やかに生じる．

3. 溶解速度

溶解速度は溶質が溶媒中に溶け出ていく速さである．溶解速度は単に溶液をつくる際に重要なだけでなく，薬物（固形製剤）を生体に投与した時にその吸収の速さとも密接に関連するため重要である．

一般に医薬品の溶解は，界面反応の過程（固－液界面での物質（固体）の溶媒への溶出，例えば結晶性の物質がその結晶構造を破壊していく状態をいう）が拡散過程に比べて速いので，溶解過程は拡散律速となる場合が多い．

溶解過程が拡散律速であるとき，固体薬品の溶解速度を表す次の 3 つの代表的数式がよく知られている．

(1) **Noyes-Whitney** の式：

$$\frac{dC}{dt} = KS(C_S - C) \qquad \cdots(13\text{-}4)$$

$\dfrac{dC}{dt}$：溶解速度　　　　　　　C_S：固体の溶解度

K：みかけの溶解速度定数　　　C：時間 t における溶液の濃度
S：固体の表面積

(2) **Noyes-Nernst-Whitney** の式：

第13章　医薬品の形状と性質

$$\frac{dC}{dt} = \frac{(K \cdot S)}{(\delta \cdot V)} \times (C_S - C) \qquad \cdots (13\text{-}5)$$

D：拡散定数　　　　　　　　V：液体の容積

δ（デルタ）：拡散層の厚さ　　$\frac{C_S - C}{\delta}$：濃度勾配

溶解機構を図示すると，次のようである．

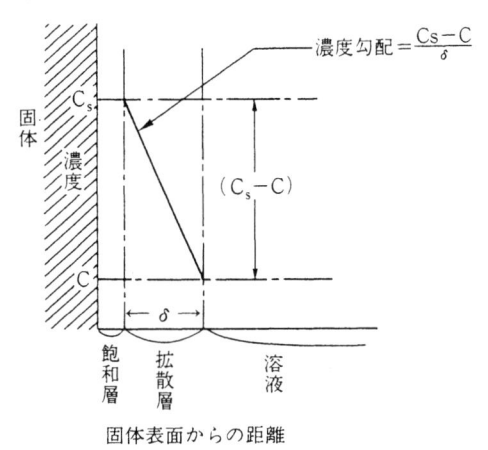

図 13-2

(3) **Hixon-Crowell の式**：

$$kt = W_0^{1/3} - W^{1/3} \qquad (13\text{-}6)$$

k：見かけの溶解速度定数　　　　t：時間
W_0：初期の溶質（固体）の重量　　W：時間tにおける溶質（固体）の重量

（参考）　sink 条件と non-sink 条件

ある物質が問題にしている場所から取り去られるような条件を sink 条件，そうでない条件を non-sink 条件という．例えば，式 13-4 で溶けた溶質が常にその系から取り去られれば長時間が経過しても $C_S \gg C$ で sink 条件が満たされていると考えられる．薬剤学の分野ではしばしば原語のまま使われている．

13.2　溶解した薬品（分散系）の性質

1. 界面現象：

気相(気)-液相(液)，固相(固)-液，液-液，液-固，気-固，固-固の界面には，その接触面積を小さくするような張力が働く．これを界面張力という．特に，気-液の界面張力を表面張力という．（単位：N・m^{-1}，cgs 単位系では dyn・cm^{-1}）

表面張力の測定法－毛管上昇法：

$$\gamma = \frac{h\rho gr}{2\cos\theta} \quad \cdots(13\text{-}7)$$

γ：表面張力 θ：接触角,
r：毛管の半径 g：重力加速度,
ρ（ロー）：液体の密度 h：液体の上昇した高さ
R：曲率半径

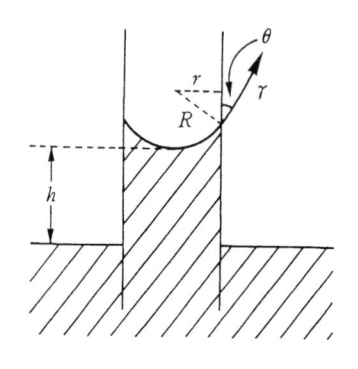

図 13-3　表面張力の測定法（毛管上昇法）

2. 吸着等温式

(1) フロイントリッヒ **Freundlich** の式：

$$m = kP^{\frac{1}{n}} \quad \text{または} \quad m = kC^{\frac{1}{n}} \quad \cdots(13\text{-}8)$$

m：界面での吸着量
P：気体の圧力（固-気界面での吸着）
k, n：比例定数
C：平衡濃度（固-液気界面での吸着）

(2) ギブス **Gibbs** の式（気-液）：気-液界面における吸着現象に関する式.

$$\Gamma = -\frac{C}{RT} \cdot \frac{d\gamma}{dC}$$

Γ（ガンマ）：溶質の表面過剰量（吸着量：$mol \cdot cm^{-2}$）
γ（ガンマ）：表面張力
C：溶液内部の濃度
T：絶対温度
R：気体定数

(3) ラングミュアー（**Langmuir**）の式（気-固）：気体分子の固体表面への物理吸着を表し, 単分子層吸着に適用される.

$$V = \frac{V_m kP}{(1 + kP)} \quad \cdots(13\text{-}9)$$

V：吸着量

V_m：単分子飽和吸着量

k：結合定数

P：気体の圧力（フロイントリッヒの式で示したように固-液界面での吸着の場合，このPを平衡濃度（C）として考えればよい．）

(4) ベット（BET）の式（気-固）：吸着法により粒子の表面積を求める式で，Langmuirの理論を多分子層に拡張した式．

$$\frac{P}{V(P_0-P)} = \frac{1}{V_m C} + \frac{C-1}{V_m C} \cdot \frac{P}{P_0}$$

P：圧力

V：圧力 P で吸着した気体の標準状態における体積

V_m：単分子吸着に必要な気体の標準状態における体積

P_0：実験を行った温度での気体の飽和蒸気圧

C：吸着熱に関する定数

(5) 拡張係数（S_{SL}）（固-液）：広がろうとする力（γ_S）と縮もうとする力（$\gamma_L + \gamma_{SL}$）の差．

$$S_{SL} = \gamma_S - (\gamma_L + \gamma_{SL})$$

γ_S：固体の表面張力

γ_L：液体の表面張力

γ_{SL}：固-液界面張力

(6) Young の式（固-液）：固体のぬれと接触角に関する式で，拡張係数（S_{SL}）が負の時に成り立つ．

$$\gamma_S = \gamma_L \cdot \cos\theta + \gamma_{SL}$$

γ_S：固体の表面張力

γ_L：液体の表面張力

γ_{SL}：固-液界面張力

θ：界面の接触角

3. 界面活性剤

界面活性剤は分子中に親水基と親油基（疎水基）を持っているために，親水性と親油性のバランス，親水親油バランス **hydrophile-lipophile balance (HLB)** が重要である．HLBは次に示すように親水基と親油基の重量比で決まってくる．

$$\text{HLB} = 7 + 11.7 \log\left(\frac{M_W}{M_O}\right) \qquad \cdots(13\text{-}10)$$

M_W：親水基の部分分子量

M_O：親油基の部分分子量

二種類の界面活性剤を混合した時の HLB を求める式も知られている．

$$HLB_{AB} = \frac{(HLB_A)W_A + (HLB_B)W_B}{W_A + W_B} \qquad \cdots(13\text{-}11)$$

HLB_A：界面活性剤 A の HLB
HLB_B：界面活性剤 B の HLB
HLB_{AB}：界面活性剤 A と B の混合物の HLB
W_A：界面活性剤 A の質量
W_B：界面活性剤 B の質量

4. 分散，凝集，エマルジョン，サスペンション，ゲル

分配の法則： 互いに混合しない二種類の溶媒（A，B）が相接して二液相で存在するとき，そのどちらの溶媒にも溶ける溶質を少量加えると，溶質は両液相に一定の比で分配され平衡に達する．この分配の法則については，第3章その他の化学平衡3-3を参照のこと．

$$K = \frac{C_A}{C_B} \qquad \cdots(13\text{-}12)$$

C_A：溶媒 A 中の溶質の濃度
C_B：溶媒 B 中の溶質の濃度
K：分配係数（平衡定数）

沈降速度： エマルジョン，サスペンションの状態での粒子の沈降速度 V_S は，粒子の形状が球であるとすると，次のストークス（Stokes）の式によって表される．

$$V_S = \frac{2r^2(\rho_1 - \rho_2)g}{9\eta} \qquad \cdots(13\text{-}13)$$

r：粒子の半径　　ρ_1（ロー）：粒子の密度　　ρ_2（ロー）：分散媒の密度
g：重力加速度　　η（イータ）：分散媒の粘度

レオロジー（粘度）： 直鎖状高分子の溶液の粘度を η と濃度 C の間には次の式が成り立つことが知られている．

$$\eta = \eta_0(1 + A \cdot C + B \cdot C^2 + \cdots) \qquad \cdots(13\text{-}14)$$

η_0：溶媒の粘度　　A，B：それぞれ比例定数

相対粘度（relative viscosity）：

$$\eta_r = \frac{\eta}{\eta_0} \qquad \cdots(13\text{-}15)$$

η_r：相対粘度　　η_0：溶媒の粘度　　η：溶液の粘度

比粘度（specific viscosity）：

$$\eta_{sp} = \frac{\eta - \eta_0}{\eta_0} = \eta_r - 1 \qquad \cdots(13\text{-}16)$$

η_{sp}：比粘度

還元粘度（reduced viscosity）： 式13-14, 式13-15 および式13-16 から，次の関係が得

られる．

$$\frac{\eta_{sp}}{C} = A + B \cdot C + \cdots \qquad \cdots (13\text{-}17)$$

この式の左辺を還元粘度といい，η_{red} と記す．

固有粘度（intrinsic viscosity）：

固有粘度（極限粘度 limiting viscosity とも呼ばれる）を次のように定義し，記号 $[\eta]$ で表す．

$$[\eta] = \lim_{C \to 0} \left(\frac{\eta_{sp}}{C} \right) \qquad \cdots (13\text{-}18)$$

高分子溶液においては，次の式が成立することが経験的に知られている．

$$[\eta] = K \cdot M^{\alpha} \qquad \cdots (13\text{-}19)$$

M：溶質分子の分子量

K, α：溶媒と温度を定めれば高分子の種類によって定まる定数

包接化合物，共融混合物，分子化合物，複合体，固溶体： 溶解度法の原理は，一定温度の下，ある溶媒中で一定過剰量の難溶性物質 S に一定濃度の可溶化剤 L を加えて平衡とした後，各系における S の総濃度 S_t を測定する．次に S 単独の溶解度 S_0 より溶解度の増加した部分（$S_t - S_0$）を複合体形成による溶解度上昇とみなし，質量作用の法則から安定度定数を算出する．複合体生成反応は次のように表される．

$$S + L \overset{K}{\rightleftharpoons} S\text{-}L$$

ここで安定度定数 K は次式で定義され，複合体生成反応が 1：1 のモル比でおこると考えると，

$$K = \frac{[S\text{-}L]}{[S_{free}][L_{free}]} = \frac{S_t - S_0}{\{S_t - (S_t - S_0)\}\{L_t - (S_t - S_0)\}} \qquad \cdots (13\text{-}20)$$

[S-L]：複合体形成している S の濃度

[S_{free}]：L と結合していない S の濃度

[L_{free}]：S と結合していない L の濃度

勾配 slope は $\dfrac{S_t - S_0}{L_t}$ であるので，slope を用いて簡略化すると次の式が得られる．

$$K = \frac{(slope)}{S_0(1 - slope)} \qquad \cdots (13\text{-}21)$$

K の次元は，slope の単位が無名数，S_0 が mol/L であるから，L/mol の単位である．複合体形成による溶解度変化の概念図を下に示した．

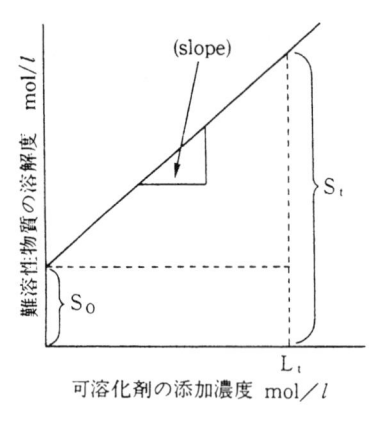

図 13-4

5. 粉体粒子の性質

個々の粉体粒子の性質: 粉体の性質はそれを構成する粒子の性質, すなわち表面積, 粒子径, 粒度分布, 粒子形状により異なる. 例えば, 粉体の見かけの付着凝集性は粒子径の小さいものほど大きく, 流動性は粒子径の大きいものが大きい. また, 吸湿性, 吸着性, 溶解速度などは粒子の表面積が直接関与する.

集合体の性質: 粉体はそれを構成している粒子間あるいは粒子内部に空隙が存在しているために, 見かけ密度や見かけ容積が問題となる. また粒子間の付着力は粒子の重量当たりの付着力, すなわち見かけの付着力のことである.

第 13 章　医薬品の形状と性質

演習問題

問題 13-1　溶解速度

次の式は固体の表面積，溶液の溶解度，拡散層の厚さを一定としたとき，固体の溶解速度を示す式である．

$$\frac{dC}{dt} = K(C_S - C)$$

ここで，K はみかけの溶解速度定数，C_S は固液界面にある飽和溶液中の溶質濃度であり，C は時間 t における溶質の濃度である．K を求める数学的手順について説明せよ．

[解答と解説]

第 11 章化学反応速度を参照．与えられた式，$\frac{dC}{dt} = K(C_S - C)$ を積分する（変数分離型の微分方程式である）．

$$\int \left(\frac{dC}{(C_S - C)} \right) = \int K \cdot dt$$

$$-\ln(C_S - C) = K \cdot t + A$$

t = 0 では，C = 0 なので，$A = -\ln C_S$

∴　$\ln C_S - \ln(C_S - C) = K \cdot t$

$$\ln \left(\frac{C_S}{(C_S - C)} \right) = K \cdot t$$

時間 t について，溶液の濃度変化 $\ln \left(\frac{C_S}{(C_S - C)} \right)$ をグラフにプロットするとその直線の傾きから K を算出できる．

注）C_S は定数であり，C が変数である．また C にはマイナスが付いているから積分結果は負の記号を忘れずに $-\ln(C_S - C)$ とすること．

問題 13-2　溶解速度

1.00 g のアスピリンを大量の水中に溶解したところ，10 分後に 0.386 g が溶解したとする．ヒクソン-クロウェルの式 13-6 を用い溶解速度定数 ($g^{1/3}$/min) を求めよ．

[解答と解説]

$$10k = 1^{1/3} - (1-0.386)^{1/3}$$
$$10k = 1 - 0.850$$
$$k = \frac{0.150}{10} = 0.015 \ (g^{1/3}/min)$$

（答）　0.015　$(g^{1/3}/min)$

問題 13-3　錠剤の崩壊

錠剤の崩壊に与える要因を数式で取り扱ったものとして，Washburn の式が知られている．この式より崩壊しやすい（崩壊速度が大）諸要因について考察せよ．

[解答と解説]

$$L^2 = \left[\frac{(R\gamma\cos\theta)}{2\eta}\right]t \qquad \cdots(13\text{-}3)$$

L：ぬれた毛細管の長さ　　　η（イータ）：液体（崩壊液）の粘度
t：時間　　　　　　　　　　γ（ガンマ）：液体（崩壊液）の表面張力
R：錠剤の毛細管径　　　　　θ（シータ）：錠剤内壁と液体（崩壊液）の接触角

式 13-3 において，L^2 が大きくなる要因について考えればよい．

（答）
i) 錠剤については毛細管径 R が大きければ L^2 も大となる．
ii) 液体（崩壊液）については，表面張力（γ）が大きく，粘度（η）が小さいと L^2 は大となる．
iii) 錠剤と液体の両方に関するものとしては，接触角（θ）が小さい方が L^2 は大となる．
　　（∵ θ→小，$\cos\theta$→大である）

問題 13-4　薬物の拡散（国試問題）

下図は薬物が膜を透過して高濃度側より低濃度側に移動する現象を膜−溶媒間の分配率と Fick の法則により説明するモデルである．この図に関する次の記述のうち，誤っているものはどれか．すべてが正しい場合は，5 とせよ．ただし，C_n は各点における薬物濃度，h は膜の厚さ，S は膜の断面積，M は薬物量，$K = \left(= \dfrac{C_2}{C_1} = \dfrac{C_3}{C_4}\right)$ は膜−溶媒間の分配係数，D は膜中の拡散係数，t は時間を示す．

第13章　医薬品の形状と性質

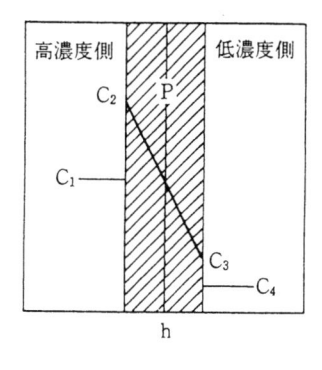

(図の挿入)

1. Fickの第一法則とは，薬物の移動速度はその点における薬物の濃度勾配に比例するということである．
2. Fickの第二法則によれば，膜中のある断面Pの一点における濃度勾配が一定であれば，常に一定に保たれる．
3. 単位断面積当たりの薬物移動速度は次式で示すことができる．
$$\frac{dM}{Sdt} = \frac{DK(C_2 - C_3)}{h}$$
4. sink条件とは$C_2 \gg C_3$または$C_3 \fallingdotseq 0$であることをいう．

[解答と解説]

Fickの第一法則（式13-1）に問題より与えられた条件を入れて式を整理し考えてみる．

$$J = -D\frac{dC}{dx} \qquad \cdots (13\text{-}1)$$

$J = \frac{dM}{Sdt}$ であり，$\frac{\partial C}{\partial x}$ に相当するのは $\frac{C_2 - C_3}{h}$ であり，高濃度側から低濃度側への物質移動を正の方向と考えると，次式のように書き換えられる．．

$$\frac{dM}{Sdt} = D \cdot \frac{C_2 - C_3}{h}$$

さらに，$C_2 - C_3 = K(C_1 - C_4)$ の関係を考えて，

$$\frac{dM}{Sdt} = DK \cdot \frac{C_1 - C_4}{h} \qquad (\text{i})$$

(i) 式で本問の数学的式の内容をすべて表している．したがって，設問の3は誤り．設問の1はFickの第一法則の定義であり正しい．設問の2はFickの第二法則の定義式13-2から分かるようにもし変化率が0であれば，濃度は時間的に変化しない．すなわち，ある点の濃度勾配が一定であれば，どの場所の濃度も一定に保たれるので，正しい．設問の4はsinkとnon-sinkの定義を考えればよい．よって正しい．

（答）　3が誤り．

問題 13-5　溶解速度（国試問題）

溶解が次の溶解速度式にしたがって起こるものとする．いま固体の表面積 S が一定のとき溶液の濃度 C が溶解度 C_S の半分に達する時間を求めよ．ただし，初濃度はゼロとする．

$$\frac{dC}{dt} = KS(C_S - C)$$

ここで，K は溶解速度定数である．

[解答と解説]

与えられた式は Noyes-Whitney の式である．
常法により積分すると，次式が得られる．

$$\ln\left(\frac{C_S}{C_S - C}\right) = K \cdot S \cdot t$$

ここで $C = C_S / 2$ になるときの時間を $t_{1/2}$ とすれば，

$$\ln\left(\frac{C_S}{C_S - C_S / 2}\right) = K \cdot S \cdot t_{1/2}$$

$$\ln 2 = K \cdot S \cdot t_{1/2}$$

$$t_{1/2} = \frac{\ln 2}{K \cdot S}$$

（答）　$\dfrac{\ln 2}{K \cdot S}$

問題 13-6　界面現象

水の表面張力 γ は 15℃ で 73.48 dyn cm^{-1} である．

(1) この γ の値を SI 単位で表せ．
(2) 直径 1.0 mm のガラス毛細管を水の中に垂直に立てたとき，どのような現象が現れるか．ただし，ガラスと水との接触角は 20°（また水の密度は 1.0 g/cm^3）と仮定する．

[解答と解説]

(1) [N m^{-1}] = [kg m s^{-2} m^{-1}] = [kg s^{-2}] = 10^3 [g cm s^{-2} cm^{-1}] = 10^3 [dyn cm^{-1}]
∴ 0.07348 N m^{-1}

(2) 式 13-7 より，

$$h = \frac{2\gamma \cdot \cos\theta}{\rho \cdot g \cdot r}$$

が得られるので，与えられた数値を代入して h を計算する．h：液面の上昇した高さ

(m)，θ：ガラスと水との接触角，ρ：水の密度（kg m^{-3}），g：重力加速度（m$^2 \cdot$s^{-1}）
SI単位系で計算すると，

$$h = \frac{2 \times 73.48 \times 10^{-3} \times \cos(20°)}{1 \cdot 10^3 \times 9.8 \times 0.05 \cdot 10^{-2}} = \frac{138.10 \times 10^{-3}}{4.9} = 2.82 \times 10^{-2} \text{ (m)}$$

練習のためcgs単位系で計算すると，

$$h = \frac{2 \times 73.48 \times \cos(20°)}{1 \times 980 \times 0.05} = \frac{138.10}{4.9} = 2.82 \text{ (cm)}$$

（答）　（1）　73.48×10^{-3} Nm^{-1}　（2）　2.82×10^{-2} m（上昇する）

注）SI単位系の場合，密度はkg/m^{3}であるので，g/cm^{3}から換算することを忘れないようにする．

問題13-7　表面張力

水銀の表面張力γは15℃で485×10^{-3} N m^{-1}である．直径1.0 mmのガラス毛細管を水銀の中に垂直に立てたとき，水銀は液面より何cm低下するか計算せよ．ただし，ガラス内面と水銀との接触角は120°，水銀の密度は13.56（g/cm^3）と仮定する．

[解答と解説]

式13-7と問題13-6を参照．単位の換算に注意する．

$$h = \frac{2\gamma \cdot \cos\theta}{\rho \cdot g \cdot r} = \frac{2 \times 485 \cdot 10^{-3} \times \cos 120°}{13.56 \cdot 10^3 \times 9.8 \times 0.5 \cdot 10^{-3}} = -7.3 \times 10^{-3} \text{(m)}$$

（答）　0.73 cm

注）高さに負の記号が付くことより液面より低下することが理解される．問題13-6で示した，水の場合と比較せよ．

問題13-8　吸着

ある温度で固体表面に吸着した気体の量を測ったら，気体の圧力が2気圧で15 g，4気圧で18 gであった．6気圧のときの吸着量を，
a.　フロイントリッヒ（Freundlich）の式，
b.　ラングミュアー（Langmuir）の式，から求めよ．

[解答と解説]

a.　式13-8のフロイントリッヒの式　$m = kP^{\frac{1}{n}}$　に条件を入れると，

$$15 = k \cdot 2^{\frac{1}{n}}, \qquad 18 = k \cdot 4^{\frac{1}{n}}$$

これを解くと，$k \fallingdotseq 12.5$，$\dfrac{1}{n} = 0.263$

∴　$m = 12.5 \times 6^{0.263} \fallingdotseq 20.02$ (g)

b.　式 13-9 ラングミュアーの式　$V = \dfrac{V_m kP}{(1+kP)}$　に条件を入れると，

$$15 = \frac{V_m k \times 2}{(1+2k)}, \qquad 18 = \frac{V_m k \times 4}{(1+4k)}$$

これを解くと，$V_m = 22.5$，$k = 1$

∴　$V = \dfrac{22.5 \times 1 \times 6}{1 + 6 \times 1} \fallingdotseq 19.28$ (g)

(答)　a.　$m = 20.02$ g　　b.　$V = 19.28$ g

問題 13-9　ラングミュアーの式

ラングミュアーの式（下式）で，縦軸に $\dfrac{P}{V}$，横軸に P をとったプロットはどのような図になるか．

$$V = \frac{V_m kP}{(1+kP)} \qquad \cdots (13\text{-}9)$$

　V：吸着量
　V_m：単分子飽和吸着量
　k：結合定数
　P：気体の圧力

[解答と解説]

図のような直線が得られる．

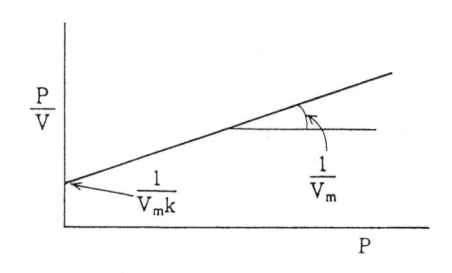

式は次のように変形される.

$$\frac{1}{V} = \frac{1+kP}{V_m kP}$$

両辺に P をかけると,

$$\frac{P}{V} = \frac{1+kP}{V_m k}$$

$$\frac{P}{V} = \frac{1}{V_m k} + \frac{P}{V_m} = \frac{1}{V_m} \cdot P + \frac{1}{V_m k}$$

したがって，縦軸に $\frac{P}{V}$，横軸に P をとると直線が得られる. y 軸の切片は $\frac{1}{V_m k}$ 直線の傾きは $\frac{1}{V_m}$ となり，V_m と k が求まる.

（参考） BET の式 $\frac{P}{V(P_0-P)} = \frac{1}{V_m C} + \frac{C-1}{V_m C} \cdot \frac{P}{P_0}$ からも，同様なプロットが得られる. 縦軸に $\frac{P}{V(P_0-P)}$，横軸に $\frac{P}{P_0}$ をとると，y 軸の切片は $\frac{1}{V_m C}$，直線の傾きは $\frac{C-1}{V_m C}$ となる.

問題 13-10 Gibbs の式（国試問題）

次に示した水溶液の表面張力−濃度曲線と Gibbs の吸着式について，正しい記述はどれか.

Gibbs の吸着式： $\Gamma = -\frac{C}{RT} \cdot \frac{d\gamma}{dC}$

Γ（ガンマ）：溶質の表面過剰量（吸着量：$mol \cdot cm^{-2}$）
γ：表面張力
C：溶液内部の濃度
T：絶対温度
R：気体定数

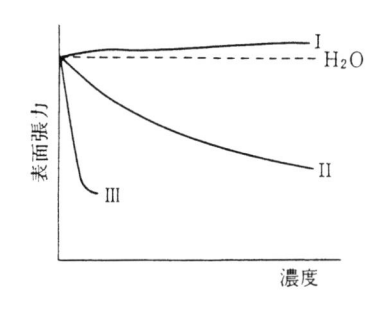

1. Ⅰ型溶液では Γ＞0 となる．
2. Ⅱ型溶液では Γ＜0 となったり Γ＞0 となったりする．
3. Ⅲ型溶液では Γ＜0 となる．
4. Ⅰ型溶液では Γ＜0 となったり Γ＞0 となったりする．
5. Ⅲ型溶液では Γ＞0 となる．

[解答と解説]

$\dfrac{d\gamma}{dC}$ は濃度が増加したときに表面張力の変化する割合を表している．式中の C, R, T は正の数値をとるので，$\dfrac{d\gamma}{dC}$ は図の曲線の任意の点における接線に相当し，その値は傾きから判断する．

Ⅰ型：接線の傾きは右上がりで正→Γ＜0
Ⅱ型，Ⅲ型：接線の傾きは右下がりで負→Γ＞0

（答）　5

問題 13-11　界面活性剤

ソルビタンモノラウレート（Span 20）の HLB を計算せよ．ただし，H, C, O の原子量は，それぞれ 1, 12, 16 とする．

[解答と解説]

親水基の部分分子量 (M_W) = 12(C)×7 + 16(O)×6 + 1(H)×11 = 191
親油基の部分分子量 (M_O) = 12(C)×11 + 1(H)×23 = 155

$$\text{HLB} = 7 + 11.7\log\left(\dfrac{191}{155}\right) = 8.0$$

（答）　8.0

問題 13-12　界面活性剤

ソルビタントリオレエート（HLB1.7）とポリオキシエチレンソルビタンモノオレエート（HLB15）とを 5：2 の割合で混合した時の HLB を求めよ．

[解答と解説]

2 種類の界面活性剤の混合液の HLB は式 13-11 を用いる．

$$\mathrm{HLB_{AB}} = \frac{(\mathrm{HLB_A})W_A + (\mathrm{HLB_B})W_B}{W_A + W_B} = \frac{1.7 \times 5 + 15 \times 2}{5 + 2} = 5.5$$

（答）　5.5

問題 13-13　界面

次の a〜c に示した事項に関する式について，正しい組合せはどれか．
a. 固体表面における多分子層吸着
b. 固体表面によるぬれの現象
c. 溶質の表面過剰量と溶液の表面張力および溶質の濃度との関係

	a	b	c
1	BET の式	Young の式	Gibbs の式
2	BET の式	Gibbs の式	Langmuir の式
3	Langmuir の式	Gibbs の式	Young の式
4	Young の式	BET の式	Langmuir の式

[解答と解説]

BET の式：　　Langmuir の理論を多分子層吸着に拡張した式．
Young の式：　　固体のぬれと接触角に関する式．
Gibbs の式：　　気-液界面における吸着現象に関する式．
Langmuir の式：気体分子の単分子層固体表面への物理吸着を表す式．

（答）　1

問題 13-14　界面

表面張力あるいは界面張力に関する記述について，正しいものをすべて選べ．
a. 同一物質では，固体の表面張力は液体の表面張力よりも小さい．
b. 一般に温度が上昇すると，溶液の表面張力は増大する傾向にある．
c. 互いに溶解しない 2 つの液体間の界面張力は，一般に，それぞれの液体の表面張力よりも大きくなる場合が多い．
d. 固体表面を液体が広がる現象は拡張ぬれと呼ばれる．
e. 無機塩類を水に溶解すると，その溶液の表面張力は増大する傾向にある．

[解答と解説]
a.誤：表面張力は液体内部の分子と表面の分子の受ける分子間力の差に基づく表面自由エネルギーである．したがって，同一物質であれば，固体の分子間力は液体の分子間力よりも結晶の格子エネルギーのために大きいので，固体の表面張力の方が大となる．
b.誤：温度が上昇すると，分子の熱運動が激しくなり分子間力が小さくなるので，表面張力は減少する．
c.誤：互いに溶解しない2液間の界面張力は，$\gamma_{1,2} = |\gamma_1 - \gamma_2|$で表されるので，それぞれの液体の表面張力の差となる．
d.正：その他のぬれの型には，付着ぬれ，浸漬ぬれがある．
e.正：このような無機塩類を界面不活性物質という．
（答）　d, e

問題 13-15　沈降係数

粒子径 1 mm の粒子が 10 cm を沈降するのに 10 分を要したとする．同一の流体中で径 0.5 mm の同一粒子が同一距離を沈降するのに要する時間を求めよ．

[解答と解説]
ストークスの式（13-13）を用いる．

$$V_S = \frac{2r^2(\rho_1 - \rho_2)g}{9\eta} = \frac{0.1(m)}{10(min)} = \frac{2 \times (0.5 \times 10^{-3})^2 \times (\rho_1 - \rho_2)g}{9 \times \eta}$$

$$\frac{9}{5 \times 10^{-5}} = \frac{(\rho_1 - \rho_2)g}{\eta}$$

$$V_S = \frac{0.1(m)}{t(min)} = \frac{2 \times (0.25 \times 10^{-3})^2 \times (\rho_1 - \rho_2)g}{9 \times \eta}$$

$$= \frac{1.25 \times 10^{-7}}{9} \times \frac{(\rho_1 - \rho_2)g}{\eta} = \frac{1.25 \times 10^{-7}}{9} \times \frac{9}{5 \times 10^{-5}} = 2.5 \times 10^{-3}$$

$$t = \frac{0.1}{2.5 \times 10^{-3}} = 40$$

（答）　40 min

問題 13-16　沈降係数

アスピリンの沈降速度を測定したところ，24cm を沈降するのに 10 分を要した．アスピリンの密度を 1.35（g/cm^3），分散媒の密度を 1.05（g/cm^3），分散媒の粘度を 0.001Pa・s（0.001 パスカル秒=0.01 ポアズ）として，粒子径を求めよ．

[解答と解説]

ストークスの式（13-13）　$V_S = \dfrac{2r^2(\rho_1 - \rho_2)g}{9\eta}$　を用いる．

$$r^2 = \dfrac{9\eta \times V_S}{2(\rho_1 - \rho_2)g}$$

$$= \dfrac{9 \times 0.001 \times \dfrac{0.24}{600}}{2 \times (1.35 - 1.05) \cdot 10^3 \times 9.8}$$

$$= 6.122 \times 10^{-10}$$

$$r = 2.47 \times 10^{-5} \text{ (m)} = 2.47 \times 10^{-3} \text{ (cm)}$$

（答）　2.47×10^{-3} cm

注）　SI単位への換算を忘れない．r：粒子径 (m)，ρ（ロー）：密度 ($g \cdot cm^{-3} = 10^3 kg \cdot m^{-3}$)，g：重力加速度 9.8 ($m \cdot s^{-2}$)，$\eta$（イータ）：粘度 ($Pa \cdot s = N \cdot m^{-2} \cdot s = m^{-1} \cdot kg \cdot s^{-1}$)・r が m の単位となることを確認しておくこと．

問題 13-17　拡張係数（国試問題）

拡張係数（S_{SL}）に関する次の記述のうち誤っているものはどれか．

拡張係数に関する式：$S_{SL} = \gamma_S - (\gamma_L + \gamma_{SL})$

γ_S：個体の表面張力
γ_L：液体の表面張力
γ_{SL}：固-液界面張力

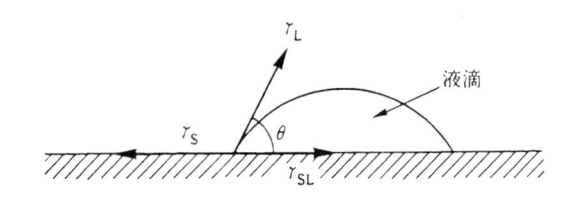

1. 拡張係数が正であれば，液体は固体表面上を広がる．
2. 固体表面を液体が広がる現象は，付着ぬれと呼ばれる．
3. 拡張係数が負であれば，液体は固体表面上にレンズ状となる．

4. 拡張係数が負であるとき，次の式が成り立つ．
   $\gamma_S = \gamma_L \cdot \cos\theta + \gamma_{SL}$
5. 図の θ は界面の接触角である．

[解答と解説]
2 [誤] 付着ぬれ→拡張ぬれ（付着ぬれとは，固体表面上に接触付着している状態をいう）

問題 13-18　粘度

10％ショ糖水溶液（密度 1.038）の粘度をオストワルド粘度計を用いて測定したところ，流下時間 4 分 30 秒を得た．標準の物質として水（密度 0.998，粘度 0.00101 パスカル秒）を用いて同様に流下時間 3 分 36 秒を得た．この 10％ショ糖水溶液の粘度 η_S，相対粘度 η_{rS}，比粘度 η_{spS} を計算せよ．測定はすべて一定温度で行ったものとする．

[解答と解説]

ストークスの式　$V_S = \dfrac{L}{t} = \dfrac{2r^2(\rho_1 - \rho_2)g}{9\eta}$　を変形して整理すると，

$\eta = \dfrac{2r^2 g}{9 \cdot L} \times (\rho_1 - \rho_2)t$　となり，$\dfrac{2r^2 g}{9 \cdot L}$　の項はこの問のショ糖溶液 (S) と水 (W) では等しくなる．

$\eta_S = \dfrac{2r^2 g}{9 \cdot L} \times (\rho_1 - \rho_2)_S t_S$　を　$\eta_W = \dfrac{2r^2 g}{9 \cdot L} \times (\rho_1 - \rho_2)_W t_W$　で割ると，

$$\dfrac{\eta_S}{\eta_W} = \dfrac{(\rho_1 - \rho_2)_S t_S}{(\rho_1 - \rho_2)_W t_W}$$

$$\dfrac{\eta_S}{0.00101 (\text{Pa} \cdot \text{s})} = \dfrac{1.038 \cdot 10^3 \,(\text{kg} \cdot \text{m}^{-3}) \times 270 \,(\text{sec})}{0.998 \cdot 10^3 \,(\text{kg} \cdot \text{m}^{-3}) \times 216 \,(\text{sec})}$$

$\eta_S = 0.00131 \,(\text{Pa} \cdot \text{s})$

$\eta_{rS} = \dfrac{\eta_S}{\eta_W} = \dfrac{0.00131}{0.00101} = 1.29$

$\eta_{spS} = \dfrac{\eta_S - \eta_W}{\eta_W} = \dfrac{0.00131 - 0.00101}{0.00101} = 0.297$

（答）　粘度 0.00131（Pa·s），相対粘度 1.29，比粘度 2.297

注）通常の測定の場合には同時に粘度既知の標準物質について流速を求め，相対的に粘度を算出する．密度の補正換算も忘れずに行うこと．

問題 13-19　粘度

ポビドン（PVP, polyvinylpyrrolidone, $(C_6H_9ON)_n$）の各種水溶液をオストワルド粘度計を用いその流下時間を測定し，次の結果を得た．これら各溶液の相対粘度 η_r，比粘度 η_{sp}，還元粘度 η_{red} を求めよ．さらに固有粘度を求め，式 13-19 の $[\eta] = K \cdot M^\alpha$ を用いて PVP の平均分子量を概算せよ．また平均重合度を計算せよ．ただし，PVP の場合 $K = 1.9 \times 10^4$，$\alpha = 0.68$ は既知としてよい．

	溶媒	PVP 0.10 %	PVP 0.15 %	PVP 0.20 %	PVP 0.25 %	PVP 0.30 %
流下時間（秒）	52.00	58.29	61.52	64.79	68.33	71.81

［解答と解説］

式 13-15 より相対粘度 η_r，式 13-16 より比粘度 η_{sp}，式 13-17 より還元粘度 η_{red} をそれぞれ計算する．

PVP 0.1 %溶液について計算すると，

$$\eta_r = \frac{58.29}{52.00} = 1.121$$

$$\eta_{sp} = 1.121 - 1 = 0.121$$

$$\eta_{red} = \frac{0.121}{0.1} = 1.210$$

各濃度について η_r, η_{sp}, η_{red} を求めると次の表に示した結果となった．

	PVP 0.10 %	PVP 0.15 %	PVP 0.20 %	PVP 0.25 %	PVP 0.30 %
η_r	1.121	1.183	1.246	1.314	1.381
η_{sp}	0.121	0.183	0.246	0.314	0.381
η_{red}	1.210	1.220	1.230	1.260	1.270

固有粘度 $[\eta]$ は式 13-18 にしたがい，$[\eta] = \lim_{C \to 0}\left(\dfrac{\eta_{sp}}{C}\right) = \lim_{C \to 0}(\eta_{red})$ より，表中の各 η_{red} と濃度（0.10 %〜0.30 %）との関係をグラフにして $C \to 0$ を外挿より求めると，$[\eta] = 1.17$ が求められる．

PVP の平均分子量（M）は式 13-19 より，

$$[\eta] = K \cdot M^\alpha$$

$$1.17 = 1.9 \times 10^{-4} \cdot M^{0.68}$$

$$M^{0.68} = 6.16 \times 10^3$$

$$0.68 \log M = \log(6.16 \times 10^3)$$

$$\log M = 5.57$$

∴ M ≒ 3.72×10⁵

PVP の単量体の分子量（C₆H₉ON）は 111 だから

平均重合度 = 3.72×10⁵ / 111 ≒ 3351

（答）　平均分子量は約 3.7×10⁵，平均重合度は約 3350 である．

問題 13-20　粉体粒子の平均径

ある結晶性薬物の表面積を測定したところ 2.00 m²/g が得られた．この薬物を球形とみなし，その平均径を求めよ．ただし，この薬物の密度を 1.38 cm³/g とする．

[解答と解説]

D_{vs} は体面積平均径（平均粒子径），S_w は粉体 1 g 当たりの表面積（比表面積）であり，空気透過法やガス吸着法により求まり，K は粉体粒子の形状により変化し，球のときには 6 となる．

比表面積を S_w，平均粒子径を D_{vs}，密度を ρ，係数 K を用いて

$$D_{vs} = \frac{K}{\rho \cdot S_w} = \frac{6}{1.38 \times 10^6 \ (m^3/g) \times 2.00 \ (m^2/g)} = 2.17 \times 10^{-6} \ m$$

（答）　2.17 μm

問題 13-21　充填体の空隙率

真密度が 1.5 g·cm⁻³ の粉体 12 g を容器に充てんしたところ，その充てん体の見かけの容積は 20 cm³ であった．空隙率を求めよ．

[解答と解説]

$$空隙率 (\varepsilon) = \frac{空隙の容積}{全体の容積 (V)} = \frac{V - W/\rho}{V}$$

$\dfrac{W}{\rho}$ は式で示されているように真の容積である．

（答）　$\varepsilon = \dfrac{20 - \dfrac{12}{1.5}}{20} = 0.6$

問題 13-22　粉体の安息角

注入法により直径が 10 cm のシャーレの中心に静かに粉末を落下させ，粉体を蓄積させた．粉体の高さが一定になったとき，シャーレの縁からの高さを測定したところ 5.0 cm であった．安息角 θ を求めよ．

第 13 章　医薬品の形状と性質　　　　　　　　　　　　　　　***217***

[解答と解説]

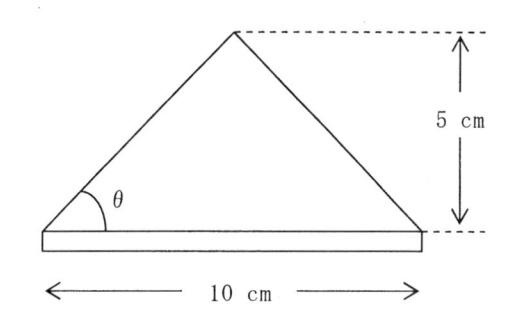

　安息角は図のように求められる．シャーレは直径で与えられているので，半径に換算する必要がある．

$$\tan\theta = \frac{h}{r} = \frac{5.0}{5.0} = 1.0$$

　　　h：堆積物の高さ，
　　　r：シャーレの半径

（答）　　$\theta = 45°$

注）流動性の良い粉体ほど，安息角は小さくなる．

問題 13-23　臨界相対湿度

　CRH（臨界相対湿度）78 %（37℃）のサリチル酸ナトリウム 50 g と CRH 88 %（37℃）の安息香酸ナトリウム 150 g とを混合した．Elder の仮説にしたがうと，この混合物の 37℃における CRH（%）はいくらか．

[解答と解説]

　Elder の仮説は 2 種類の水溶性物質を混合すると，その CRH は低下し，各成分の CRH の積となる．すなわち，

$$CRH_{AB} = CRH_A \times CRH_B \times \frac{1}{100}$$

　　　CRH_{AB}：混合系の CRH（%）
　　　CRH_A：成分 A の CRH（%）
　　　CRH_B：成分 B の CRH（%）

　この仮説は 3 種以上の水溶性物質を混合したときにも成立する．相対湿度とは大気の水蒸気分圧 P の，その温度における飽和水蒸気圧 P_0 に対する比を百分率で示したもの．

$$相対湿度（RH）= \frac{P}{P_0} \times 100$$

の水溶性物質の場合は，ある相対湿度までは吸湿はほとんど起こらないが，それ以上にな

ると急激な吸湿量の増加がみられる．この相対湿度を臨界相対湿度（CRH）という．

$$CRH_{AB} = CRH_A \times CRH_B \times \frac{1}{100} = \frac{78 \times 88 \times 1}{100} = 68.6$$

（答）　69 %

問題 13-24　粉体の容積
真密度が 1.50 g·cm^{-3} の粉体 45 g の真の容積を求めよ．

[解答と解説]

$$真密度\ (\rho) = \frac{重量\ (W)}{真の容積\ (V_P)}$$

$$真の容積 = \frac{重量}{真密度} = \frac{45\ g}{1.5\ g \cdot cm^{-3}} = 30$$

（答）　30 cm^3

問題 13-25　薬品の溶解補助剤（国試問題）
固体薬品 A の溶解度に対する溶解補助剤 B の効果が図に示すような直線になった．B の添加濃度の増加に伴う A の溶解度の増加分を可溶性複合体の生成によるものとして，複合体の安定度係数（K）を次式により求めた．K の値（L·mol^{-1}）はどれか．

$$K = \frac{[A \cdot B]}{[A][B]}$$

ただし，［A］，［B］，［A·B］は A，B 及び複合体の濃度（mol·L^{-1}）である．

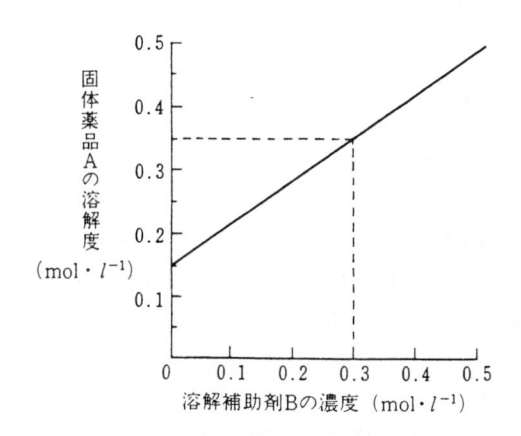

第 13 章　医薬品の形状と性質　　**219**

[解答と解説]

グラフより [A] = 0.15, [A] − [B] = 0.35 − 0.15 (B が加えられたことにより増加した A の量) = 0.20, [B] = 0.30 − 0.20 (加えられた B の量から複合体量を引いた値) = 0.10

$$K = \frac{[A \cdot B]}{[A][B]} = \frac{0.20}{0.15 \times 0.10} = 13.3 \ (L \cdot mol^{-1})$$

(答)　13.3 L·mol^{-1}

問題 13-26　粉体の空隙率

真密度が 1.50 g·cm^{-3} の粉体 (A) を一定容器に充てんしたところ，粉体の重量は 45 g で空隙率は 70 % であった．同一容器を用いて真密度が 1.20 g·cm^{-3} の粉体 (B) を充てんしたところ，その重量は 30 g であった．粉体 (B) の空隙率はいくらか．

[解答と解説]

この粉体の真の容積 $(V_p) = \dfrac{重量 (W)}{真密度 (\rho)}$

空隙率 $(\varepsilon) = \dfrac{空隙間の容積}{全体の容積 (V)} = \dfrac{V - \dfrac{W}{\rho}}{V}$ を変形して，容器の容積 (V) を求める．

$$V = \frac{W}{(1-\varepsilon)\rho} = \frac{45}{(1-0.7) \times 1.5} = 100 \ (cm^3)$$

粉体 (B) の空隙率は，

$$\varepsilon = \frac{100 - \dfrac{30}{1.20}}{100} = 0.75$$

(答)　75 %

問題 13-27　粉体の吸湿平衡 (国試問題)

図 a のような吸湿平衡をを示す医薬品 A 及び B の等量混合物に，Elder の仮説が成立する場合，その混合物が示す吸湿平衡は図 b のうちのどれに最も近いか．

[解答と解説]

CRH$_A$ = = 80 %，CRH$_B$ = 60 % を図より読み取り，次式に代入する．

$$CRH_{AB} = CRH_A \times CRH_B \times \frac{1}{100} = 80 \times 60 \times \frac{1}{100} = 48 \ (\%)$$

(答)　図 b 中の 3 が最も近い．

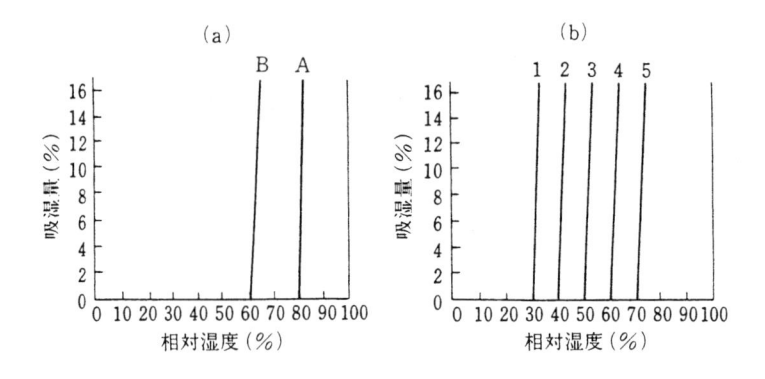

(a) のグラフ: 横軸 相対湿度(%)、縦軸 吸湿量(%)、B と A の垂直線（60 と 80 付近）

(b) のグラフ: 横軸 相対湿度(%)、縦軸 吸湿量(%)、1,2,3,4,5 の垂直線（30,40,50,60,70 付近）

問題 13-28 吸着

ある活性炭の 1 cm³ の表面積が 500 m² である．この活性炭 45 cm³ の表面に吸着されるアンモニア分子数と吸着されたモル数を計算せよ．ただし，アンモニア分子の直径は 3×10^{-8} cm とし，各分子は活性炭の表面上で互いに密着しながら吸着されるものとする．

[解答と解説]

活性炭 45 cm³ の表面積は $45 \times 500 \times 10^4$ cm²

この表面上に縦横に走る 3×10^{-8} cm 間隔のごばん縞の 1 目に 1 個のアンモニア分子が吸着されるとすると，

$$\text{吸着分子数} = \frac{45 \times 500 \times 10^4}{(3 \times 10^{-8})^2} = 2.5 \times 10^{23}$$

（答）　$\text{吸着されたモル数} = \dfrac{2.5 \times 10^{23}}{6.02 \times 10^{23}} = 0.41$

問題 13-29 吸着量，平衡圧

次のデータは活性炭 1 g に 0 ℃ で吸着する窒素の体積（mL，0 ℃標準大気圧に換算）を測定したものである．これからラングミュアーの式が成立することを明らかにし，この系の吸着量と平衡圧に関する式を求めよ．

平衡圧 Pa (P)	533.0	1730.5	3058.4	4534.3	7496.7
吸着量×10^{-3} m³/kg (x) (N.T.P.)	0.987	3.04	5.08	7.04	10.31

[解答と解説]

問題 13-8 で用いたラングミュアーの吸着式の変形 $\dfrac{P}{V} = \dfrac{1}{V_m k} + \dfrac{P}{V_m}$ について,吸着量 (V) を x,単分子飽和吸着量 (V$_m$) を x$_\infty$ とおくと,

$$\dfrac{P}{x} = \dfrac{1}{x_\infty k} + \dfrac{P}{x_\infty}$$

データから $\dfrac{P}{x}$ を計算する.

P	533.0	1730.5	3058.4	4534.3	7496.7
x	0.987	3.04	5.08	7.04	10.31
P/x	530.6	569.3	602.6	643.9	726.6

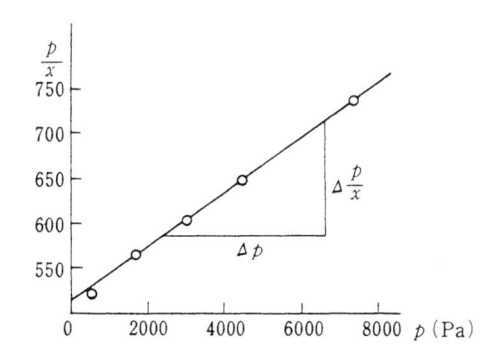

P と $\dfrac{P}{x}$ をプロットすると図のように直線関係が得られ,その傾きは $\dfrac{1}{x_\infty}$ である.

$$\dfrac{1}{x_\infty} = 0.0270, \text{ すなわち } x_\infty = 37.0 \times 10^{-3} \text{ (m}^3\text{kg}^{-1})$$

また,切片は $0.523 \left(= \dfrac{1}{x_\infty \cdot k} \right)$ であるので,k = 51.7 Pa^{-1}

(答)　$x_\infty = 37.0 \times 10^{-3}$ m^{3}kg^{-1},k = 51.7 Pa^{-1}

したがって吸着に関する式は,$x = \dfrac{x_\infty k P}{(1 + kP)} = \dfrac{1.913 P}{1 + 51.7 P}$

第 14 章　医薬品の統計的処理

　測定対象の集団から一部を抜き取って測定した値から元の集団の値を科学的に推定することを統計解析という．また，測定（分析）によって得られた値は，必ず誤差を含んでいて，さらに回数を重ねると測定値にばらつきが生じる．したがって，測定値の信頼性を評価することも必要であり，そのための操作を統計処理という．

14. 1　母集団と標本

　測定対象となっているものの集団を母集団 population という．集団が数件〜数 10 件程度なら全部を測定することができるが，数百〜数万もの数ともなると事実上不可能である．また，アンプル入り注射剤などのように開封したら使えないものを検査しなければならない場合，少数であっても全部を検査することはできない．そのような場合，一部を抜き取って全体を代表させることが行われる．抜き取った集団を，標本 sample という．母集団からの抜き取りに偏りがあってはならないので，ふつう無作為抽出が行われる．

14. 2　代表値，分散，標準偏差

　測定値の分布を数字で表すには，その"位置"と"広がり"がわかればよい．位置を示す数値を代表値といい，平均値 mean，中央値 median，最頻値 mode などがある．広がり，つまり範囲やばらつきを示す数値には分散 variance，偏差 deviation などがある．

平均値：　算術平均（n 個の数を全部足して，それを n で割った値）が最もよく用いられる．$\bar{x}$ で表す．他に幾何平均（n 個の数を全部掛け合わせて，その n 乗根の値）がある．この本では，単に平均値といえば算術平均を指す．

中央値：　n 個の数を大きさの順に並べたとき，ちょうど中央に位置する数値をいう．

最頻値：　n 個の数の中で，もっとも個数の多い数値をいう．

偏差：　測定値の広がり（ばらつき）を表す，最も簡単な数値．各測定値と平均値との差 $(x - \bar{x})$ をいう．

標本分散：　n 個の偏差の 2 乗の和を n で割った値，SD^2 で表す．

$$SD^2 = \frac{\sum (x - \bar{x})^2}{n} \qquad \cdots (14\text{-}1)$$

標準偏差：　測定値の広がり（ばらつき）の程度を表す数値．分散値の平方根（SD や σ で表す）．SD は Standard Deviation の略．

$$SD = \sigma = \sqrt{\frac{\sum(x-\bar{x})^2}{n}} \qquad \cdots (14\text{-}2)$$

変動係数： 標準偏差を平均値で割って百分率で表したもの．CV または RSD（%）という．この値は測定単位の異なる集団間のばらつきの比較に用いられる．CV は Coefficient of Variation, RSD は Relative Standard Deviation の略．

14.3 母集団の推定

抜き取った標本の各測定値，平均値，標準偏差などから，統計的処理によって母集団の"位置"と"広がり"を推定することができる．これらの母集団の性質を表す数値，すなわち母数をある特定の数値で推定する点推定と，求める母数が存在する数値の区間（幅）で推定する区間推定とがある．統計処理上，限りなく多い数値を扱ったとする推定値を，不偏推定値と呼ぶ．

母平均： 母集団の平均値，μ で表す．標本平均が推定値になる．限りなく大きな標本での標本平均も，抜き取りを何度も繰り返して得られる標本平均の平均値も，最終的には母平均に収束する．『標本平均の期待値＝母平均値』となる．

母分散： 標本抽出を繰り返したとき，得られる標本分散 SD^2 の平均値は，母分散 σ^2 ではなく $\sigma^2 \times \dfrac{n-1}{n}$ に近づいていく．そこで，$V = SD^2 \times \dfrac{n}{n-1}$ と V を定めると，

$$V = \frac{\sum(x-\bar{x})^2}{n} \times \frac{n}{n-1} = \frac{\sum(x-\bar{x})^2}{n-1} \qquad \cdots (14\text{-}3)$$

V を標本不偏分散といい，これは母分散の不偏推定値になる．また，n を十分大きくすると母分散に一致する値となる．

母標準偏差： 母集団の標準偏差．通常は $\sigma = \sqrt{\dfrac{\sum(x-\bar{x})^2}{n-1}}$ が推定値（標本標準偏差）となる．

（参考） 標本の大きさを n としたとき，標本分散 SD^2 を σ_n^2，標本標準偏差を $SD = \sigma_n$ で表し，母分散 σ^2 の推定値がある V を σ_{n-1}^2，母標準偏差 σ の推定値である $\sqrt{V}$ を σ_{n-1} と，区別して表すこともある．

第 14 章 医薬品の統計的処理

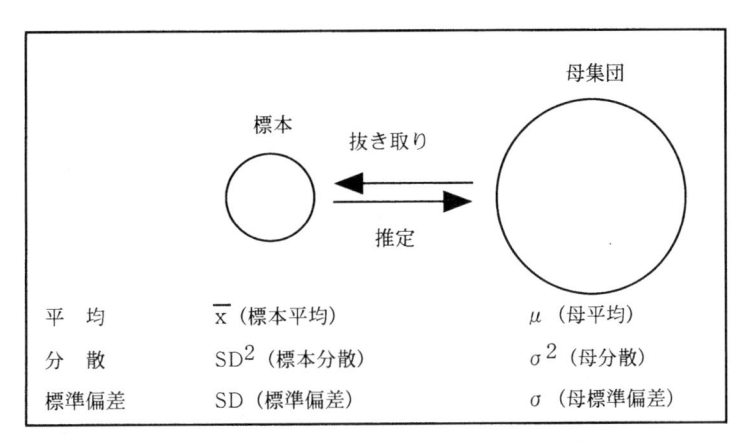

```
                        母集団
         標本   抜き取り
          ○   ←――→    ○
              推定

平  均      x̄ (標本平均)           μ (母平均)
分  散      SD² (標本分散)         σ² (母分散)
標準偏差    SD (標準偏差)          σ (母標準偏差)
```

図 14-1　標本と母集団における代表値と広がり

区間推定：　一定の確率で母平均が入ることが期待される数値の範囲を，標本平均と標準偏差から求めることができ，これを区間推定という．この範囲を信頼区間という．信頼区間内に母平均が入る確率を信頼度（通常，95%信頼度，99%信頼度を用いる），逆に入らない確率を危険率（(1 − 信頼度) の値，5%危険率などという）という．信頼区間の上限，下限の値を信頼限界という．

正規分布：　無作為に起こる誤差は，通常，正規分布にしたがう．中央に母平均をとり，母標準偏差 σ を単位として横軸に展開すると，図のようにきれいな左右対称形のグラフとなる．

$$y = \frac{1}{\sqrt{2\pi}} e^{-\frac{1}{2}\frac{(x-\mu)^2}{\sigma^2}} \quad \cdots (14\text{-}4)$$

（実際には，という式となる．難解な式なので，ここでは式には触れない．）

　集団の分布が正規分布にしたがう場合，母平均 ± 標準偏差（すなわち μ±σ）の範囲は，図のように全体の約 68.3%を示す．また，母平均 ±2× 標準偏差（すなわち μ±2σ）の範囲は全体の約 95.4%を示し，95%とほぼ等しくなる．これらの値は，章末の標準正規分布表から求めることができる．例えば，μ±σ の範囲は 2 × (0.5000 − 0.1587) = 0.6826 ≒ 68.3%となる．

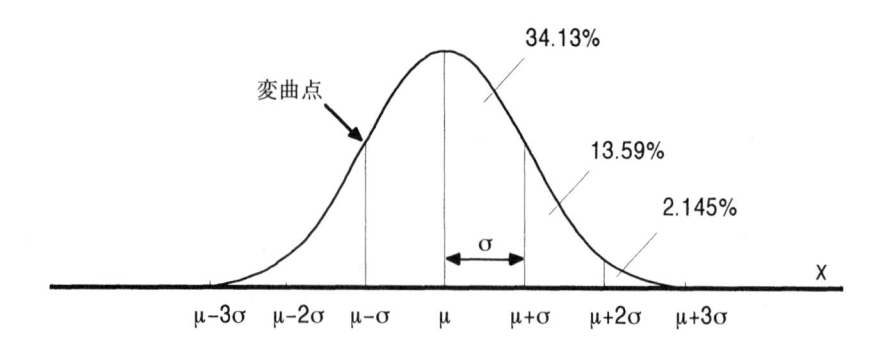

図14-2 正規分布（σ；標準偏差，μ；平均値）

t-分布: 母平均 μ，標準偏差 σ の正規分布する母集団から無作為に抽出した大きさ n の標本から求めた標本平均 $\bar{x}$ は，母平均 μ を中心にして $\frac{\sigma}{\sqrt{n}}$ の標準偏差で正規分布する，という性質がある．そこで，$\bar{x}-\mu$ の値を，この標準偏差を単位として表すと，$\frac{\bar{x}-\mu}{\frac{\sigma}{\sqrt{n}}}$ は『平均値 0，標準偏差 1 の正規分布にしたがう』，ことになる．

母標準偏差の σ がわからない場合，σ_{n-1} を用い，$(n-1)$ を自由度として n の代わりに用いると，μ の分布表をつくることができる．これを t-分布表という．

$$\frac{|\bar{x}-\mu|}{\frac{\sigma_{n-1}}{\sqrt{n}}} = t \qquad \cdots(14\text{-}5)$$

t-分布表から，t が特定の範囲にある確率を知ることができ，$\bar{x}$ と σ_{n-1} の実測値から母平均 μ の区間推定値を求めることができる．（t-分布表は章末に記載されている．）

14.4 統計的検定（棄却検定，有意差検定）

得られた標本がある母集団に属するか（t-検定），あるいは標本 2 組のデータにもとづき両母集団の分散（F-検定）や平均値（t-検定）の間に差がないかどうか，あるいはデータが理論あるいは期待どおりであるかどうか（χ^2-検定．χ；カイと読む），仮説検定により判定する．すなわち帰無仮説を立て，その現象が起こりうるか否かを偶然性の確率（有意水準）のもとで有意性があるかをみる．例えば，得られたデータ x が平均値 m である母集団に属するかどうかの判定の手順は，

i) 帰無仮説 H_0：「x が平均値 m である母集団から無作為抽出された」と考える．
ii) x と m に差の生じる確率 P_{cat} を計算する．

iii) ii) で得られた結果により与えられた有意水準のもとで棄却域をつくる．
iv) 標本の実現値が棄却域の中に入れば有意差ありとして帰無仮説を棄却する．入らなければ有意差なしとして帰無仮説を採択し，その母集団からの標本であるとする．

このように，検定は，標本を抽出した母集団について帰無仮説を立て，これを否定することにより，その仮説と逆のことを立証するという手順になる．このとき，帰無仮説が真であるにもかかわらずこれを棄却する過ち（第1種の過誤）をおかす可能性がある．この確率が有意水準（または危険率）であり，有意水準を小さくすれば第1種の過誤をおかすおそれは少なくなる．これとは逆に，帰無仮説が誤りであるにもかかわらず，これを棄却できなかった誤りが第2種の過誤であり，標本の大きさ大きくすればこの過誤をおかすおそれは少なくなる．

演習問題

問題 14-1 錠剤の平均値，最頻値，中央値，標準偏差，変動係数

次に示す 9 つのデータは打錠直後の裸錠の重量の測定値 (mg) である．平均値，最頻値，中央値，標本分散，標準偏差，変動係数を求めよ．

233, 234, 234, 234, 235, 235, 236, 237, 239

[解答と解説]

平均値 $\bar{x} = \dfrac{\sum x_i}{n} = \dfrac{2117}{9} = 235.2$

最頻値は標本数の最も多い値なので，3 つある 234 が相当．

中央値は順番に並べたときの中央の値なので，235 が相当．

標本分散 $= \sigma_n^2 = \dfrac{\sum(x-\bar{x})^2}{n} = \dfrac{27.556}{9} = 3.062$

標準偏差 $SD = \sigma_n = \sqrt{\dfrac{\sum(x-\bar{x})^2}{n}} = \sqrt{\dfrac{27.556}{9}} = 1.750$

変動係数 $CV\ (\%) = 100 \times \dfrac{SD}{\bar{x}} = 100 \times \dfrac{1.750}{235.2} = 0.744$

（答）　平均値 = 235.2 mg．最頻値 = 234 mg．中央値 = 235 mg．標本分散 = 3.06 (mg^2)．標準偏差 = 1.75 mg．変動係数 = 0.744 %

問題 14-2 錠剤の母集団の解析

前問 14-1 のデータについて，母分散，母標準偏差，母変動係数のそれぞれの推定値，および範囲を求めよ．

[解答と解説]

母分散（母集団の分散）の推定値は不偏分散推定量または不偏分散と呼ばれる．母集団についての推定では，標本数 n の代わりに (n-1) を用いることになる．範囲とはデータ中の最大値と最小値の差をいう．

母分散の推定値（不偏分散）$= \sigma_{n-1}^2 = \dfrac{\sum(x-\bar{x})^2}{n-1} = \dfrac{27.556}{9-1} = 3.444$

母標準偏差の推定値（標本標準偏差）$= \sigma_{n-1} = \sqrt{\dfrac{\sum(x-\bar{x})^2}{n-1}} = \sqrt{\dfrac{27.556}{9-1}} = 1.856$

第 14 章　医薬品の統計的処理

$$\text{母変動係数の推定値 (\%)} = 100 \times \frac{\sigma_{n-1}}{\bar{x}} = 100 \times \frac{1.856}{235.2} = 0.789$$

範囲 = R = 239 − 233 = 6

（答）　母分散 = 3.44．母標準偏差 = 1.86．母変動係数 = 0.789%．範囲 = 6

問題 14−3　ばらつきの補正：正規分布

ある工場でカプセル容器を製造している．20±1 mm の範囲におさまるように製品を作っているとき，大きすぎが 11.51%，小さすぎが 0.33%，不良品として生じた．製造時の設定を何 mm だけ小さくすれば不良品の出現率を最小に設定できるか．

[解答と解説]

製品のばらつきは無作為に起こるものであるとすると，製品の大きさの分布は製造時の設定値を平均値とした正規分布にしたがうとしてよい．合格率を高めるためには製造するときの設定をいまより小さくし，平均値が規定の範囲の中央に来るように設定し直せばよい．

（図を参照のこと）

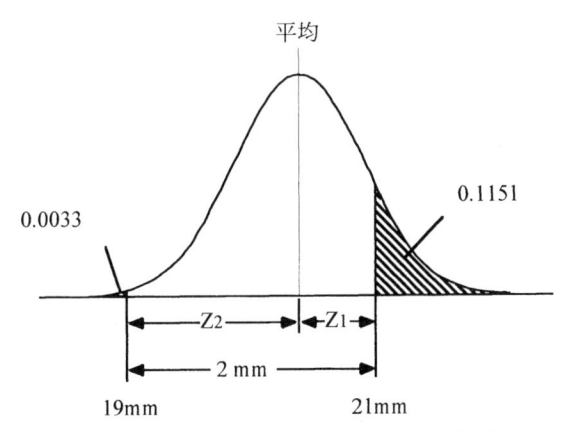

上の図で，大きすぎる不良品の割合である 11.51% は，右斜線部の，面積が 0.1151 である領域に対応している．章末の標準正規分布表から Z_1 の値は 1.20 であるとわかる．小さすぎの不良品 0.33% は左端の面積 0.0033 にあたり，これも標準正規分布表から $Z_2 = 2.72$ となる．標準正規分布の横軸の値は標準偏差 σ が単位となっているので，

$$\frac{2 \text{ mm}}{Z_1 + Z_2} = \frac{2 \text{ mm}}{1.20 + 2.72} = 0.51 \text{ mm} = \sigma$$

となり，この製品のばらつき（σ）は 0.51 mm であると推定できる．

規定の範囲の中央に製造時の設定を移動させるということは，$Z_1 + Z_2 = 3.92$ の真ん中へ設定をもってくればよいので，3.92 / 2 = 1.96 の位置にもっていくことになる．つまり，1.96 − 1.20 = 0.76 分だけ左に移動させればよい．0.76 は σ の係数となるので，0.76×0.51 =

0.388 mm だけ製造時の設定をいまより小さくしてやればよい．

ちなみに，設定変更後の不良品の出現率は，標準正規分布表より Z = 1.96 のときの面積 0.025 が相当する．大きすぎ小さすぎとも同じ出現率となるので，0.025 + 0.025 = 0.050，5.0%と推定される．元の 11.85%よりはるかに不良品が減少できる．

（答） 0.388 mm

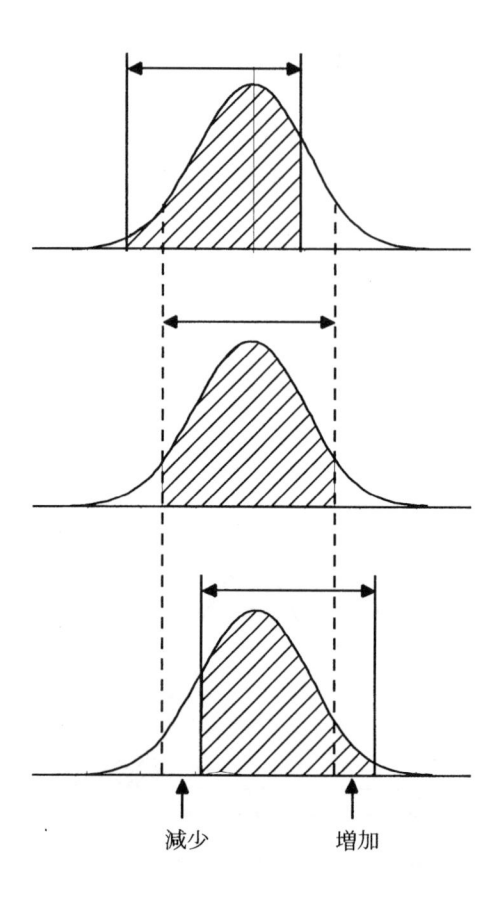

一定の幅を分布の中央にとるとき，面積が最大になる

問題 14−4　代表値，標準偏差，変動係数

ビンの中からカプセル剤を7個取り出してその重量（mg）を測定したところ，468，482，482，488，493，502，510であった．平均値，最頻値，中央値，分散，標準偏差を求めよ．

［解答と解説］

$$\bar{x} = \frac{\sum x_i}{n} = \frac{3425}{7} = 489.$$

第 14 章 医薬品の統計的処理

最頻値は標本数の最も多い値なので,2 つある 482 が相当.
中央値は大きさの順番に並べたときの中央の値なので,488 が相当.

$$\text{分散}(SD^2) = \sigma_n^2 = \frac{\sum(x-\bar{x})^2}{n} = \frac{1165.429}{7} = 166.490$$

$$\text{標準偏差}(SD) = \sigma_n = \sqrt{\frac{\sum(x-\bar{x})^2}{n}} = \sqrt{\frac{1165.429}{7}} = 12.903$$

(答) 平均値 = 489 mg.最頻値 = 482 mg.中央値 = 488 mg.標本分散 = 166.5 (mg²).
標準偏差 = 12.9 mg

問題 14−5 区間推定

前問 14-4 で測定したカプセル剤が入っていたビンの中の全てのカプセル剤の平均(mg)の区間推定値を 95%の信頼度で求めよ.

[解答と解説]

平均値の区間推定を求めるので t−検定を用いる.n = 7,自由度(Φ)6,危険率 5%(信頼度は 95%)の t 値である $t_0(0.05)$ は t−分布表(章末)より求める.まず,σ_{n-1} 値を計算する.次に得られたデータを式 14-6 に代入し m の信頼区間を求める.

$$n=7,\ \bar{x}=489,\ \sigma_{n-1}=\sqrt{\frac{\sum(x-\bar{x})^2}{n-1}}=\sqrt{\frac{1165.429}{7-1}}=13.937,\ \Phi=7-1=6,\ t_0(0.05)=2.447$$

$$-t_0(0.05) < \frac{|\bar{x}-m|}{\frac{\sigma_{n-1}}{\sqrt{n}}} < t_0(0.05) \qquad \cdots (14\text{-}6)$$

$$-2.447 < \frac{|489-m|}{\frac{13.937}{\sqrt{7}}} < 2.447$$

(答) 476.1 mg < m < 501.9 mg

問題 14−6 区間推定:母標準偏差が未知の場合

箱の中から 3 個のリンゴを無作為にとり出してその重さを量ったところ,390,400,410(g)であった.箱の中のリンゴの重さの平均値 m の区間推定値を,95%の信頼度で求めよ.

[解答と解説]

平均値の区間推定を求めるので t-検定を用いる．n = 3，自由度（Φ）2，危険率 5 %（信頼度は 95 %）の t 値 $t_0(0.05)$ は t-分布表（章末）より求める．与えられたデータを式 14-6 に代入し m の信頼区間を求める．

$n = 3$, $\bar{x} = 400$, $\sigma_{n-1} = \sqrt{\dfrac{\sum(x-\bar{x})^2}{n-1}} = \sqrt{\dfrac{200}{3-1}} = 10$, $\Phi = 3 - 1 = 2$, $t_0(0.05) = 4.303$

$$-t_0(0.05) < \frac{|\bar{x} - m|}{\frac{\sigma_{n-1}}{\sqrt{n}}} < t_0(0.05) \quad \text{（式 14-6）に代入すると，}$$

$$-4.303 < \frac{|400 - m|}{\frac{10}{\sqrt{3}}} < 4.303$$

（答）　375.2 g < m < 424.8 g

問題 14-7　区間推定：母標準偏差が既知の場合

前問 14-6 において，箱の中のリンゴの重さの標準偏差が 10 (g) であることがわかっている場合に，箱の中のリンゴの重さの平均値 m の区間推定値を，95%の信頼度で求めるとどうなるか．

[解答と解説]

母標準偏差がわかっている場合には，式 14-6 の代わりに式 14-7 を用いる．この場合の分布の幅 $Z(0.95)$ は正規分布表より求める（章末の付表・標準正規分布表より，片側の上側確率 p が 0.025 のところの Z の値，1.96 を読み取る）．

$n = 3$, $\bar{x} = 400$, $\sigma = 10$, $Z(0.95) = 1.96$

$$-Z(0.95) < \frac{|\bar{x} - m|}{\frac{\sigma}{\sqrt{n}}} < Z(0.95) \quad\quad\quad \cdots (14\text{-}7)$$

$$-1.96 < \frac{|400 - m|}{\frac{10}{\sqrt{3}}} < 1.96$$

（答）　388.7 g < m < 411.3 g

問題 14-8　統計的検定：有意差検定

ある化学者が，ある化合物の収量に触媒の効果が現れるかどうかを知るために行った 5

回の実験結果は 25, 23, 21, 21, 20 であった．触媒を用いない場合の収量は平均 20 であった．5%の危険率で考えると，触媒の効果は実証されたか．

[解答と解説]
　平均値に関する検定なので，t-検定を行う．$N(m, \sigma^2)$ は平均値 m，標準偏差 σ（分散は σ^2）の正規分布にしたがう集団を示す．
　両側検定：棄却域を両側（収量が増えた場合，減った場合）に設定し検定する．
　片側検定：棄却域を片側（収量が増えた場合のみ）に設定し検定する．
　この場合，両側と片側で結論が異なる．収量が増えたかどうかだけを調べる場合には片側検定を行う．
（答）
 i) 帰無仮説 H_0 : m = 20, このデータは $N(20, \sigma^2)$ からの標本である（効果なしとする）という仮説を立てる．

 ii) 実験結果の平均値 $(\bar{x}) = 22$, 標準偏差 $(\sigma_{n-1}) = 2$ から t の値を求める．

$$t = \frac{|\bar{x} - m|}{\frac{\sigma_{n-1}}{\sqrt{n}}} = \frac{|22 - 20|}{\frac{2}{\sqrt{5}}} = 2.236$$

 iii) 危険率 5%（信頼度 95%），自由度（Φ = 5 − 1 = 4）で t-分布表（章末）より，
　　両側検定では 2.776 であるから，2.776 > |t| = 2.236
　　片側検定では 2.132 であるから，2.132 < |t| = 2.236

　両側検定では t 値は棄却域に入らなかったので，帰無仮説は棄却されない．すなわち，危険率 5%（有意水準 5%）で触媒効果は実証されない（有意差なし）．
　片側検定では t 値は棄却域に入ったので，帰無仮説は棄却される．したがって危険率 5%（有意水準 5%）で触媒効果は実証された（有意差あり）．

問題 14−9　統計的検定：直接法（確率を直接計算する方法）

　人工イクラは外見や食感，味など本物そっくりのものが市販されている．ある人がこの 2 つを見分ける能力があるかとどうか判定するために，繰り返しテストを行った．
　① 5 回テストをしたところ全部正解であった．能力ありと判定してよいか．
　② 7 回連続で正解した場合はどうか．
　③ 10 回のテストで 8 回以上正解の場合はどうか．
　④ 15 回のテストで 12 回以上正解の場合はどうか．
　危険率 1%，5%でそれぞれ求めよ．

[解答と解説]
　直接法による．ある帰無仮説のもとで，その現象がおこる確率を求め（二項分布），危険率あるいは有意水準と比較する．
　帰無仮説 H_0 : p = 1/2 = 0.5（この人には見分ける能力がないとする．どちらであるか指摘する可能性は同じ）．以下，同じ帰無仮説を用いる．
　①5回連続正解を出す確率 = $(1/2)^5$ = 0.03125 ≦ α (= 0.05)，有意水準より小さいので，有意差あり．帰無仮説を棄却．
　　　したがって，α = 0.05（有意水準）で能力ありとする．しかし，α = 0.01 では帰無仮説が支持され，能力を認めず．
　②7回連続正解を出す確率 = $(1/2)^7$ = 0.0078125 ≦ α (= 0.01)
　　　したがって，α = 0.01（有意水準）でも帰無仮説を棄却，能力ありとなる．
　③8勝2敗以上の好成績を挙げる確率を求める．
　　　8勝2敗の確率 = $_{10}C_8 (1/2)^8 (1/2)^2$ = 0.044
　　　9勝1敗の確率 = $_{10}C_9 (1/2)^9 (1/2)^1$ = 0.010
　　　10勝0敗の確率 = $_{10}C_{10}(1/2)^{10} (1/2)^0$ = 0.001
　　　8勝2敗以上の好成績を挙げる確率 = 0.044 + 0.010 + 0.001 = 0.055
　　　0.055 > α，α = 0.05（有意水準）でも帰無仮説が支持され，すなわち能力を認めず．
　④　③と同様に12勝3敗以上の好成績を挙げる確率を求める．
　　　12勝3敗以上の好成績を挙げる確率 = 0.0176 ≦ α (=0.05)，帰無仮説を棄却．
　　　したがって，α = 0.05（有意水準）で能力ありとする．α = 0.01 では能力を認めず．
　（答）　①危険率5%で能力あり，危険率1%では能力なし．②危険率5%，1%とも能力あり．③危険率5%，1%とも能力なし．④危険率5%で能力あり，危険率1%では能力なし．

問題 14−10　統計的検定：間接法，棄却域を作る方法

　長寿県といわれている A 県では成人120人の食塩摂取量は平均15.8 g，標準偏差は1.8 g，全国平均より短命の B 県では225人の平均は16.2 g，標準偏差は1.8 g であった．この2つの県における成人の食塩摂取量に差はあるか．

[解答と解説]
　一般的に統計的検定では，与えられた有意水準のもとでの棄却域を作り，実測値から得られた値と比較して結論を導く．
i) 検定の手順
　①帰無仮説 H_0 を立てる．
　②標本抽出を行い帰無仮説のもとにデータの実現値を標準化する．

③与えられた有意水準のもとでの棄却域 R を作る．
④標本の実現値が棄却域 R の中に入れば帰無仮説を棄却し，入らなければ採択する．

ii) 等分散の場合

2 つの正規分布をしている母集団があり，これらの母平均はわかっていないが，分散については等しい（等分散）ことが知られている場合に，2 つの母平均が等しいか否かについて検定する．2 つの母集団の分散が等しいかどうかは，後述の F-検定により確かめる．

それぞれの母集団を $N(m_A, \sigma^2)$, $N(m_B, \sigma^2)$ とし，n_A, n_B および $\bar{x}_A$, $\bar{x}_B$ を標本の大きさおよび平均値とすると，その平均値の分布は A 群 $N(m_A, \frac{\sigma^2}{n_A})$，B 群 $N(m_B, \frac{\sigma^2}{n_B})$ となり．平均値の差 $(\bar{x}_A - \bar{x}_B)$ の分布は $N(m_A - m_B, \frac{\sigma^2}{n_A} + \frac{\sigma^2}{n_B})$ にしたがう．この検定では帰無仮説 $H_0 : m_A = m_B$ すなわち 2 つの母平均が等しいとするから，$(\bar{x}_A - \bar{x}_B)$ の分布は $N(0, \frac{\sigma^2}{n_A} + \frac{\sigma^2}{n_B})$ となり，このときの標準偏差によって標準化すると，

$$Z = \frac{|\bar{x}_A - \bar{x}_B|}{\sqrt{\sigma^2 \left(\frac{1}{n_A} + \frac{1}{n_B}\right)}}$$

これは母分散既知あるいは標本数が多い場合であり，この Z は標準正規分布にしたがう．標本数が少なく母分散が未知の場合には不偏分散は，

$$\sigma_{An-1}^2 = \frac{\sum(x_i - \bar{x})^2}{n_A - 1}, \quad \sigma_{Bn-1}^2 = \frac{\sum(x_i - \bar{x})^2}{n_B - 1}$$

とおくと，自由度の重みで平均化した母分散の推定値 U^2 は

$$U^2 = \frac{(n_A - 1)\sigma_{An-1}^2 + (n_B - 1)\sigma_{Bn-1}^2}{n_A + n_B - 2}$$

これを式の σ^2 に代入すると

$$t_{cal} = \frac{|\bar{x}_A - \bar{x}_B|}{\sqrt{U^2 \left(\frac{1}{n_A} + \frac{1}{n_B}\right)}}$$

となり，この t_{cal} は自由度 $\Phi = (n_1 - 1) + (n_2 - 1) = n_1 + n_2 - 2$ の t 分布にしたがう．
（答）

この場合，標本数が多いので，標本標準偏差を母標準偏差として用いてよい．

① 棄却仮説を立てる，$H_0 : m_A = m_B$（A，B両県の摂取量に差はない）．

② $\overline{x}_A = 15.8$, $\overline{x}_B = 16.2$, $\sigma = 1.8$, $n_A = 120$, $n_B = 225$ を代入してZ値を求める．

$$Z = \frac{|x_A - x_B|}{\sqrt{\sigma^2\left(\dfrac{1}{n_A} + \dfrac{1}{n_B}\right)}} = \frac{|15.8 - 16.2|}{\sqrt{1.8^2\left(\dfrac{1}{120} + \dfrac{1}{225}\right)}} = 1.9659$$

③ 有意水準 $\alpha = 0.05$ での棄却域 $R > Z_0(0.05) = 1.96$（Z_0とは，章末の標準正規分布表からとった基準の値を表す．）

有意水準 $\alpha = 0.01$ での棄却域 $R > Z_0(0.01) = 2.57$．

④ $Z = 1.9659 > 1.960 = Z_0(0.05)$，したがって棄却域の中に入るので有意水準0.05で帰無仮説を棄却．すなわちA，B両県の成人の食塩摂取量に差はある．一方，有意水準0.01では帰無仮説が支持され，食塩摂取量に差はない．

問題 14-11　有意差検定：t-検定

各群5匹のマウスを用いてHot-plate法で薬物Aの鎮痛試験を行った．対照群（B）にはvehicle（溶剤）のみを投与し，反応値は動物が回避反応を示すまでの時間（秒）で表した．鎮痛作用があれば，この時間は長くなる．薬物Aは鎮痛作用を有するか．

表 14-1

動物 No.	1	2	3	4	5	Σx_i	Σx_i^2	$\Sigma(x_i - \overline{x})^2$	σ_{n-1}^2	σ_{n-1}	$\overline{x}$
薬物群(A)	4	5	6	6	8	29	177	8.8	2.2	1.483	5.8
対照群(B)	2	3	3	3	5	16	56	4.8	1.2	1.095	3.2

[解答と解説]

薬物投与群と対照群の母分散に差がないとして，以下のように検定することができる．平均値を比べるので，t-検定を用いる．

① 帰無仮説を立てる．$H_0 : m_A = m_B$（母平均が等しい，薬物の鎮痛効果はないとする．）

② $\sigma_{An-1}^2 = \dfrac{\sum(x_i - \overline{x_A})^2}{n_A - 1} = \dfrac{8.8}{5-1} = 2.2$, $\quad \sigma_{Bn-1}^2 = \dfrac{\sum(x_i - \overline{x_B})^2}{n_B - 1} = \dfrac{4.8}{5-1} = 1.2$

$$U^2 = \frac{(n_A - 1)\sigma_{An-1}^2 + (n_B - 1)\sigma_{Bn-1}^2}{n_A + n_B - 2} = \frac{(5-1) \times 2.2 + (5-1) \times 1.2}{5 + 5 - 2} = 1.7$$

第14章 医薬品の統計的処理

$$t_{cal} = \frac{|\bar{x}_A - \bar{x}_B|}{\sqrt{U^2\left(\frac{1}{n_A} + \frac{1}{n_B}\right)}} = \frac{|5.8 - 3.2|}{\sqrt{1.7 \times \left(\frac{1}{5} + \frac{1}{5}\right)}} = 3.153$$

となり，これは自由度 $\Phi = n_1 + n_2 - 2 = 8$ の t 分布にしたがう．

有意水準 $\alpha = 0.05$ での棄却域 $R > t_0 (8, 0.05) = 2.306$. ($t_0 (8, 0.05)$ とは，自由度 8, 危険率 5% の設定で t-分布表（章末）からとった基準の値を表す）．

有意水準 $\alpha = 0.01$ での棄却域 $R > t_0 (8, 0.01) = 3.355$.

③ 有意水準 $\alpha = 0.05$ では $t_{cal} = 3.153 > t_0 (8, 0.05) = 2.306$. したがって棄却域の中に入るので帰無仮説は棄却される，すなわち薬物 A の薬効を認める．

④ 有意水準 $\alpha = 0.01$ では $t_{cal} = 3.153 < t_0 (8, 0.01) = 3.355$. したがって棄却域の中に入らないので有意水準 0.01 で帰無仮説を採択，すなわち薬効を認めない．

以上は両側検定であるが，特定の方向，この場合は鎮痛効果の有無を検するものとすると片側検定となる．片側検定では，章末の表の片側確率の欄から t_0 値を求める．

有意水準 $\alpha = 0.05$ での棄却域 $R > t_0 (8, 0.05) = 1.860$.

有意水準 $\alpha = 0.01$ での棄却域 $R > t_0 (8, 0.01) = 2.896$.

⑤ 有意水準 $\alpha = 0.05$ では $3.153 = t_{cal} > t_0 = 1.860$. したがって棄却域の中に入るので帰無仮説は棄却される，すなわち薬物 A の薬効を認める．

⑥ 有意水準 $\alpha = 0.01$ でも $t_{cal} > t_0$. したがって棄却域の中に入るので帰無仮説は棄却される，すなわち薬物 A の薬効を認める．

注） 不等分散の場合には Cochran-Cox の t-検定法などが用いられる．

問題 14-12　2 群の平均値の差の検定：データに対応のある場合

薬物 A のウサギ頚動脈圧に対する効果を測定した．生理食塩液投与直後（B 群）と，その 15 分後に薬物 A を投与してその直後に血圧を測定した（A 群）．薬物 A は血圧上昇作用を有するか．

表 14-2

動物 No.	1	2	3	4	5	$\bar{x}$
薬物群 (A)	98	109	120	112	126	113
対照群 (B)	87	93	89	114	105	97.6
(A)−(B)	11	16	31	−2	21	15.4

238

[解答と解説]

2 群 X_i, Y_i ($i = 1, 2, 3, \cdots, n$) の間で $X_i \Rightarrow Y_i$ と変化したときの 2 群の差の平均値群を検定する．まず，対応のある標本間の差 $x_i = X_i - Y_i$ ($i = 1, 2, 3, \cdots, n$)を求め，平均値 $\bar{x}$ と標本不偏分散を求める（自由度 $\Phi = n - 1$）．

① 帰無仮説を立てる．$H_0 : X_i - Y_i = m = 0$（母平均が 0，薬効はない，A と B に差はない）

② t に変換すれば，

$$\sigma_{n-1}^2 = \frac{\sum(x_i - \bar{x})^2}{n-1} = \frac{597.2}{5-1} = 149.3$$

$$t_{cal} = \frac{\bar{x}}{\sqrt{\frac{\sigma_{n-1}^2}{n}}} = \frac{15.4}{\sqrt{\frac{149.3}{5}}} = 2.818$$

③ 有意水準 $\alpha = 0.05$，自由度 4 での棄却域 $R > t_0 (4, 0.05) = 2.776$．

④ $t_{cal} > t_0$，したがって棄却域の中に入るので有意水準 0.05 で帰無仮説を棄却，すなわち薬物 A の血圧上昇作用は危険率 5% で認められる．

血圧上昇作用の有無を検する問題なので，本来は片側検定とすべきであるが，この場合は同じ結論となる．

問題 14-13　等分散の検定：バラツキの比較

A 社の時計 4 個と B 社の時計 5 個を買い求めて，1 月の進み遅れを測定したところ次の表のような結果であった．どちらの社の時計が正確か．

表 14-3

メーカー	1	2	3	4	5	平均	自由度	不偏分散
A	−3	+10	−15	+8	--	0	3	136
B	+30	−10	+10	0	−30	0	4	500

[解答と解説]

2 つの母集団のバラツキの程度を，標本値を用いて比較するのに F 分布が用いられる．2 つの母集団をそれぞれ $N(m_A, \sigma_A^2)$，$N(m_B, \sigma_B^2)$ とし，それぞれの標本 x_{Ai}, x_{Bi} の標本不偏分散を S_A^2, S_B^2 とすると，2 つの集団のバラツキの程度の一致を示す分散比は，

$$F = \frac{S_A^2/\sigma_A^2}{S_B^2/\sigma_B^2}$$

これは第一自由度〔分子〕n_A-1，第二自由度（分母）n_B-1 の F 分布をする．等分散の検定を行う場合には 2 つの標本が同一の母集団に属する，すなわち分散は等し

第14章　医薬品の統計的処理

い（$H_0 : \sigma_A^2 = \sigma_B^2$）という仮説を立てるので，分散比 F は，

$$F = \frac{S_A^2}{S_B^2}$$

となる．

2つの標本の母分散が等しい（同じ母集団に属する）場合には，$S_A^2 \gg S_B^2$ または $S_A^2 \ll S_B^2$ となる確率，すなわち $F_{cal} \gg 1$，または $F_{cal} \fallingdotseq 0$ となる確率は小さく，$F_{cal} \fallingdotseq 1$ となる確率は大きい．この F の分布は，S_A^2 と S_B^2 およびそれぞれの自由度により異なるが，いずれも F = 1 の付近に最大値を持つ分布関数である．2つの自由度のうち，第一自由度 $\Phi_1 = n_A - 1$ は F_{cal} を計算したときの分子の，第二自由度 $\Phi_2 = n_B - 1$ は分母の自由度であり，$F_{\phi 2}^{\phi 1}(\alpha)$ と書く．F-分布表から求めた値は，標準の値としてとくに $F_{0\phi 2}^{\phi 1}(\alpha)$ と表す場合もある．

F 分布表（章末）には1よりも大きい方だけの数値（片側）のみ記載されている．

帰無仮説が単に"2つの標本の母集団の分散に差がない"，としたときには，F_{cal} は必ず1よりも大きくなるように分子，分母を置く（両側検定）が，このとき自由度も入れ替えることを忘れないようにする．"一方の標本の分散を分母に固定し，これに対して他方の分散が大きく（小さく）はない"，とする場合には，比較される方の分散を分母に固定して（片側検定）する．両側検定では有意水準 α は表の α/2 を，片側検定では α の値を用いる．

①帰無仮説を立てる．$H_0 : \sigma_A^2 = \sigma_B^2$（両者の時計の進み遅れに差はない，母分散は等しい）．

②$S_A^2 = \{(-3)^2 + (10)^2 + (-15)^2 + (-8)^2\} / (4-1) = 133$
　$S_B^2 = \{(30)^2 + (-10)^2 + (10)^2 + (0)^2 + (-30)^2\} / (5-1) = 500$

$$F_{cal} = \frac{S_A^2}{S_B^2} = \frac{133}{500} = 0.265 < 1$$　両側検定であり，分散比 F_{cal} は1より小さいので，分子分母を逆にして1よりも大きくなるようにして分散比を求める．

$$F_{cal} = \frac{S_B^2}{S_A^2} = \frac{500}{133} = 3.77$$

③有意水準 α = 0.05，分子の第一自由度 $\Phi_B = n_B - 1 = 5 - 1 = 4$，分母の第二自由度 $\Phi_A = n_A - 1 = 4 - 1 = 3$，このときの F 分布表（章末）の値 $F_3^4(0.025) = 15.101$

棄却域は R > $F_3^4(0.025) = 15.101$

④ $F_{03}^{4}(0.025) > F_{cal}$，したがって棄却域の中に入らないので帰無仮説を採択，両社の製品の精度に差を認めることはできない．（$F_{03}^{4}(0.025)$ の 0.025 とは，両側検定における有意水準 0.05 の値を F－分布表から求めるときは表の α/2 を読みとるので，0.05/2 = 0.025 とあえて表示する）

問題 14-14 有意差検定：F－検定

問題 14-11 においては薬物投与群と対照群の母分散に差がない，として検定を行ったが，このことを F-検定により確かめてみよ．

表 14-4

動物 No.	1	2	3	4	5	Σx_i	Σx_i^2	$\Sigma(x_i - \bar{x})^2$	σ_{n-1}^2	σ_{n-1}	$\bar{x}$
薬物群 (A)	4	5	6	6	8	29	177	8.8	2.2	1.483	5.8
対照群 (B)	2	3	3	3	5	16	56	4.8	1.2	1.095	3.2

［解答と解説］

① 帰無仮説，$H_0 : \sigma_A^2 = \sigma_B^2$（両者の分散に差はない，母分散は等しい）

② $S_A^2 = 2.2$，$S_B^2 = 1.2$

$$F_{cal} = \frac{S_A^2}{S_B^2} = \frac{2.2}{1.2} = 1.833$$

この場合は薬物の効果を対照群と比較するので，薬物群を分子に固定して片側検定を行う．

③ 有意水準 α = 0.05，自由度分子の第一自由度 $\Phi_A = n_A - 1 = 5 - 1 = 4$，分母の第二自由度 $\Phi_B = n_B - 1 = 5 - 1 = 4$，F 分布表（章末）の値から $F_4^4(0.025) = 9.605$．

棄却域は $R > F_4^4(0.025) = 9.605$

④ $F_{04}^{4}(0.025) > F_{cal}$，

したがって棄却域の中に入らないので帰無仮説を採択，両群の分散には差はない．

付表 1-1 標準正規分布
z の数値から斜線の部分の面積(上側確率) p を求める表

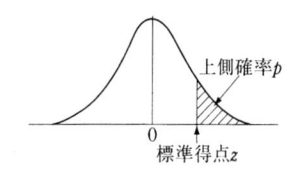

(小数点以下2ケタ目の数字)

z	0.00	0.01	0.02	0.03	0.04	0.05	0.06	0.07	0.08	0.09
0.0	0.5000	0.4960	0.4920	0.4880	0.4840	0.4801	0.4761	0.4721	0.4681	0.4641
0.1	0.4602	0.4562	0.4522	0.4483	0.4443	0.4404	0.4364	0.4325	0.4286	0.4247
0.2	0.4207	0.4168	0.4129	0.4090	0.4052	0.4013	0.3974	0.3936	0.3897	0.3859
0.3	0.3821	0.3783	0.3745	0.3707	0.3669	0.3632	0.3594	0.3557	0.3520	0.3483
0.4	0.3446	0.3409	0.3372	0.3336	0.3300	0.3264	0.3228	0.3192	0.3156	0.3121
0.5	0.3085	0.3050	0.3015	0.2981	0.2946	0.2912	0.2877	0.2843	0.2810	0.2776
0.6	0.2743	0.2709	0.2676	0.2643	0.2611	0.2578	0.2546	0.02514	0.2483	0.2451
0.7	0.2420	0.2389	0.2358	0.2327	0.2296	0.2266	0.2236	0.2206	0.2177	0.2148
0.8	0.2119	0.2090	0.2061	0.2033	0.2005	0.1977	0.1949	0.1922	0.1894	0.1867
0.9	0.1841	0.1814	0.1788	0.1762	0.1736	0.1711	0.1685	0.1660	0.1635	0.1611
1.0	0.1587	0.1562	0.1539	0.1515	0.1492	0.1469	0.1446	0.1423	0.1401	0.1379
1.1	0.1357	0.1335	0.1314	0.1292	0.1271	0.1251	0.1230	0.1210	0.1190	0.1170
1.2	0.1151	0.1131	0.1112	0.1093	0.1075	0.1056	0.1038	0.1020	0.1003	0.0985
1.3	0.0968	0.0951	0.0934	0.0918	0.0901	0.0885	0.0869	0.0853	0.0838	0.0823
1.4	0.0808	0.0793	0.0778	0.0764	0.0749	0.0735	0.0721	0.0708	0.0694	0.0681
1.5	0.0668	0.0655	0.0643	0.0630	0.0618	0.0606	0.0594	0.0582	0.0571	0.0559
1.6	0.0548	0.0537	0.0526	0.0516	0.0505	0.0495	0.0485	0.0475	0.0465	0.0455
1.7	0.0446	0.0436	0.0427	0.0418	0.0409	0.0401	0.0392	0.0384	0.0375	0.0367
1.8	0.0359	0.0351	0.0344	0.0336	0.0329	0.0322	0.0314	0.0307	0.0301	0.0294
1.9	0.0287	0.0281	0.0274	0.0268	0.0262	0.0256	0.0250	0.0244	0.0239	0.0233
2.0	0.0228	0.0222	0.0217	0.0212	0.0207	0.0202	0.0197	0.0192	0.0188	0.0183
2.1	0.0179	0.0174	0.0170	0.0166	0.0162	0.0158	0.0154	0.0150	0.0146	0.0143
2.2	0.0139	0.0136	0.0132	0.0129	0.0125	0.0122	0.0119	0.0116	0.0113	0.0110
2.3	0.0107	0.0104	0.0102	0.0099	0.0096	0.0094	0.0091	0.0089	0.0087	0.0084
2.4	0.0082	0.0080	0.0078	0.0075	0.0073	0.0071	0.0069	0.0068	0.0066	0.0064
2.5	0.0062	0.0060	0.0059	0.0057	0.0055	0.0054	0.0052	0.0051	0.0049	0.0048
2.6	0.0047	0.0045	0.0044	0.0043	0.0041	0.0040	0.0039	0.0038	0.0037	0.0036
2.7	0.0035	0.0034	0.0033	0.0032	0.0031	0.0030	0.0029	0.0028	0.0027	0.0026
2.8	0.0026	0.0025	0.0024	0.0023	0.0023	0.0022	0.0021	0.0021	0.0020	0.0019
2.9	0.0019	0.0018	0.0018	0.0017	0.0016	0.0016	0.0015	0.0015	0.0014	0.0014
3.0	0.0013	0.0013	0.0013	0.0012	0.0012	0.0011	0.0011	0.0011	0.0010	0.0010

(小数点以下1ケタ目の数字)

付表2　t分布表
自由度と両側確率 p もしくは片側確立 p から t の値を求める表

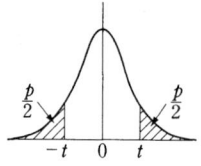

片側確率 p	0.1	0.05	0.025	0.01	0.005	0.0025
両側確率 p 自由度 DF	0.2	0.1	0.05	0.02	0.01	0.005
1	3.078	6.314	12.706	31.821	63.657	127.321
2	1.886	2.920	4.303	6.965	9.925	14.089
3	1.638	2.353	3.182	4.541	5.841	7.453
4	1.533	2.132	2.776	3.747	4.604	5.598
5	1.476	2.015	2.571	3.365	4.032	4.773
6	1.440	1.943	2.447	3.143	3.707	4.317
7	1.415	1.895	2.365	2.998	3.499	4.029
8	1.397	1.860	2.306	2.896	3.355	3.833
9	1.383	1.833	2.262	2.821	3.250	3.690
10	1.372	1.812	2.228	2.764	3.169	3.581
11	1.363	1.796	2.201	2.718	3.106	3.497
12	1.356	1.782	2.179	2.681	3.055	3.428
13	1.350	1.771	2.160	2.650	3.012	3.372
14	1.345	1.761	2.145	2.624	2.977	3.326
15	1.341	1.753	2.131	2.602	2.947	3.286
16	1.337	1.746	2.120	2.583	2.921	3.252
17	1.333	1.740	2.110	2.567	2.898	3.222
18	1.330	1.734	2.101	2.552	2.878	3.197
19	1.328	1.729	2.093	2.539	2.861	3.174
20	1.325	1.725	2.086	2.528	2.845	3.153
21	1.323	1.721	2.080	2.519	2.831	3.135
22	1.321	1.717	2.074	2.508	2.819	3.119
23	1.319	1.714	2.069	2.500	2.807	3.104
24	1.318	1.711	2.064	2.492	2.797	3.091
25	1.316	1.708	2.060	2.485	2.787	3.078
26	1.315	1.706	2.056	2.479	2.779	3.067
27	1.314	1.703	2.052	2.473	2.771	3.057
28	1.313	1.701	2.048	2.467	2.763	3.047
29	1.311	1.699	2.045	2.462	2.756	3.038
30	1.310	1.697	2.042	2.457	2.750	3.030
31	1.309	1.696	2.040	2.453	2.744	3.022
32	1.309	1.694	2.037	2.449	2.738	3.015
33	1.308	1.692	2.035	2.445	2.733	3.008
34	1.307	1.691	2.032	2.441	2.728	3.002
35	1.306	1.690	2.030	2.438	2.724	2.996
36	1.306	1.688	2.028	2.434	2.719	2.990
37	1.305	1.687	2.026	2.431	2.715	2.985
38	1.304	1.686	2.024	2.429	2.712	2.980
39	1.304	1.685	2.023	2.426	2.708	2.976
40	1.303	1.684	2.021	2.423	2.704	2.971
41	1.303	1.683	2.020	2.421	2.701	2.967
42	1.302	1.682	2.018	2.418	2.698	2.963
43	1.302	1.681	20.17	2.416	2.695	2.959
44	1.301	1.680	2.015	2.414	2.692	2.956
45	1.301	1.679	2.014	2.412	2.690	2.952
46	1.300	1.679	2.013	2.410	2.687	2.949
47	1.300	1.678	2.012	2.408	2.685	2.946
48	1.299	1.677	2.011	2.407	2.682	2.943
49	1.299	1.677	2.010	2.405	2.680	2.940
50	1.299	1.676	2.009	2.403	2.678	2.937
55	1.297	1.673	2.004	2.396	2.668	2.925
60	1.296	1.671	2.000	2.390	2.660	2.915
65	1.295	1.669	1.997	2.385	2.654	2.906
70	1.294	1.667	1.994	2.381	2.648	2.899
80	1.292	1.664	1.990	2.374	2.639	2.887
90	1.291	1.662	1.987	2.368	2.632	2.878
100	1.290	1.660	1.984	2.364	2.626	2.871
120	1.289	1.658	1.980	2.358	2.617	2.860
240	1.285	1.651	1.970	2.342	2.596	2.833
500	1.283	1.648	1.965	2.334	2.586	2.820
∞	1.282	1.645	1.960	2.326	2.576	2.807

付表 3-1　F 分布表（上側 2.5 ％点・その 1）
2 つの自由度から上側確率 2.5 ％に対応する F の数値を求める表

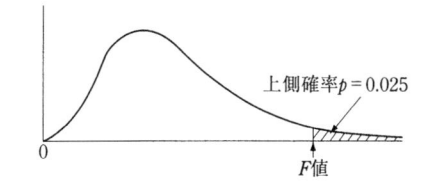

上側確率 $p = 0.025$

自由度2 \ 自由度1	1	2	3	4	5	6	7	8	9
1	647.789	799.500	864.163	899.583	921.848	937.111	948.217	956.656	963.285
2	38.506	39.000	39.165	39.248	39.298	39.331	39.355	39.373	39.387
3	17.443	16.044	15.439	15.101	14.885	14.735	14.624	14.540	14.473
4	12.218	10.649	9.979	9.605	9.364	9.197	9.074	8.980	8.905
5	10.007	8.434	7.764	7.388	7.146	6.978	6.853	6.757	6.681
6	8.813	7.260	6.599	6.277	5.988	5.820	5.695	5.600	5.523
7	8.073	6.542	5.890	5.523	5.285	5.119	4.995	4.899	4.823
8	7.571	6.059	5.416	5.053	4.817	4.652	4.529	4.433	4.357
9	7.209	5.715	5.078	4.718	4.484	4.320	4.197	4.102	4.026
10	6.937	5.456	4.826	4.468	4.236	4.072	3.950	3.855	3.779
11	6.724	5.256	4.630	4.257	4.044	3.881	3.759	3.664	3.588
12	6.554	5.096	4.474	4.121	3.891	3.728	3.607	3.512	3.436
13	6.414	4.965	4.347	3.996	3.767	3.604	3.483	3.388	3.312
14	6.298	4.857	4.242	3.892	3.663	3.501	3.380	3.285	3.209
15	6.200	4.765	4.153	3.804	3.576	3.415	3.293	3.199	3.123
16	6.115	4.687	4.077	3.729	3.502	3.341	3.219	3.125	3.049
17	6.042	4.619	4.011	3.665	3.438	3.277	3.156	3.061	2.985
18	5.978	4.560	3.954	3.608	3.382	3.221	3.100	3.005	2.929
19	5.922	4.508	3.903	3.559	3.333	3.172	3.051	2.956	2.880
20	5.871	4.461	3.859	3.515	3.289	3.128	3.007	2.913	2.837
21	5.827	4.420	3.819	3.475	3.250	3.090	2.969	2.874	2.798
22	5.786	4.383	3.783	3.440	3.215	3.055	2.934	2.839	2.763
23	5.750	4.349	3.750	3.408	3.183	3.023	2.902	2.808	2.731
24	5.717	4.319	3.721	3.379	3.155	2.995	2.874	2.779	2.703
25	5.686	4.291	3.694	3.353	3.129	2.969	2.848	2.753	2.677
26	5.659	4.265	3.670	3.329	3.105	2.945	2.824	2.729	2.653
27	5.633	4.242	3.647	3.307	3.083	2.923	2.802	2.707	2.631
28	5.610	4.221	3.626	3.286	3.063	2.903	2.782	2.687	2.611
29	5.588	4.201	3.607	3.267	3.044	2.884	2.763	2.669	2.592
30	5.568	4.182	3.589	3.250	3.026	2.867	2.746	2.651	2.575
31	5.549	4.162	3.573	3.234	3.010	2.851	2.730	2.635	2.558
32	5.531	4.149	3.557	3.218	2.995	2.836	2.715	2.620	2.543
33	5.515	4.134	3.543	3.204	2.981	2.822	2.701	2.606	2.529
34	5.499	4.120	3.529	3.191	2.968	2.808	2.688	2.593	2.516
35	5.485	4.106	3.517	3.179	2.956	2.796	2.676	2.581	2.504
36	5.471	4.094	3.505	3.167	2.944	2.785	2.664	2.569	2.492
37	5.458	4.082	3.493	3.156	2.933	2.774	2.653	2.558	2.481
38	5.446	4.071	3.483	3.145	2.923	2.763	2.643	2.548	2.471
39	5.435	4.061	3.473	3.135	2.913	2.754	2.633	2.538	2.461
40	5.424	4.051	3.463	3.126	2.904	2.744	2.624	2.529	2.452
41	5.414	4.042	3.454	3.117	2.895	2.736	2.615	2.520	2.443
42	5.404	4.033	3.446	3.109	2.887	2.727	2.607	2.512	2.435
43	5.395	4.024	3.438	3.101	2.879	2.719	2.599	2.504	2.427
44	5.386	4.016	3.430	3.093	2.871	2.712	2.591	2.496	2.419
45	5.377	4.009	3.422	3.086	2.864	2.705	2.584	2.489	2.412
46	5.369	4.001	3.415	3.079	2.857	2.698	2.577	2.482	2.405
47	5.361	3.994	3.409	3.073	2.851	2.691	2.571	2.476	2.399
48	5.354	3.987	3.402	3.066	2.844	2.685	2.565	2.470	2.393
49	5.347	3.981	3.396	3.060	2.838	2.679	2.559	2.464	2.387
50	5.340	3.975	3.390	3.054	2.833	2.674	2.553	2.458	2.381
60	5.286	3.925	3.343	3.008	2.786	2.627	2.507	2.412	2.334
80	5.218	3.864	3.284	2.950	2.730	2.571	2.450	2.355	2.277
120	5.152	3.805	3.227	2.894	2.674	2.515	2.395	2.299	2.222
240	5.088	3.746	3.171	2.839	2.620	2.461	2.341	2.245	2.167
∞	5.024	3.689	3.116	2.786	2.567	2.408	2.288	2.192	2.114

付表 3-2 F 分布表（上側 2.5 %点・その 2）

自由度1 \ 自由度2	10	12	15	20	24	30	40	60	120	∞
1	968.627	976.708	984.867	993.103	997.249	1001.414	1005.598	1009.800	1014.020	1018.258
2	39.398	39.415	39.431	39.488	39.456	39.465	39.473	39.481	39.490	39.498
3	14.419	14.337	14.253	14.167	14.124	14.081	14.037	13.992	13.947	13.902
4	8.844	8.751	8.657	8.560	8.511	8.461	8.411	8.360	8.309	8.257
5	6.619	6.525	6.428	6.329	6.278	6.227	6.175	6.123	6.069	6.015
6	5.461	5.366	5.269	5.168	5.117	5.065	5.012	4.959	4.904	4.849
7	4.761	4.666	4.568	4.467	4.415	4.362	4.309	4.254	4.199	4.142
8	4.295	4.200	4.101	3.999	3.947	3.894	3.840	3.784	3.728	3.670
9	3.964	3.868	3.769	3.667	3.614	3.560	3.505	3.449	3.392	3.333
10	3.717	3.621	3.522	3.419	3.365	3.311	3.255	3.198	3.140	3.080
11	3.526	3.430	3.330	3.226	3.173	3.118	3.061	3.004	2.944	2.883
12	3.374	3.277	3.177	3.073	3.019	2.963	2.906	2.848	2.787	2.725
13	3.250	3.153	3.053	2.948	2.893	2.837	2.780	2.720	2.659	2.595
14	3.147	3.050	2.949	2.844	2.789	2.732	2.674	2.614	2.552	2.487
15	3.060	2.963	2.862	2.756	2.701	2.644	2.585	2.524	2.461	2.395
16	2.986	2.889	2.788	2.681	2.625	2.568	2.509	2.447	2.383	2.316
17	2.922	2.825	2.723	2.616	2.560	2.502	2.442	2.380	2.315	2.247
18	2.866	2.769	2.667	2.559	2.503	2.445	2.384	2.321	2.256	2.187
19	2.817	2.720	2.617	2.509	2.452	2.394	2.333	2.270	2.203	2.133
20	2.774	2.676	2.573	2.464	2.408	2.349	2.287	2.223	2.156	2.085
21	2.735	2.637	2.534	2.425	2.368	2.308	2.246	2.183	2.114	2.042
22	2.700	2.602	2.498	2.389	2.331	2.272	2.210	2.145	2.076	2.003
23	2.668	2.570	2.466	2.357	2.299	2.239	2.176	2.111	2.041	1.968
24	2.640	2.541	2.437	2.327	2.269	2.209	2.146	2.080	2.010	1.935
25	2.613	2.515	2.411	2.300	2.242	2.182	2.118	2.052	1.981	1.906
26	2.590	2.491	2.387	2.276	2.217	2.157	2.093	2.026	1.954	1.878
27	2.568	2.469	2.364	2.253	2.195	2.133	2.069	2.002	1.930	1.853
28	2.547	2.448	2.344	2.232	2.174	2.112	2.048	1.980	1.907	1.829
29	2.529	2.430	2.325	2.213	2.154	2.092	2.028	1.959	1.886	1.807
30	2.511	2.412	2.307	2.195	2.136	2.074	2.009	1.940	1.866	1.787
31	2.495	2.396	2.291	2.178	2.119	2.057	1.991	1.922	1.848	1.768
32	2.480	2.318	2.275	2.163	2.103	2.041	1.975	1.905	1.831	1.750
33	2.466	2.366	2.261	2.148	2.088	2.026	1.960	1.890	1.815	1.733
34	2.453	2.353	2.248	2.135	2.075	2.012	1.946	1.875	1.799	1.717
35	2.440	2.341	2.235	2.122	2.062	1.999	1.932	1.861	1.785	1.702
36	2.429	2.329	2.223	2.110	2.049	1.986	1.919	1.848	1.772	1.687
37	2.418	2.318	2.212	2.098	2.038	1.974	1.907	1.836	1.759	1.674
38	2.407	2.307	2.201	2.088	2.027	1.963	1.896	1.824	1.747	1.661
39	2.397	2.298	2.191	2.077	2.017	1.953	1.885	1.813	1.735	1.649
40	2.388	2.288	2.182	2.068	2.007	1.943	1.875	1.803	1.724	1.637
41	2.379	2.279	2.173	2.059	1.998	1.933	1.866	1.793	1.714	1.626
42	2.371	2.271	2.164	2.050	1.989	1.924	1.856	1.783	1.704	1.615
43	2.363	2.263	2.156	2.042	1.980	1.916	1.848	1.774	1.694	1.605
44	2.355	2.255	2.149	2.034	1.972	1.908	1.839	1.766	1.685	1.596
45	2.348	2.248	2.141	2.026	1.965	1.900	1.831	1.757	1.677	1.586
46	2.341	2.241	2.134	2.019	1.957	1.893	1.824	1.750	1.668	1.578
47	2.335	2.234	2.127	2.012	1.951	1.885	1.816	1.742	1.661	1.569
48	2.329	2.228	2.121	2.006	1.944	1.879	1.809	1.735	1.653	1.561
49	2.323	2.222	2.115	1.999	1.937	1.872	1.803	1.728	1.646	1.553
50	2.317	2.216	2.109	1.993	1.931	1.866	1.796	1.721	1.639	1.545
60	2.270	2.169	2.061	1.944	1.882	1.815	1.744	1.667	1.581	1.482
80	2.213	2.111	2.003	1.884	1.820	1.752	1.679	1.599	1.508	1.400
120	2.157	2.055	1.945	1.825	1.760	1.690	1.614	1.530	1.433	1.310
240	2.102	1.999	1.888	1.766	1.700	1.628	1.549	1.460	1.354	1.206
∞	2.048	1.945	1.833	1.708	1.640	1.566	1.484	1.388	1.268	1.000

第15章 酵素反応

15.1 酵素反応

【酵素反応とは】
　生体内の化学反応はおだやかな条件にもかかわらず，速い速度で進行している．これはほとんどすべての反応が酵素 enzyme によって触媒されているからである．酵素の触媒作用は温度，pH などの環境に敏感で，ある温度，pH で最大活性を示す．

基質：　酵素の最大の特徴は，ある限られた化合物に対してある限られた反応しか触媒しないことである．ある酵素が選択的に作用する化合物をその酵素の基質 substrate という．この現象を酵素は基質特異性を持つという．

基質−酵素複合体：　酵素反応は基質と酵素が結合して基質−酵素複合体をつくることによって始まる（式 15-1）．この基質−酵素複合体は，つぎに解離して，反応生成物 product と遊離の酵素になる．遊離した酵素は再び複合体をつくるので，酵素は基質を反応生成物に変える反応を触媒しており，自身はこの反応で変化しない．いま，酵素を E，基質を S，酵素−基質複合体を E-S，反応生成物を P として，酵素反応を模式的に示すと次のようになる．

$$\text{酵素 (E)} + \text{基質 (S)} \underset{k_{-1}}{\overset{k_1}{\rightleftarrows}} \text{複合体 (E-S)} \overset{k_2}{\rightarrow} \text{酵素 (E)} + \text{生成物 (P)} \cdots (15\text{-}1)$$

ここで，k_1，k_{-1}，k_2 はそれぞれ各反応の速度定数である．反応初期には，生成物（P）の量は基質（S）の量に比べると少なく，そのため，酵素と生成物から複合体（E-S）に戻る反応（k_2 の逆反応）はほとんど無視できる．

【酵素反応の定常状態】
　酵素活性を測定するとき，反応系を単純化するため，通常，充分量の基質を与える．酵素反応が平衡状態に達したときには，基質が充分存在していれば酵素−基質複合体の濃度は常に一定に保たれる．したがって，この状態が続いている間，生成物は常に一定の速度で生成する．この状態を酵素反応の定常状態と呼び，このような条件下での酵素反応の速度を表したのが，後述するミカエリス−メンテン Michaeris-Menten の式である．
　酵素反応が進むと基質が減り，生成物が増える．このとき，複合体の濃度は徐々に低下し，基質が完全に生成物に変わった時点で複合体の濃度は 0 となり，反応は終了する．
　酵素活性は，国際的に次のように定められている．酵素の 1 単位とは，一定の条件下で，1 分間に 1 μmol の基質を変化させる酵素量をいう．

15.2 酵素反応速度

【酵素反応速度論】

　定常状態での酵素反応速度は，複合体の生成速度を v_1 とすれば，v_1 は酵素と基質の濃度に比例する．酵素に対して基質の量が充分大きいと，複合体（E-S）が生成しても基質の濃度はほとんど変化しないので，次の式が成り立つ．

$$v_1 = \frac{d[E-S]}{dt} = k_2([E_t]-[E-S])\cdot[S]$$

　ここで，$[E_t]$ は酵素の全濃度，$[S]$ は基質濃度，$[E-S]$ は複合体の濃度，$[E_t]-[E-S]$ は遊離状態の酵素の濃度を表す．

　また，複合体の消滅速度 v_{-1} は，逆反応によって酵素と基質にもどる反応速度と，生成物をつくることによって複合体が酵素に戻る反応速度の和となる．

$$v_{-1} = -\frac{d[E-S]}{dt} = k_{-1}[E-S] + k_2[E-S]$$

　酵素反応が平衡に達したとき，酵素－基質複合体が形成される速度とその消滅速度が等しくなる（$v_1 = v_{-1}$）ので，次の式が成立する．

$$k_2([E_t]-[E-S])\cdot[S] = k_{-1}[E-S] + k_2[E-S] \quad \cdots(15\text{-}2)$$

式 15-2 は次のように変形できる．

$$\frac{([E]-[E-S])\cdot[S]}{[E-S]} = \frac{k_{-1}+k_2}{k_1}$$

いま，$K_m = \dfrac{k_{-1}+k_2}{k_1}$ とすれば，式 15-2 は K_m を用いて次のように書くことができる．

$$([E]-[E-S])\cdot[S] = K_m[E-S] \quad \cdots(15\text{-}3)$$

【ミカエリス定数】

　式 15-3 の K_m はミカエリス定数と呼ばれ，複合体（E-S）の消失の速度定数と生成の速度定数との比を表し，酵素反応の特性（酵素の活性）を決める重要な定数である．ミハエリス－メンテンによれば，酵素反応は生成物のできる反応が全体の律速過程になっている（k_2 は k_1，k_{-1} に比べて充分小さい）と仮定している（注：この仮定は必ずしも全ての酵素に当てはまらない）．この仮定に当てはまる酵素では，$K_m = \dfrac{k_{-1}}{k_1}$ となり，生成物をつくらないとしたときの複合体（E-S）の解離定数（K_s）に等しくなる．したがって，ミカエリス定数は酵素の基質への親和性を表す尺度となる．すなわち，K_m が小さいほど，複合体（E-S）の結合が強く，基質への親和性は大きくなる．

【ミカエリス－メンテンの式】

　酵素反応を測定する際に測定しやすい値は，基質濃度 $[S]$ と生成物の生成速度 v であ

第15章 酵素反応

る．式15-3を変換して，vを[S]とK_mを用いて表したのがミカエリス－メンテンの式である．複合体の濃度[E-S]は式15-3から，

$$[E-S] = \frac{[E]\cdot[S]}{K_m+[S]} \qquad \cdots(15\text{-}4)$$

となる．酵素反応の速度vは生成物（P）が作られる速度vであるから，

$$v = k_2[E-S] = \frac{k_2[E]\cdot[S]}{K_m+[S]} \qquad \cdots(15\text{-}5)$$

で表される．基質濃度が非常に大きくなる極限（[S]→∞）ではすべての酵素が複合体として存在し，複合体の濃度[E-S]が最大となるため，酵素反応の速度vは最大（$v = V_{max}$）となる．

また，$K_m + [S] ≒ [S]$になり，式15-5から，$V_{max} = k_2[E]$となるので，酵素反応の速度vはV_{max}を使って表すと，

$$v = \frac{V_{max}\cdot[S]}{K_m+[S]} = \frac{V_{max}}{(1+\frac{K_m}{[S]})} \qquad \cdots(15\text{-}6)$$

となる．式15-6をミカエリス－メンテンの式という．ミカエリス定数K_mの値は，基質濃度を変えて酵素反応の速度を測定することによって知ることができる．いま，$K_m = [S]$のとき，$v = \frac{V_{max}}{2}$になるので，K_mは酵素反応の速度が最大値の$\frac{1}{2}$になるときの基質濃度に等しい（図15-1）．より正確にK_mの値を求めるには次に述べるようにラインウィーバー－バークのプロット（図15-2）を行うとよい．

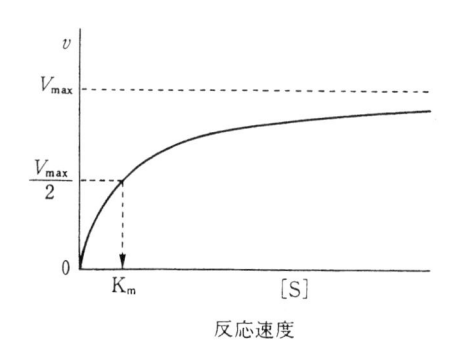

図 15-1 酵素反応における基質濃度と反応速度との関係

基質濃度が非常に大きなとき（[S] ≫ K_m），$v = V_{max}$（定数）になるから，酵素反応は0次反応の性質を持つ．基質濃度が小さい（[S] ≪ K_m）ときには，$K_m + [S] ≒ K_m$から，$v ≒ (\frac{V_{max}}{K_m})\cdot[S]$となり，酵素反応は1次反応の性質を持つ．

【ラインウィーバー―バークのプロット】
式 15-6 の両辺の逆数をとり整理すると，次の式が得られる．

$$\frac{1}{v} = \frac{1}{v_{max}} + \left(\frac{K_m}{V_{max}}\right) \times \left(\frac{1}{[S]}\right) \qquad \cdots(15\text{-}7)$$

すなわち，縦軸に $\frac{1}{v}$ を，横軸に $\frac{1}{[S]}$ をとってグラフを書けば，切片が $\frac{1}{V_{max}}$，勾配が $\frac{K_m}{V_{max}}$ の直線になる．この直線の切片と勾配から V_{max} と K_m を求めることができる．これをラインウィーバー―バークのプロットという．

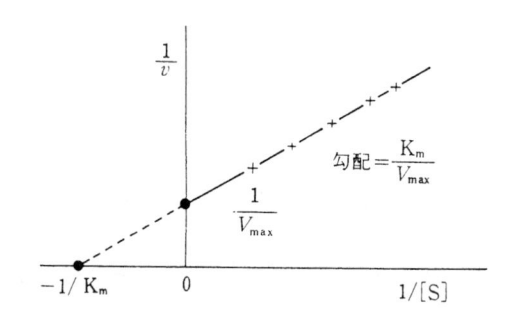

図 15-2　ラインウィーバー―バークのプロット

15. 3　酵素反応の阻害

【阻害剤】
　酵素と可逆的，不可逆的に結合して酵素反応を妨げる物質を阻害剤 inhibitor という．阻害剤が共有結合などで酵素に不可逆的に結合すると，活性酵素の濃度は低下し，酵素反応の速度は非常に小さくなる．これを不可逆阻害という（不可逆阻害のことを失活 inactivation ということがある）．酵素と阻害剤が可逆的に結合する場合を可逆阻害といい，結合の強さは阻害定数 K_i で表される．代表的な可逆阻害には拮抗阻害（競合的阻害）competitive inhibition と非拮抗阻害（非競合的阻害）non-competitive inhibition がある．

【阻害剤-酵素複合体】
　酵素作用の阻害剤（I）が存在すると酵素と不活性の阻害剤-酵素複合体（E-I）を作る．この複合体は酵素反応を行わないので，酵素活性が低下することになる．酵素と阻害剤は次のような平衡を保っていると仮定する．

　　　　阻害剤（I）＋酵素（E）⇄ 不活性複合体（E-I）　　　　　$\cdots$(15-8)

　このとき，不活性複合体の解離の平衡定数を阻害定数 K_i といい，次の式で表す．

第15章 酵素反応

$$K_i = \frac{[E][I]}{[E-I]} \qquad \cdots (15\text{-}9)$$

K_i が小さいほど阻害剤 I は酵素 E と強く結合する．したがって，阻害作用が強いことになる．この関係を用いると，ミカエリス-メンテンの方法により阻害反応の速度を求めることができる．

【拮抗阻害（競合的阻害）】

酵素の基質結合部位（活性中心）に阻害剤が基質と拮抗的に結合することによって酵素反応の速度を減少させることを拮抗阻害（競合的阻害）という．拮抗阻害反応は次のような模式にしたがって進行すると考えられる．

$$\begin{array}{c} K_m \\ E + S \rightleftarrows E\text{-}S \rightarrow E + P \\ + \\ I \\ K_i \updownarrow \\ E\text{-}I \end{array} \qquad \cdots (15\text{-}10)$$

このとき，活性複合体（E-S）と不活性複合体（E-I）ができるので，遊離酵素の濃度は $[E_t] - [E\text{-}S] - [E\text{-}I]$ となる．この結果，式 15-3 と式 15-9 は次のように変形される．

$$([E_t] - [E\text{-}S] - [E\text{-}I])[S] = K_m [E\text{-}S] \qquad \cdots (15\text{-}11)$$

$$([E_t] - [E\text{-}S] - [E\text{-}I])[I] = K_i [E\text{-}I] \qquad \cdots (15\text{-}12)$$

この 2 つの式より不活性複合体の濃度 [E-I] を消去して複合体（E-S）の濃度を求めれば，酵素反応の速度は式 15-5 と同様に次の式で表される．

$$v = k_2[E\text{-}S] = \frac{k_2[E_t][S]}{[S] + K_m(1 + \frac{[I]}{K_i})} \qquad \cdots (15\text{-}13)$$

これから分かるように，基質濃度が無限大になる極限では，阻害剤がない場合と同じ最大速度 $V_{max} = k_2 [E_t]$ を与える．したがって，式 15-13 は次のようになる．

$$v = \frac{V_{max}[S]}{[S] + K_m(1 + \frac{[I]}{K_i})} = \frac{V_{max}[S]}{1 + \frac{K_m}{[S]}(1 + \frac{[I]}{K_i})} \qquad \cdots (15\text{-}14)$$

拮抗阻害の特徴： 阻害剤がないときの酵素反応の速度（式 15-5）と比較すれば，阻害剤のためにミカエリス定数 K_m が $\frac{1+[I]}{K_i}$ 倍になって，酵素と基質の親和性が小さくなり，酵素反応の速度が小さくなる．しかし，基質濃度が大きくなると阻害剤の効果は小さくなり，基質濃度無限大の極限では阻害剤がないときと同じ最大速度になる．すなわち，拮抗阻害では K_m が大きくなるが，V_{max} は変らない（図 15-3a）．

(a)反応速度 (b)ラインウィーバー－バークのプロット

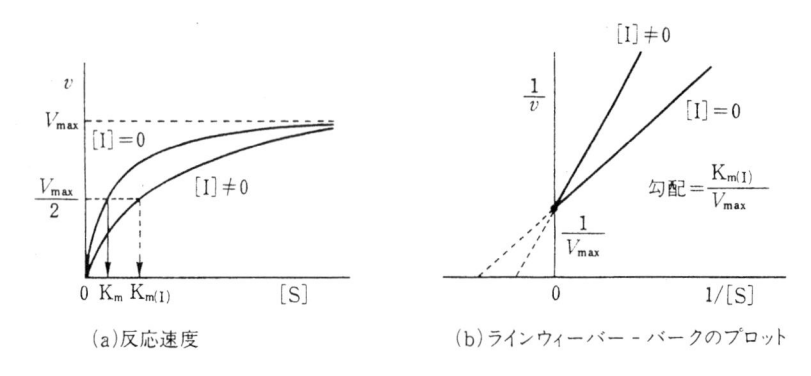

図 15-3　競争阻害剤があるときの基質濃度と反応速度との関係．
阻害剤のためにミカエリス定数が $K_{m[I]} = K_m (1 + [I]/K_i)$

【非拮抗阻害】

　阻害剤が活性中心と異なる部位で酵素と結合して酵素を不活性にし，酵素活性を低下させることを非拮抗阻害という．このときは，阻害剤が酵素に結合した不活性複合体（E-I）とともに，基質と阻害剤が同時に結合した不活性複合体（E-S-I）もできる．非拮抗阻害反応は次のような模式で進行すると考えられる．

$$\begin{array}{ccccccc} & & K_m & & K_m & & \\ E & + & S & \rightleftarrows & E\text{-}S & \rightarrow & E + P \\ + & & & & + & & \\ I & & & & I & & \\ K_i \downarrow\uparrow & & & & \downarrow\uparrow K_i & & \\ E\text{-}I & + & S & \rightleftarrows & E\text{-}S\text{-}I & & \\ & & & & K_m & & \end{array} \quad \cdots(15\text{-}15)$$

遊離酵素の濃度は $([E_t] - [E\text{-}S] - [E\text{-}I] - [E\text{-}S\text{-}I])$ となるので，式 15-11，式 15-12 は次のようになる．

$$([E_t] - [E\text{-}S] - [E\text{-}I] - [E\text{-}S\text{-}I])[S] = K_m [E\text{-}S] \quad \cdots(15\text{-}16)$$

$$([E_t] - [E\text{-}S] - [E\text{-}I] - [E\text{-}S\text{-}I])[I] = K_i [E\text{-}I] \quad \cdots(15\text{-}17)$$

さらに，複合体（E-S）と（E-S-I）との間には次の平衡が成り立つ．

$$[E\text{-}S]\cdot[I] = K_i [E\text{-}S\text{-}I] \quad \cdots(15\text{-}18)$$

この 3 式から [E-S] を求めれば，非拮抗阻害反応の速度 v は次の式で表される．

$$v = k_2[E\text{-}S] = \frac{k_2[E_t]}{(1+\dfrac{K_m}{[S]})(1+\dfrac{[I]}{K_i})} \quad \cdots(15\text{-}19)$$

非拮抗阻害の特徴：　阻害剤がない場合の反応速度（式 15-5）に比較して，非拮抗阻害

反応では反応速度が全体に $\dfrac{1}{1+\dfrac{[I]}{K_i}}$ になる．最大速度も同じように減少して，

$$V_{max}(I) = \frac{k_2[E_t]}{(1+\dfrac{[I]}{K_i})} \qquad \cdots (15\text{-}20)$$

となる（図 15-4a）．

　すなわち，非拮抗阻害では k_m が大きくなり，かつ，最大速度 V_{max} も低下する．非拮抗阻害では基質濃度が大きくなっても阻害剤の効果は小さくならない．

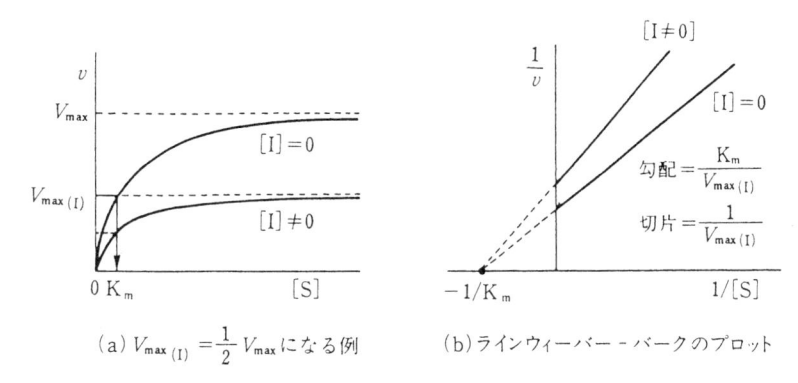

図 15-4　非競争阻害剤が存在するときの基質濃度と反応速度との関係．
　　　　阻害剤のために最大速度が $V_{max} = k_2[E_t]/(1+[I]/K_i)$ になる．

【阻害剤存在下でのラインウィーバー－バークのプロット】

　阻害剤があるときでも，基質濃度の逆数を横軸に，反応速度の逆数と縦軸にとってグラフを書けば，ラインウィーバー－バークのプロットが得られる（図 15-3b，15-4b）．拮抗阻害，非拮抗阻害ともに阻害剤濃度 [I] が大きくなると直線の傾きが急になる．また，種種の阻害剤濃度に対応する直線が，拮抗阻害では縦軸上の点（$\dfrac{1}{V_{max}}$）で交わる（図 15-3b）のに対して，非拮抗阻害では直線を延長した横軸上の点（$-\dfrac{1}{K_m}$）で交わる（図 15-4b）．このことから，阻害剤が拮抗阻害剤か，非拮抗阻害剤かを判別することができる．さらに，その直線の勾配から阻害定数 K_i を求めることができる．

演習問題

問題 15-1　酵素反応の次元

酵素反応においては，基質や生成物の濃度は通常 mol/L で表され，その濃度変化は通常 1 分間当たりで示される．これを用いて，酵素反応の式 15-1 の中で示された速度定数，k_1，k_{-1}，k_2 の単位の次元を求めよ．また，K_m の次元はどうなるか．

[解答と解説]

第 12 章を参照のこと．反応速度は単位時間 t における基質または生成物の濃度 c の変化によって求められる．例えば，濃度 c が時間とともに減少していくときの反応速度の一般式は，$-\dfrac{dc}{dt} = k_n c^n$ で示される．ここで，n は反応の次数で，n = 0 のとき 0 次反応，n = 1 のとき 1 次反応，n = 2 のとき 2 次反応と呼ぶ．いずれの場合でも k_n を速度定数と呼ぶ．k_n の次元は反応次数によって異なり，$k_n = c^{1-n} t^{-1}$ で与えられる．

n = 0 のとき，$-\dfrac{dc}{dt} = k_0 c^0 = k_0$．　k_0 の次元は，$c\, t^{-1}$ となる．

n = 1 のとき，$-\dfrac{dc}{dt} = k_1 c^1 = k_1$．　k_1 の次元は，t^{-1} となる．

n = 2 のとき，$-\dfrac{dc}{dt} = k_2 c^2 = k_2$．　k_2 の次元は，$c^{-1} t^{-1}$ となる．

1 次反応のみは，その速度定数の次元に濃度の次元が含まれないので，その反応の半減期は濃度に係わらず一定である．

(答)

$v_1 = k_1 ([E_t] - [E\text{-}S]) \cdot [S]$ より，次数は 2 となるので，k_1 の次元は，$(\text{mol/L})^{-1} (\text{min})^{-1}$ となる．

$v_{-1} = k_{-1} [E\text{-}S]$ より，次数は 1 となるので，k_{-1} の次元は，$(\text{min})^{-1}$ となる．

$v_2 = k_2 [E\text{-}S]$ より，次数は 1 となるので，k_2 の次元は，$(\text{min})^{-1}$ となる．

また，K_m の次元は，式 15-3 より，濃度の次元に等しい．すなわち，mol/L となる．

問題 15-2　ミカエリス-メンテンの式

ある酵素の活性を測定したところ，基質を充分量与えたときの生成物の生成速度 0.02 μmol/min であり，その速度の $\dfrac{1}{2}$ の速度を与える基質濃度は 3.5 μmol/L であった．

a　この酵素の K_m の値を求む．
b　基質濃度が 2.0 μmol/L のときの生成物の生成速度を求む．

第 15 章　酵素反応

c　基質濃度が 2.0 µmol/L のとき，10 分間で生成した生成物の量はいくらか．

[解答と解説]

ミカエリス–メンテンの式 15-6 を用いる．

$$v = \frac{V_{max}}{(1 + \frac{K_m}{[S]})}$$

a　基質を充分量与えたときの生成物の生成速度（0.02 µmol/min）は，酵素の最大速度 V_{max} であり，$v = 1/2\, V_{max}$ のときの基質濃度 [S] が K_m である．$K_m = 3.5$ µmol/L となる．

b　式 15-6 に，V_{max}, [S], K_m の値を代入する．

$$v = \frac{0.02\ \mu mol/min}{1 + (3.5\ \mu mol/L)/(2.0\ \mu mol/L)} = 0.0073\ \mu mol/min$$

c　10 分間では，0.073 µmol 生成する．

（答）　a　$K_m = 3.5$ µmol/L　　b　$v = 0.0073$ µmol/min　　c　0.073 µmol

問題 15-3　ミカエリス–メンテンの式（国試問題）

次の図は，薬物の血中濃度（C）と体内からの消失速度（v）との関係を示している．この関係がミカエリス–メンテンの式で表現されるならば，血中濃度が 15µg/mL のときの消失速度（mg/日）はいくらになるか．なお，V_{max} を最大消失速度，K_m をミカエリス定数とすれば次式が成立する．

$$v = \frac{V_{max} \cdot C}{K_m + C}$$

[解答と解説]

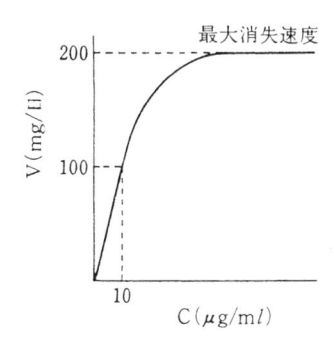

K_m は酵素反応の速度が最大値の $\frac{1}{2}$ になるときの基質濃度に等しいので，図から 10 µg/mL である．V_{max}：200 µg/mL，血中濃度（C）5 µg/mL を，与えられた式に代入する．

$$v = v = \frac{200 \times 15}{10+15} = 120 \text{ mg/日}$$

（答）　120 mg/日

問題 15-4　ミカエリス－メンテンの式

酵素反応がミカエリス－メンテンの式にしたがうとき，以下の文章に誤りがあれば訂正せよ．

$$E + S \underset{k_2}{\overset{k_1}{\rightleftarrows}} E\text{-}S \xrightarrow{k_3} E + P$$

a　ミカエリス－メンテン式を導くとき，反応の初期で P がほとんど生成していない場合を考えるので，E と P から E-S が生成する過程（逆反応）は無視してもよい．

b　反応はすぐに定常状態になって進行すると考えるが，このとき複合体（E-S）生成速度定数（k_1）と消失の速度定数（$k_2 + k_3$）が等しくなる．

c　酵素反応の速度 v は P の生成速度で表され，$v = \frac{dP}{dt} = k_3 [E\text{-}S]$ である．

d　最大速度 V_{max} は酵素や基質の濃度には関係のない定数である．

e　酵素反応の速度は温度が高いほど大きくなる．

f　酵素の働きは pH などの環境に左右されない．

[解答と解説]

a　正

b　複合体の生成速度と消失速度が等しくなる．つまり，次式が成立する．

$$k_1 ([E_t] - [E\text{-}S])[S] = (k_2 + k_3)[E\text{-}S]$$

c　正

d　$V_{max} = k_3 [E_t]$ で表され，酵素の全濃度に比例する．

e　あまり高温になると酵素は変性して働きを失う．最適温度がある．

f　酵素は環境に敏感である．最適 pH がある．

問題 15-5　ミカエリス－メンテンの式（国試問題）

体内からの消失過程がミカエリス－メンテン式で表現できる薬物がある．この薬物を一定の速度で点滴静注したとき，定常状態の血中薬物濃度（C_{SS}）と投与速度（R）の関係について以下の問に答えよ．ただし，V_{max} を最大消失速度（単位：薬物量／時間），K_m をミカエリス定数（単位：濃度）とすれば，次式が成立する．

$$R = R = \frac{V_{max} \cdot C_{SS}}{K_m + C_{SS}} \qquad \text{(i)}$$

第 15 章　酵素反応

a　定常状態では，薬物の投与速度と消失速度とはどのような関係になるか．
b　$R = \dfrac{V_{max}}{2}$ のとき，C_{ss} はいくらになるか．
c　R が V_{max} に近くなると，C_{ss} の大きさはどうなるか．
d　縦軸に C_{ss}，横軸に R をとって，(i) 式の概略をかけ．

［解答と解説］
a　投与速度＝消失速度　となる．
b　$C_{ss} = K_m$ である．
c　C_{ss} は非常に大きくなる（$R \to V_{max}$ の極限では無限大）．
d　図 15-1 と縦横が逆になる．

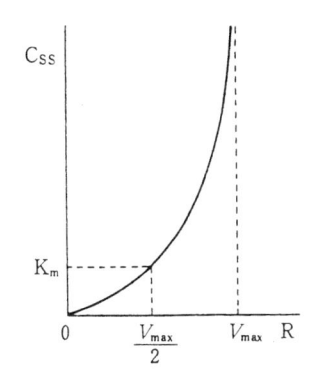

問題 15-6　ミカエリス定数

ある基質を生成物に変える反応を触媒する 2 つの酵素 A，B がある．各々のミカエリス定数は酵素 A が 5.0 mmol/L，酵素 B が 2.5 mmol/L である．基質濃度が充分高いとき，酵素反応の速度は酵素 A も酵素 B も同じになり，V_{max} = 0.3 mmol/L/min であった．

a　基質濃度が 2.5 mmol/L のときの酵素反応の速度 v を求めよ．
b　基質濃度が 5.0 mmol/L のときの酵素反応の速度 v を求めよ．

［解答と解説］
ミカエリス－メンテンの式 15-6 にそれぞれの値を代入する．

$$v = \dfrac{V_{max}}{(1 + \dfrac{K_m}{[S]})}$$

a　酵素 A：　$v = \dfrac{0.3\ \mathrm{mmol/min}}{1 + (5.0\ \mathrm{mmol/L})/(2.5\ \mathrm{mmol/L})} = 0.1\ \mathrm{mmol/min}$

酵素 B： $v = \dfrac{0.3 \text{ mmol/min}}{1+(2.5 \text{ mmol/L})/(2.5 \text{ mmol/L})} = 0.15 \text{ mmol/min}$

b 酵素 A： $v = \dfrac{0.3 \text{ mmol/min}}{1+(5.0 \text{ mmol/L})/(5.0 \text{ mmol/L})} = 0.15 \text{ mmol/min}$

酵素 B： $v = \dfrac{0.3 \text{ mmol/min}}{1+(2.5 \text{ mmol/L})/(5.0 \text{ mmol/L})} = 0.2 \text{ mmol/min}$

（答）　a　酵素 A：$v = 0.1$ mmol/L/min　　酵素 B：$v = 0.15$ mmol/L/min
　　　　b　酵素 A：$v = 0.15$ mmol/L/min　　酵素 B：$v = 0.2$ mmol/L/min

（参考）　ミカエリス定数は酵素濃度に無関係な定数であるが，温度や pH が異なるとその値が変る．また，同じ反応に対して数種の酵素が存在することも多い．酵素のミカエリス定数が低下すると，同じ基質濃度を与えたとき酵素反応の速度は上昇する．ミカエリス定数が上昇すると，同じ基質濃度を与えたとき酵素反応の速度は低下する．いずれの場合も，基質濃度が充分与えられたときの最大速度は変らない．酵素 A，B の関係は，酵素 B に拮抗阻害を起こすような阻害剤を加えた場合にも当てはまり，このとき，酵素 B は酵素 A のように振る舞う．

問題 15-7　酵素反応速度定数

酵素反応の速度定数，k_1，k_{-1}，k_2 が次のような値の組み合わせである二つの酵素 A，B について以下の問に答えよ．

　　　酵素 A：$k_1 = 1.2 \times 10^5$ $(\text{mol/L})^{-1}(\text{min})^{-1}$，$k_{-1} = 5.2 \text{ min}^{-1}$，$k_2 = 0.2 \text{ min}^{-1}$
　　　酵素 B：$k_1 = 1.2 \times 10^5$ $(\text{mol/L})^{-1}(\text{min})^{-1}$，$k_{-1} = 0.2 \text{ min}^{-1}$，$k_2 = 5.2 \text{ min}^{-1}$

a　ミカエリス定数 K_m を求めよ．
b　基質－酵素複合体の解離定数 K_s を求めよ．

［解答と解説］

$K_m = \dfrac{k_{-1}+k_2}{k_1}$ および，$K_S = \dfrac{k_{-1}}{k_1}$ の式 15-2 を用いる．

（答）　a　酵素 A：$K_m = 4.5 \times 10^{-5}$ (mol/L)，酵素 B：$K_m = 4.5 \times 10^{-5}$ (mol/L)
　　　　b　酵素 A：$K_s = 4.3 \times 10^{-5}$ (mol/L)，酵素 B：$K_s = 0.17 \times 10^{-5}$ (mol/L)

（参考）　酵素 A，B ともにミカエリス定数は同じである．しかし，酵素 A では定常状態における基質－酵素複合体の濃度は解離定数 K_S によって決まる．すなわち，基質－酵素の結合－解離の平衡によって基質－酵素複合体の濃度が決まる（ミカエリス－メンテン型の酵素）．ミカエリス－メンテンの仮定した酵素は，k_2 が k_1 と k_{-1} に比べて充分小さい（生成物の生成速度が酵素反応全体の律速段階になる）ので，$K_m = (k_{-1}+k_2)/k_1 \fallingdotseq k_{-1}/k_1 = K_S$ となる．一方，酵素 B では，基質－酵素複合体の濃度は複合体の合成速度（基質－酵素結合速度）と反応生成物の合成速度の比によってきまる（式 15-4 を参照）．ミカ

第15章 酵素反応

エリス−メンテンの仮定にしたがわない酵素（酵素 B）は，k_2 が k_{-1} に比べて大きく，K_m = $(k_{-1} + k_2) / k_1 ≒ k_2 / k_1$ となり，$K_S (= k_{-1} / k_1)$ に比べて K_m の値は大きくなる．実際には，いずれのタイプの酵素も存在する．

問題 15-8　ラインウィーバー−バークのプロット

ある酵素で触媒される反応について，酵素濃度を一定にして，いくつかの基質濃度について反応の初速度を測定したら次のような値が得られた．

| 基質濃度 (mmol/L) | 1.0 | 1.5 | 2.0 | 3.0 | 6.0 |
| 初速度 [(μmol/L) / min] | 2.5 | 3.15 | 3.61 | 4.24 | 5.13 |

ラインウィーバー−バークのプロットを作り，直線の勾配と切片から最大速度とミカエリス定数を求めよ．

[解答と解説]

基質濃度と初速度のそれぞれ逆数をとってプロットすると図のようになる（図の黒丸）．この直線に対して，

[切片] = 0.15

[勾配] = $\dfrac{0.4 - 0.14}{1.0 - 0}$ = 0.25

であるから，最大速度とミカエリス定数は次のように求めることができる．

$V_{max} = \dfrac{1}{[切片]} = 6.7$ μmol / L・min

$K_m = \dfrac{[勾配]}{[切片]} = 1.67$ mmol / L

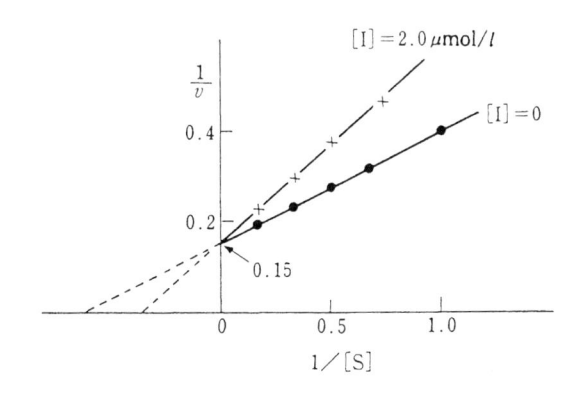

（答）　最大速度　6.7 μmol/L・min　　ミカエリス定数　1.67 mmol/L

問題 15-9 酵素の阻害反応

ラインウィーバー－バークのプロット例題の反応にたいして，濃度が 2.0 μmol/L になるように阻害剤を加えたら，反応の初速度は次のようになった．

　　　　基質濃度 (mmol/L)　　　1.4　　2.0　　3.0　　6.0
　　　　初速度 [(μmol/L) / min]　2.13　2.66　3.32　4.41

ラインウィーバー－バークのプロットを作り，拮抗阻害か非拮抗阻害かを推定し，阻害定数を求めよ．

[解答と解説]

初速度の逆数を基質濃度の逆数に対して，例題と同じ図にプロットすると（図の＋印），阻害剤がないときの直線と縦軸上で交わる．これから，図 14-2b から分かるように，この反応は拮抗阻害反応と考えられる．また，この直線の勾配は $\frac{0.5-0.15}{0.8-0.0}=0.44$ であるから，次の式が成立する．

$$\frac{K_m}{V_{max}}(1+\frac{[I]}{K_i})=0.44$$

ここで，V_{max}, K_m として（1）の値を用い，[I] = 2.0 μmol/L を代入すれば，K_i = 2.6 μmol/L となる．

（答）　阻害定数　2.6 μmol/L

問題 15-10 酵素の阻害反応

基質濃度を変えて，酵素反応の初速度 v（任意単位）を測定すると，次のようになった．また，阻害剤 I を加えたときの酵素反応の速度も測定した．

[S] (μM)	20	40	80	120
v ([I] = 0 μM)	7.5	12.5	17.1	20.0
v ([I] = 10 μM)	5.5	9.2	14.1	17.2

a　ラインウィーバー－バークのプロットにより，ミカエリス定数と最大速度を求めよ．
b　拮抗阻害か非拮抗阻害かを判定し，阻害定数を求めよ．

[解答と解説]

a　問題 15-7 と同様にして，阻害剤の濃度が 0 μM の値の逆数を用いてラインウィーバー－バークのプロットを作成し，切片と勾配からミカエリス定数と最大速度を求める．K_m = 60μM, V_{max} = 30 となる．

b　問題 15-8 と同様に，阻害剤（10 μM）の時の数値を用いてプロットすると，y 軸上で交わる直線となる．したがって，拮抗阻害であり，K_i = 20μM となる．

（答）　a　K_m = 60μM, V_{max} = 30　　b　拮抗阻害，K_i = 20μM

問題 15-11 ミカエリス−メンテン型の血中濃度変化

生体内動態を 1−コンパートメントモデルで解析できる薬物がある．この薬物を速やかに静脈内注射するとき血中薬物濃度の減少速度がミカエリス−メンテン式で表現できた．この薬物の血中濃度を C，最大減少速度を V_{max}，ミカエリス定数を K_m とするとき，次の問に答えよ．

a 血中薬物濃度の減少速度を表す式をかけ．
b この薬物を静脈内注射した直後の血中濃度を C_0 として，血中薬物濃度の時間変化の概略を求めよ．ただし，$C_0 \gg K_m$ とする．

[解答と解説]

a 式 15-4，式 15-5，式 15-6 において，反応速度 v を $\left(-\dfrac{dC}{dt}\right)$，基質濃度を C で置き換えれば，次の式が得られる．

$$-\frac{dC}{dt} = \frac{V_{max} \cdot C}{K_m + C} = \frac{V_{max}}{1 + \dfrac{K_m}{C}}$$

b 静脈注射後しばらく血中濃度が高い（つまり $C_0 \gg K_m$ 間）は，減少速度がほぼ一定値を保ち，

$$-\frac{dC}{dt} \fallingdotseq V_{max}$$

で表され，0 次反応の性質を持つ．これに対して，注射後かなり時間が経過して薬物の血中濃度が低くなると（$C \ll K_m$），減少速度は次のようになる．

これは 1 次反応を表すから，血中濃度は指数関数的に減少する．この中間ではしだいに 0 次反応から 1 次反応へ移行する．薬物の血中濃度の時間変化の概略を図に示す．

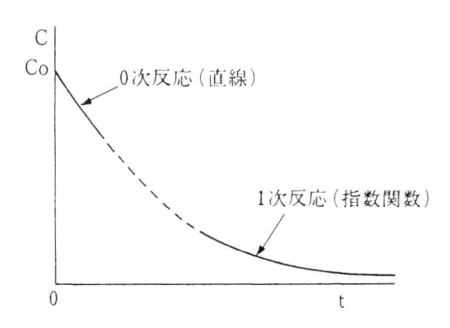

(答)

a $-\dfrac{dC}{dt} = \dfrac{V_{max} \cdot C}{K_m + C} = \dfrac{V_{max}}{1 + \dfrac{K_m}{C}}$

b 図に示す．

索 引

ア

アレニウスの式　147, 148
アレニウスの定義　13
α-アミノ酸　107
Atwater 係数　108

ウ

イオン積　14
イオンの価数　50
一次標準法　60
医薬品
　形状と性質　195
EBT　97
EDTA　97

ウ

Washburn の式　196

エ

衛生試験法　108
エステル価　107
エチレンジアミン四酢酸二水素
　二ナトリウム　97
エネルギー代謝　108
エマルジョン　200
エリオクロムブラック T　97
塩基　13
塩基の価数　13
エンタルピー　33
エントロピー　33
AUC　174
F-検定　226
HLB　199
SD　223
SI 単位系　1

オ

温度依存性
　反応速度　147

カ

壊変速度　145
壊変定数　145
界面活性剤　199
界面現象　197
解離定数　14
解離度　14
解離平衡　14
過塩素酸標準液　70
化学的酸素要求量（COD）
　109
化学反応速度　143
化学平衡　31, 200
可逆阻害　248
可逆反応　31
拡散　195
核子　145
拡張係数　199
確率　226
過酸化物価　108
価数　13, 50
活性化エネルギー　147
活性複合体　249
果糖　108
カプセル剤　195
過マンガン酸カリウム消費量
　109
ガラクトース　108
顆粒剤　195
カロリー計算　108
還元　49
還元剤　50
還元粘度　200, 201
緩衝液　16
間接法　61
χ^2-検定　226

キ

棄却検定　226
危険率　225, 227
基質　245
基質-酵素複合体　245
希釈法　62

キシレノールオレンジ　97
気体定数　147
拮抗阻害　248, 249
帰無仮説　227
逆関数　145
吸光係数　128
吸光度　128
99％信頼度　225
95％信頼度　225
吸収スペクトル　128
吸収速度定数　172
吸着現象　198
吸着等温式　198
競合的阻害　248, 249
凝固点　125
凝固点降下　125
凝集　200
共融混合物　201
極限粘度　201
キレート滴定　97
キロカロリー（kcal）　108
キロジュール（kJ）　108
金属指示薬　97
Gibbs の式　198
Gibbs の相律　32

ク

区間推定　224, 225
屈折率　127
　日本薬局方　127
組立単位　2
クリアランス　174
グリコーゲン　108
グリセリン　107
グルコース　108

ケ

血中濃度　171
血中濃度-時間曲線下面積
　（AUC）　174
ゲル　200
ケルビン　147
けん化価　107
原子量　2

コ

酵素　245
酵素-基質複合体　245, 246
酵素反応　245
　　阻害　248
酵素反応速度　246
呼吸商　109
誤差　223
5％危険率　225
固有粘度　201
固溶体　201
コンパートメント　171

サ

最高血中濃度　177
最低血中濃度　177
最頻値　223
サスペンション　200
酸　13
酸・塩基滴定　69
酸・塩基反応　69
酸・塩基平衡　15
酸化　49
酸価　107
酸化還元滴定法
　　定量法　85
酸化還元反応　49, 51
酸化剤　50
酸化数　50
三重点　32
参照電極　64
酸の価数　13

シ

ジアゾ化滴定　85
式量　2
脂質　107
指示薬　69
指数関数　145
自然対数　145
ジチゾン　97
失活　248
質量モル濃度　3
ジフェニルチオカルバゾン　97
脂肪酸　107
弱酸の解離　15

重量分析　98
重力加速度　200
昇華曲線　32
蒸気圧曲線　32
錠剤　195
消失速度定数　171, 172, 173
常用対数　145
ショ糖　108
初濃度　143
親水親油バランス　199
浸透圧　125
信頼限界　225
信頼度　225
COD　109
CV　224
sink 条件　197

ス

水質試験　109
水素イオン指数　14
水素イオン濃度　14
推定　224
スクロース　108
3-コンパートメントモデル　171
specific viscosity　200
Stokes の式　200

セ

正規分布　225
生物化学的酸素要求量（BOD）　109
生物学的半減期　173
絶対温度　147
絶対屈折率　127
セミミクロケルダール法　107
セルロース　108
0 次反応　143
線形モデル　171
旋光度　126
全身クリアランス　174

ソ

相対屈折率　127
相対粘度　200
相平衡　32
相律　32

阻害剤　248
阻害剤-酵素複合体　248
阻害定数　248

タ

対数関数　145
体内薬物量　171, 172
代表値　223
多座配位子　97
多糖類　108
ダニエル電池　49
単位　1
単位系　1
単糖類　108
タンパク質　107

チ

蓄積率　177
窒素係数　107
中央値　223
中性子　145
中和滴定　69
直接法　60
直線偏光　126
貯法
　　標準液　64
沈降速度　200
沈殿滴定　97

ツ

通則
　　日本薬局方　61
2-コンパートメントモデル　171

テ

定常状態　175
定速注入　175
定量　64
定量法
　　酸化還元滴定法　85
滴定曲線　69
滴定法
　　酸化還元反応　85
電位差滴定　64
点推定　224

索引

点滴静注　175
デンプン　108
電離定数　14
電離度　14
電離平衡　14
diffusion　195
D 線　127
DO　109
t-検定　226

ト

透過度　128
統計解析　223
統計的検定　226
統計的処理　223
糖質　108
等張液　126
等張化　125
とんぼ返りの現象　173

ナ

ナトリウムの D 線　127
ナトリウムメトキシド標準液
　70

ニ

二酸化炭素　109
2 次反応　145
二次標準法　61
二糖類　108
日本薬局方
　屈折率　127
　通則　61
　ファクター　59
　容量分析用標準液　64
乳糖　108

ネ

熱含量　33
熱平衡　32
熱力学第二法則　33
粘度　200

ノ

濃度　3

non-sink 条件　197
Noyes-Nernst-Whitney の式
　196
Noyes-Whitney の式　196

ハ

麦芽糖　108
％濃度　3
ばらつき　223
半減期　143, 145, 173
半固形剤　195
半透膜　125
反応生成物　245
反応速度　143
　温度依存性　147
hydrophile-lipophile balance
　（HLB）　199

ヒ

非拮抗阻害　248, 250
比吸光度　128
非競合的阻害　248
非水滴定　69
非線形モデル　171, 171
比施光度　127
比粘度　200
標準液　59
　貯法　64
標準試薬　59
標準生成エンタルピー　33
標準偏差　223
標定　59, 223
標本標準偏差　224
標本不偏分散　224
標本分散　223, 224
表面張力　198
頻度因子　147
BOD　109
Hixon-Crowell の式　197
pH　14
pH 飛躍　69

フ

ファクター
　日本薬局方　59
ファーマコキネティクス　171
ファヤンス法　97

フェーリング液　108
不活性複合体　248, 249
複合体　201, 249
複合体生成　149
沸点　125
沸点上昇　125
ブドウ糖　108
不偏推定値　224
フルクトース　108
ブレンステッド-ローリーの定
　義　13
分散　200, 223
分子化合物　201
分子量　2
粉体粒子　202
分配係数　32
分配の法則　200
分配平衡　32
分布容積　171, 173
Fick の第一法則　195
Fick の第二法則　195
Freundlich の式　198
frip-flop 現象　173
phase　32

ヘ

平均値　223
平衡移動　31
平衡定数　31
平面偏光　126
ペプチド結合　107
偏光面　126
偏差　223
変動係数　224
変敗　107
BET の式　199
Henderson-Hasselbalch 式　17
Hess の法則　33

ホ

崩壊　195
放射性壊変　145
放射性同位体　145
放射能　145
包接化合物　201
母集団　223
　推定　224
母標準偏差　224

母分散　224
母平均　224
ポリペプチド　107
ホルハルト法　97

マ

マルトース　108

ミ

ミカエリス定数　246
ミカエリス-メンテンの式
　　171, 245, 246
水のイオン積　14
密度　4
Michaeris-Mentenの式　245

ム

無作為抽出　223

モ

毛管上昇法　197, 198
モル吸光係数　128
モル凝固点降下　125
モル濃度　3, 31
モル濃度係数　59
モル沸点上昇　125
モール法　97

ヤ

薬物速度論　171
薬物注入速度　175
薬物投与量　171, 172
Youngの式　199

ユ

有意差検定　226
有意水準　226, 227
融解曲線　32
融点　125
油脂　107

ヨ

溶解速度　196
溶解度積　31
溶解平衡　31
陽子　145
ヨウ素価　107
溶存酸素量（DO）　109
容量分析用標準液　59
　　日本薬局方　64
容量モル濃度　3

ラ

ラインウィーバー-バークのプ

ロット　247
ラクトース　108
Lambert-Beerの法則　128
Langmuirの式　198
relative viscosity　200

ル

ルイスの定義　13
ルシャトリエの原理　31

レ

レオロジー　200
連続投与　176

リ

reduced viscosity　200

ロ

六単糖　108

ワ

1-コンパートメントモデル
　　171

よくわかる薬学計算

定価（本体3,200円＋税）

編者	哉一（やかずいち） 和久健（かずひさけん） 込田渡原（ごみだわたりはら） 中砂馬戸（なかすなまと）明（あきら）	平成17年3月20日　初版発行© 平成20年2月20日　3刷発行

発行者　廣川節男
東京都文京区本郷3丁目27番14号

発行所　株式会社　廣川書店

〒113-0033　東京都文京区本郷3丁目27番14号
〔編集〕電話　03(3815)3656　FAX　03(5684)7030
〔販売〕電話　03(3815)3652　　　03(3815)3650

Hirokawa Publishing Co.
27-14, Hongō-3, Bunkyo-ku, Tokyo

カラーグラフィック 薬用植物 [第3版]
―常用生薬写真　植物性医薬品一覧―

日本大学名誉教授　滝戸道夫　編集
東京薬科大学名誉教授　指田 豊

B5横判　160頁　4,410円

薬用植物カラー写真342枚，生薬カラー写真276枚
第3版では第十五改正日本薬局方，日本薬局方外生薬規格（2005増補版）収載の全ての生薬並びに「一般用漢方処方210処方」に登場する全ての生薬（動物・鉱物生薬も含む），これ以外の主要な生薬，ハーブ・サプリメントとこれらの原料植物の写真を掲載し，さらに医薬品抽出材料となる植物も掲載した．生薬，植物性医薬品の要点を纏めた付表とともに座右に置いて活用できるものとした．

薬学生のための 分析化学 [第3版]

東京薬科大学薬学部教授　楠　文代／東京薬科大学薬学部教授　渋澤庸一　編集　B5判　320頁　6,090円

本書は大学薬学部学生を対象とした分析化学のテキストである．本書の特徴として，分析化学の概念を簡潔に分かりやすく伝え，日本薬局方の試験法の十分な理解が得られる点があげられる．第3版への改訂では，第十五改正日本薬局方の記述や用語の準拠に加えて，試料の前処理，測定データの取扱い，熱分析法，遺伝子診断法などの記述も追加した．

わかりやすい 生物薬剤学 [第4版]

金沢大学大学院自然科学研究科教授　辻　彰　編集

B5判　300頁　7,140円

本書は，6年制薬学教育モデル・コアカリキュラムにおいて求められ，4年制薬学生と修士学生にも必須の生物薬剤学領域の基礎知識と医療現場の薬剤師や創薬・創剤に携わる研究者にとって重要な事項を精選して，大幅改訂した．「わかりやすい物理薬剤学」の姉妹編

薬学領域の 生 化 学

2色刷
東京薬科大学教授　伊東　晃　編集
徳島文理大学副学長・教授　藤木博太

B5判　330頁　5,250円

履修すべき科目が多岐にわたる薬学生にとって，生化学は理解に膨大なエネルギーを要する教科である．本書では，基礎課程の学生でも無理なく，かつ興味深く学習できるよう解説に心がけた．生命現象の相互作用にとどまらず，疾病や治療薬との関連についても記述し，専門課程への架け橋として十分期待に添うものである．各章末には到達目標としてSBOとの関連についても記述した．

NEW 医薬品化学

福山大学薬学部教授　日比野 俐
帝京大学薬学部教授　夏苅 英昭　編集
愛知学院大学薬学部教授　廣田 耕作

B5判　300頁　6,090円

本書は，6年制薬学生対象とし，薬学教育モデル・コアカリキュラムのC6（一部）及びC17対応の教科書である．学生がGIO・SBOに到達するためには平易であること，かつ教員が使用しやすいことを念頭に，医薬品創製（医薬品創製および生体分子・医薬品を化学で理解する），医薬品各論および医薬品の開発と生産の3編で構成し，教科書としてのストーリーをもたせるよう工夫した．

廣川書店
Hirokawa Publishing Company

113-0033　東京都文京区本郷3丁目27番14号
電話 03(3815)3652　FAX 03(3815)3650